Atlas de
SIGNOS FÍSICOS EN MEDICINA GENERAL
segunda edición

D1730880

Atlas de
SIGNOS FÍSICOS EN MEDICINA GENERAL
segunda edición

Michael Zatouroff
FRCP Lond.

Physician
The London Clinic
Londres W1

Hon Senior Lecturer
Academic Department of Medicine
Royal Free Hospital
Londres

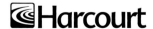

Madrid - Barcelona - Boston - Filadelfia - Londres
Orlando - Sydney - Tokio - Toronto

Es una publicación

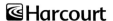

Versión en español de la 2.ª edición de la obra original en inglés
Diagnosis in color. Physical Signs in General Medicine
Copyright © MCMXCVI Times Mirror International Publishers Limited.

Revisora: Elena de Terán Bleiberg
Licenciada en Medicina y Cirugía por la Universidad Complutense
y el Hospital Gregorio Marañón de Madrid

© MCMXCVII Edición en español
Ediciones Harcourt, S. A.
Juan Álvarez Mendizábal, 3, 2.º
28008 Madrid. España.

Ediciones Harcourt, S. A.
Harcourt International
División Iberoamericana

Traducción y producción editorial: Diorki Servicios Integrales de Edición.
General Moscardó, 30. 28020 Madrid

ISBN edición original: 0-7234-2587-6

ISBN edición española: 84-8174-283-X

Depósito legal: B-41.481-99
Impreso en España por Grafos, S. A. Arte sobre papel

Consulte el catálogo de publicaciones on-line
Internet: http:www.harcourt.es

Índice de capítulos

Agradecimientos

Damos las gracias a las personas siguientes: Peter Husband por la lectura del texto y su crítica constructiva; Peter Trott por las microfotografías; Peter Hamilton por su enseñanza y las fotografías de fondo de ojo, y Stanley Jablonski (Syndromes and Eponymic Diseases, Jablonski, Krieger Publishing, Florida, 1991) por aclarar los orígenes de los epónimos.

Muchos de mis amigos proporcionaron generosamente las fotografías que me faltaban: Sir Richard Bayliss, **28, 72, 77, 87, 97, 142, 448, 600, 681, 742-744, 806**; Dr. C. D. Calnan, **849**; Mr. Anthony Catterall, **512**; Dr. William E. Clarke, **629**; Sir Anthony Dawson, **537, 622, 623, 655, 657, 658, 662, 663, 847, 848**; Instituto de Dermatología, **849, 850**; Mr. Frank G. Ellis, **400, 534, 535, 787**; Dr. Peter Emerson, **790**; Dr. R. T. D. Emond, **333**; Mr. Peter Hamilton, **238, 252a-259d**; Dr. Clive Harmer, **556, 557**; Profesora Janet Husband, **109, 110, 204, 590**; Dr. D. G. James, **62**; Sir Francis Avery Jones, **283, 284**; Mr. L. W. Kay, **317-319**; Profesor Neil Macintyre, **240, 241**; Dr. Imry Sarkany, **68, 69, 79, 98, 808**; Dra. Margaret Spittle, **316, 553-556**; Mr. Richard Staughton, **349**; Sir Rodney Sweetnam, **236**; Dr. Peter Trott, **114, 271**; Dr. Alan Walker, **123, 463, 482, 538**; Wellcome Trustees, **752**; Dr. A. Wisdom, **289**; Dr. I. Zamiri, **333**; Dr. Kevin Zilkha, **65, 187, 188, 194-196, 514**.

Prólogo

Los signos físicos son como flores silvestres: se pueden encontrar accidentalmente al pasear o pueden buscarse específicamente con conocimiento previo de su hábitat. En medicina, el estudiante puede detectar signos físicos mientras explora al paciente desde la cara hasta la mano y desde la cabeza hasta el tronco; el médico experto ve un signo físico y sabe dónde buscar para confirmar su significado.

Esta colección de fotografías clínicas es una selección ecléctica que abarca la medicina interna general en sentido amplio. Las imágenes están dispuestas por regiones anatómicas, en vez de por enfermedades, puesto que los signos físicos se observan topográficamente. Así pues, es posible que las imágenes relacionadas con una misma enfermedad se encuentren en diferentes partes del libro.

Las fotografías muestran el aspecto de un signo físico tal y como se ve a la cabecera de la cama, e incluyen signos tanto leves como obvios y manifiestos. A veces se muestran varias imágenes del mismo trastorno para correlacionar los datos característicos de la enfermedad.

Las fotografías de los signos físicos en ocasiones pueden ser aburridas y repetitivas. Las descripciones del problema resultan más divertidas. Así pues, siempre que ha sido posible, el pie comienza con el contexto clínico que sirve de base al razonamiento, y a continuación describe la imagen para resaltar los puntos interesantes, llama la atención sobre los detalles y proporciona el diagnóstico correcto. En los casos apropiados se mencionan las causas, los diagnósticos diferenciales y ciertos datos adicionales de interés.

El estudiante hallará una amplia selección de casos breves que incluyen un número de procesos muy comunes. Las ilustraciones proporcionan, tanto al estudiante como al posgraduado, comparaciones útiles con las fotografías usadas en los exámenes.

Las fotografías se hicieron a la cabecera de la cama o en la sala de consulta y la clínica. Para la mayoría de ellas se empleó el flash electrónico, aunque las imágenes africanas se tomaron con luz ambiente y una abertura focal de 1,8, por lo que tienen muy poca profundidad de campo.

Michael Zatouroff

A Diana

CABEZA

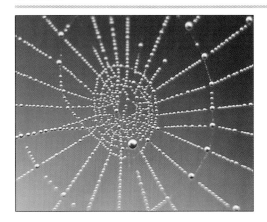

1 Una tela de araña. Aquí vemos una tela de araña vacía, pero obsérvela y piense en las partes que la componen. La gota de rocío es una lente convexa. La imagen que se ve en ella debe ser invertida, pero la línea del cielo aparece arriba y la tierra abajo, lo que significa que la fotografía está al revés. **Ahora** usted está viendo una tela de araña invertida, y para usted las gotas de rocío nunca serán lo mismo. No basta con mirar. El cerebro tiene que reflexionar sobre lo que ve el ojo.

*SÓLO **VEMOS** LO QUE NOS HAN **ENSEÑADO** A VER*

CARA

Las figuras **2-8** muestran personas normales, todas ellas «sanas y sin molestias». Parecen estar sanas, pero ¿qué observa usted en favor de tal conclusión? Piense en las partes componentes..., *¿por qué son normales?*

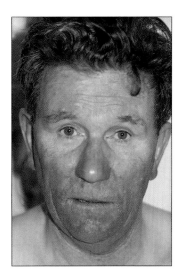

2 Trabajador de exterior. Este hombre tiene un aspecto pletórico, bien nutrido y alerta. La mayoría de las razones para considerar sana a una persona se basan en lo que *no* se ve. No existen indicios de ictericia, anemia o caquexia: faltan estas características. Pero la salud se debe identificar también por signos positivos que permitan deducir su presencia.

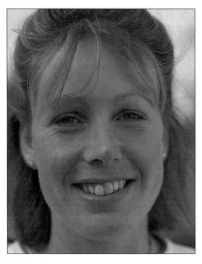

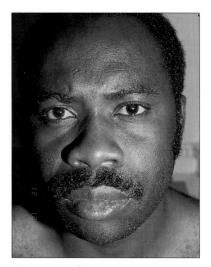

3 Mujer joven de raza blanca, gerente de una cuadra. El dato más llamativo es su aspecto feliz. El estado de ánimo es un signo positivo al considerar el aspecto general.

4 Profesor de África occidental. Serio y bien nutrido, con pelo negro brillante y un color denso e intenso que sería más grisáceo si existiese anemia.

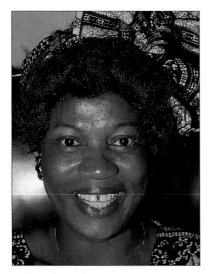

5 Enfermera de África occidental. El aspecto externo de las personas refleja cómo se sienten. Un aspecto cuidado refleja las prioridades y el estado de ánimo. El uso de cosméticos debe aceptarse como un dato positivo. Esta mujer no los usaría si estuviese preocupada por otros problemas.

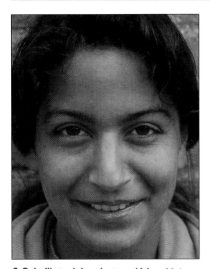

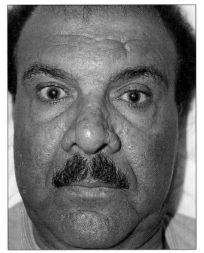

6 Caballista del sudeste asiático. Mujer joven cuya familia procede del subcontinente hindú. Está sonriendo. La piel oscura podría causar confusión en caso de ictericia o palidez. En estos casos se suele perder la riqueza del color.

7 Hombre de negocios retirado de Oriente Medio. Está bien nutrido, con mucosas rosadas y el pelo teñido (sólo las raíces aparecen blancas en la línea del pelo). Son visibles también un anillo corneal, una cicatriz en la parte izquierda de la frente y picaduras cutáneas cuya distribución sugiere viruela durante la infancia. Estos datos tienen poca importancia, pero se debe tomar nota de ellos, puesto que nos dicen mucho sobre el pasado del individuo.

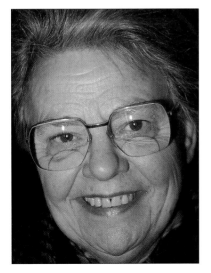

Todas estas personas están sanas. Encajan en el rango de lo que nos han enseñado como normal, algo que debemos actualizar y perfeccionar continuamente.

8 Profesora anciana de raza blanca. Cada edad tiene su aspecto característico. El estado de ánimo tiene importancia crítica y refleja la presencia de síntomas. Esta mujer aparece bien nutrida y cuidada. La presbiopía requiere lentes bifocales, ya que la visión cercana es necesaria para leer, trabajar, tejer y observar.

Cambios de color en la piel
PALIDEZ
La palidez no indica necesariamente anemia y puede ser modificada por la pigmentación o la vasoconstricción, así como por un descenso del nivel de hemoglobina. Se debe confirmar comparando la piel con un lecho capilar normal.

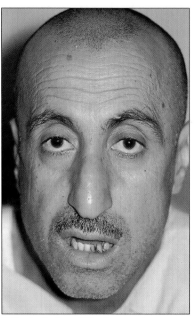

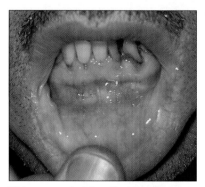

10 La mucosa bucal confirma la palidez (antes de la transfusión) y contrasta con el lecho ungueal del examinador. El paciente es fumador (dientes manchados de nicotina) y tiene enfermedad periodontal con recesión gingival.

9 Varón árabe pálido. Presenta hemorragia rectal. La piel es parda y amarillenta. Los labios están pálidos y su cara tiene un aspecto general de apatía. *V.* **10 y 11** para el aspecto de su boca.

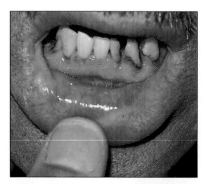

11 Mucosa bucal después de la transfusión de sangre.

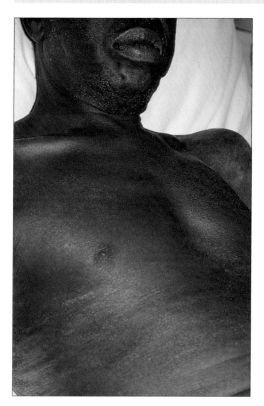

12 Piel negra pálida en un granjero africano. La piel aparece grisácea, lo que equivale a palidez en los sujetos de raza negra. Los matices del color son importantes. Una hemoglobina de 5 g/dl se puede pasar por alto en un granjero activo con infestación por uncinarias si la anemia se desarrolla lentamente. Los pliegues superficiales de la piel indican una pérdida de peso reciente. El contraste es evidente al comparar la mucosa bucal con el lecho ungueal del examinador (*v.* **13**).

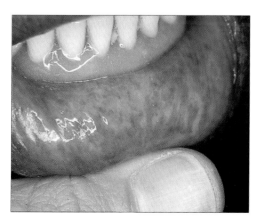

13 Africano pálido. Mucosa bucal comparada con un lecho capilar ungueal.

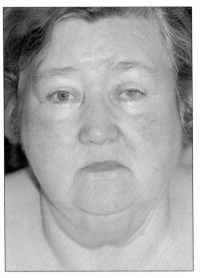

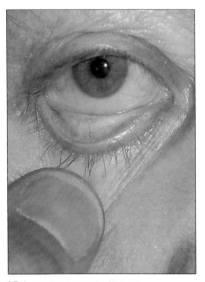

14 Mujer blanca: pálida pero no anémica. Eritema malar con venas superficiales dilatadas, anillo corneal izquierdo y cara redondeada por obesidad. Pelo teñido. La hemoglobina es de 14 g/dl y subraya el peligro de usar la palidez observada como único indicio de anemia.

15 Su conjuntiva está pálida en comparación con el lecho ungueal del examinador.

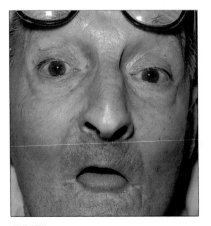

16 Varón pálido con estomatitis angular. Ligera palidez de los labios, tinte ictérico en la esclerótica y lengua lisa. Estomatitis angular cicatrizada, probablemente relacionada con una falta de uso de la dentadura postiza, lo que favorece el cierre excesivo de la boca y la irritación de las comisuras bucales. El paciente presenta una anemia macrocítica.

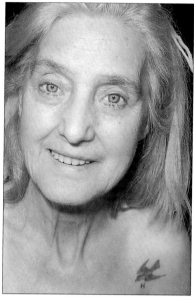

18 Mujer de mediana edad. Labios y cara pálidos, pelo prematuramente gris y ojos azules. Palidez en el borde de los párpados inferiores y tatuaje en el hombro izquierdo, que podría guardar relación con ciertas enfermedades virales. La facies de **anemia perniciosa** se debe a deficiencia de vitamina B_{12}.

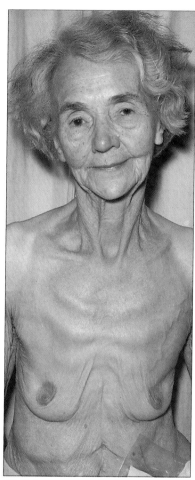

17 Mujer gastrectomizada muchos años antes. Palidez y pérdida de peso. Su anemia ferropénica se achacó a escasa absorción de hierro y a la dieta. Un error en este grupo de edad, ya que el carcinoma de colon es una causa común de hemorragias ocultas en los ancianos. En este caso, cuando la anemia no respondió al tratamiento, se detectó un cáncer de colon. Se ve parte de una bolsa de colostomía en la fosa ilíaca izquierda.

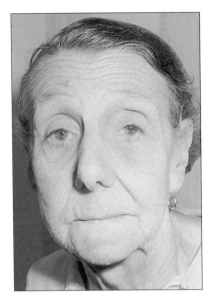

19 Facies de anemia perniciosa. Palidez facial, ojos azules y pelo gris. No olvide explorar otros órganos relacionados con enfermedades autoinmunitarias. Puede existir hormigueo en las manos por neuropatía de la deficiencia de vitamina B_{12} o por compresión del nervio mediano e hipotiroidismo autoinmunitario coexistente.

HIPERPIGMENTACIÓN

La hiperpigmentación se puede deber a fricción o a la luz solar, la raza o una enfermedad (neurofibromatosis, melanomatosis, hemocromatosis, tirotoxicosis, exceso de hormona adrenocorticotrófica (ACTH) exógena o endógena). Puede estar causada por depósito de pigmentos procedentes de la bilirrubina, carotenos, fármacos (clofacimina, minociclina y mepacrina), metales (plomo, mercurio y oro) o arsénico. También se puede encontrar en casos de desnutrición o embarazo. Se debe investigar la posible aplicación de cosméticos, perfumes y sustancias químicas como el nitrato de plata, que pueden colorear o sensibilizar la piel a la luz.

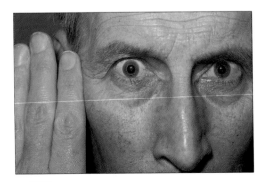

20 Varón con coloración grisácea, diabetes leve, vello secundario sexual escaso y aumento de tamaño del hígado y el bazo. En comparación con la mano normal, la piel tiene una coloración gris pizarra por aumento de la melanina dérmica. **Hemocromatosis.** La afectación articular puede cursar con calcificación de los cartílagos (*v.* **21**).

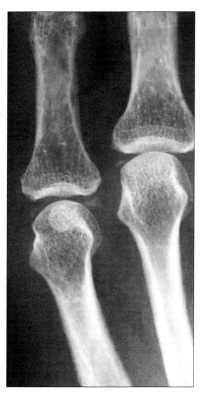

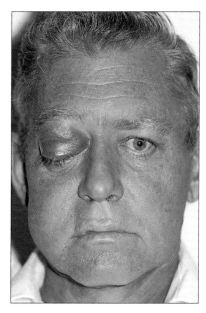

22 A este hombre se le había extirpado 15 años antes un melanoma del muslo. Desarrolló hepatomegalia y a continuación hiperpigmentación por **melanomatosis maligna** diseminada. Obsérvese el melanoma secundario de la órbita.

21 Condrocalcinosis. Se observa calcificación del cartílago articular en el espacio articular de la articulación metacarpofalángica. Se observa en la artropatía degenerativa, después de traumatismos del cartílago, en la gota y la seudogota, y en las alteraciones del metabolismo del cobre (enfermedad de Wilson: degeneración hepatolenticular), el hierro (hemocromatosis) y el calcio (hiperparatiroidismo). Es un dato característico de la ocronosis (alcaptonuria) (*v.* **264**).

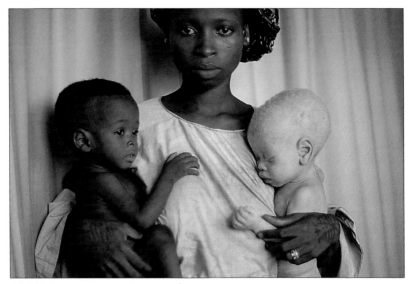

23 Albinismo. Gemelos dicigóticos en África occidental, uno de ellos con ausencia completa de melanina. Esta anomalía se debe a una sola pareja de genes mutantes, lo que conduce a deficiencia de tirosina y en último término a falta de formación de pigmento en el ojo y la piel. Se conocen al menos 10 tipos. Está aumentado el riesgo de cáncer cutáneo y se pueden producir defectos en la hemostasis y en la función leucocitaria. Son comunes el nistagmo y los defectos visuales. El albinismo oculocutáneo se puede asociar a pérdida de visión binocular por defectos del tracto óptico cuando todas las fibras cruzan hacia el lado opuesto.

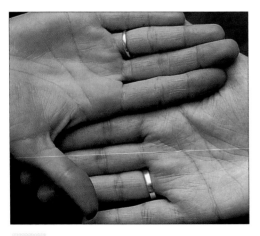

24 Carotenemia. Manos de una madre (derecha) y de su hija (izquierda). La pigmentación amarillenta se debe a los carotenos. Esta mujer joven ingirió cantidades excesivas de mangos y zanahorias (hasta 4 kilos diarios, para perder peso), aunque las papayas y las naranjas son causas comunes. El tinte amarillento de la piel, con niveles elevados de betacarotenos, también se puede ver en el hipotiroidismo, por un defecto de la conversión enzimática a vitamina A. También se halla en la hiperlipoproteinemia.

DESPIGMENTACIÓN

La despigmentación puede ser local o generalizada. Entre sus causas se incluyen las infecciones (*v.* lepra, **855**, donde la despigmentación, a diferencia del vitíligo, no es total; levaduras, *v.* pitiriasis versicolor, **43**) y la falta de producción de melanina después de una inflamación.

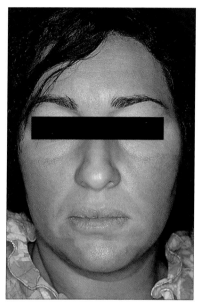 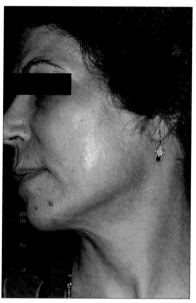

25 Vitíligo. Despigmentación periocular y perioral de una mujer por lo demás sana. Se trata de una enfermedad autoinmunitaria que puede asociarse a otros procesos autoinmunitarios específicos de órgano (anemia perniciosa, hipotiroidismo, enfermedad de Addison[1], diabetes). Con frecuencia existen antecedentes familiares. A veces se observa una simetría curiosa, para lo que no existe explicación, y el problema estético es mayor en los sujetos muy pigmentados.

26 Insuficiencia adrenocortical: enfermedad de Addison. Se puede deber a destrucción suprarrenal primaria, habitualmente autoinmunitaria o con menos frecuencia tuberculosa, o puede ser secundaria a una enfermedad hipofisaria. A veces se asocia a vitíligo. La piel está hiperpigmentada, como tostada por el sol, aunque la coloración es parcheada.

---

[1] Sir Thomas Addison, médico inglés, 1793-1860. Anaemia-disease of the suprarenal capsules. *Lond. Hosp. Gaz.*, 1849; **43**: 517-18.

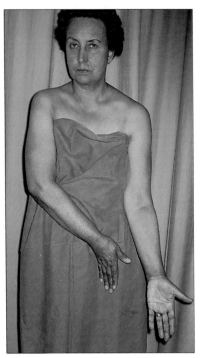

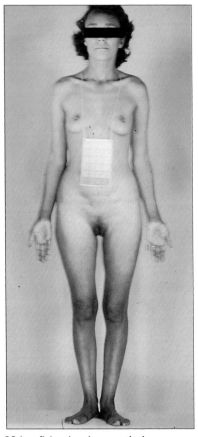

27 Exceso de hormona adrenocorticotrópica (ACTH) endógena: síndrome de Nelson[2]. Estamos en febrero y esta mujer nativa del sudeste de Inglaterra *no* acaba de tomar el sol en España. El aparente bronceado no afecta sólo a la cara, las superficies descubiertas de los brazos, las manos y el cuello, sino que existe también en los pliegues palmares y bajo los tirantes del sujetador. Se debe a un exceso de ACTH y a una producción aumentada de melanina. La paciente había sido sometida a una adrenalectomía bilateral por hiperplasia suprarrenal, pero presenta un adenoma hipofisario secretor de ACTH.

28 Insuficiencia adrenocortical: enfermedad de Addison. Esta mujer acudió a la consulta por cansancio de comienzo gradual. Existe un oscurecimiento notable de la piel expuesta y alrededor de la vulva, así como pigmentación palmar. Compárese con la pigmentación racial y con la palmar por henna (v. **364, 375**).

---

[2] Nelson DH (médico norteamericano) y cols. ACTH producing tumour of the pituitary gland. *N. Eng. J. Med.*, 1958, **259**: 161-4.

LA PIGMENTACIÓN OCURRE TAMBIÉN EN OTRAS REGIONES...

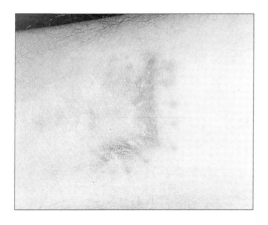

29 Pigmentación addisoniana. La pigmentación puede ocurrir en cicatrices quirúrgicas. En este caso se ha pigmentado la cicatriz de una antigua operación por varices. Se deben examinar todas las cicatrices. El oscurecimiento se puede encontrar en áreas de presión y en las encías, así como en las partes descubiertas del cuerpo.

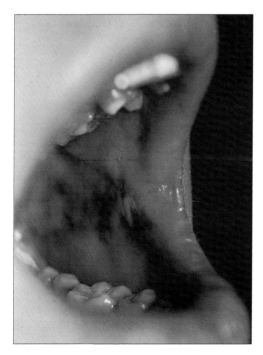

30 Pigmentación addisoniana de la mucosa bucal. Se observa pigmentación en la superficie interna de la mejilla. Esto tiene significado en individuos de raza blanca, pero puede constituir un hallazgo normal en razas de piel oscura.

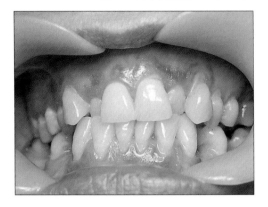

31 Enfermedad de Addison (pigmentación gingival). La pigmentación ocurre en la parte de la encía alejada del borde periodontal y no se debe confundir con la pigmentación racial normal (*v.* **32**).

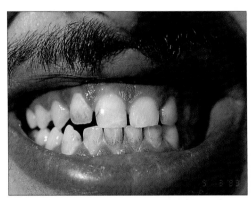

32 Pigmentación racial normal de las encías. En las razas de piel oscura se observan áreas pigmentadas focales en la boca, que pueden confundir al observador inexperto. Este sujeto muestra también placa dental parda, teñida por nicotina.

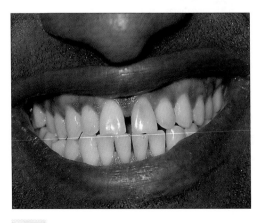

33 Tatuaje gingival. En Etiopía y Sudán algunas mujeres se tatúan las encías para resaltar el contraste con los dientes blancos. El tatuaje también se emplea terapéuticamente, con la creencia de que fortalece los dientes flojos. Este diente fue aflojado por un golpe. Muestra coloración anómala. Se tatuó la encía en la base de la pieza dental, ¡que tras un tiempo dejó de moverse en su alveolo! Un área única de pigmento llamaba demasiado la atención, por lo que se tatuaron otras zonas.

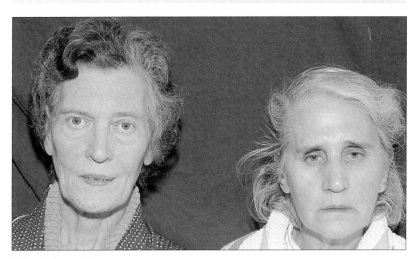

34 Ictericia facial. La paciente ictérica de la izquierda se compara con una mujer de coloración normal a la derecha. El tinte amarillo se ve mejor en las conjuntivas cuando la bilirrubina supera los 50 µmol/l o tres veces su nivel normal. La piel blanca puede mostrar tinción en áreas no expuestas. La ictericia se observa mejor con luz natural y puede imitarse por el reflejo del color de la ropa de cama o las prendas de vestir, como la bata de la paciente de la derecha, y por el efecto del envejecimiento o el depósito de grasa en la conjuntiva.

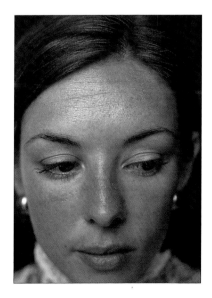

35 Melanosis o cloasma de la cara. La pigmentación de la frente o las mejillas es común en las mujeres durante el embarazo y en las que toman anticonceptivos orales. También puede aparecer si se aplican perfumes en áreas expuestas al sol y es común en los individuos de piel más oscura, sobre todo en los de Oriente Medio.

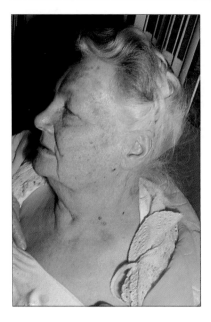

36 Hiperqueratosis senil. Manchas queratósicas elevadas pardas que aparecen con la edad. No se trata de un trastorno maligno y es común en los ancianos. Se debe diferenciar del carcinoma basocelular entre las áreas hiperqueratósicas. El lentigo solar —máculas de pigmentación parda— puede aparecer en los sujetos de edad avanzada y en los expuestos a la luz solar.

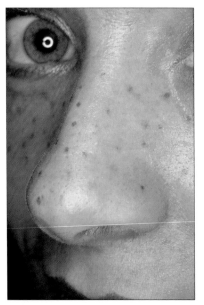

37 Efélides o pecas. Comunes en los niños y en los individuos rubios o pelirrojos. Son máculas de color pardo pálido, habitualmente de 2-3 mm de diámetro y bordes mal definidos. Los melanocitos normales producen más melanina en respuesta a la luz ultravioleta. Al aumentar el conocimiento de los peligros de la exposición al sol, algunas «pecas» son en realidad pintadas. Las efélides se desvanecen en invierno, al contrario que el **lentigo**, que persiste en ausencia de luz solar, constituye un dato de síndrome de Peutz-Jeghers y aumenta con la edad. El **lentigo** se puede oscurecer durante el embarazo y en la enfermedad de Addison (insuficiencia corticoadrenal).

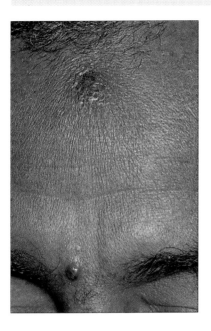

38 «Callo del rezo» en un clérigo musulmán. La fricción repetida conduce a engrosamiento de la piel, pigmentación y formación de un callo. La frecuencia y la fuerza del roce producirán grados variables de cambio de coloración. Este clérigo presenta un callo marcado, en comparación con el de un musulmán devoto lego (*v.* **39**).

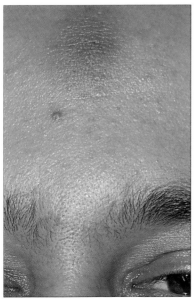

39 «Callo del rezo» en un musulmán devoto con diabetes. La presencia del callo ayudará al médico a planificar la dieta y la pauta de tratamiento, que puede requerir modificación en los períodos de ayuno.

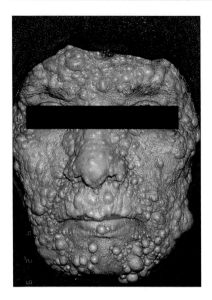

40 Enfermedad de Von Recklinghausen (neurofibromatosis[3] (NF) de tipo 1). La pigmentación focal debida a manchas de café con leche puede ser marcada, pero se ve relegada a un segundo plano por la presencia de múltiples neurofibromas nodulares de 2-5 mm en la piel. Este trastorno autosómico dominante puede mostrar una penetrancia incompleta, con muy pocas manifestaciones cutáneas, excepto una sola mancha de café con leche y algunos nódulos escasos. Se deben examinar los ojos en busca de hamartomas del iris (*v.* **239**). En la descripción original de Von Recklinghausen[3], el paciente presentaba manchas café con leche, neurofibromas y lesiones intestinales que condujeron a intususcepción.

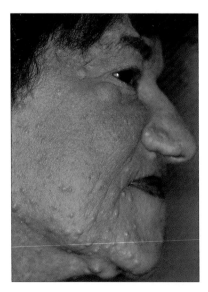

41 Neurofibromatosis de tipo 1 en un sujeto de raza blanca. Los nódulos varían entre 3 y 10 mm y son menos elevados. No existía ninguno antes de los 10 años de edad.

[3] Recklinghausen, F.D. von. Patólogo alemán, 1833-1910. *Über die multiplen Fibrome der Haut und ihre Beziehungen zu den Neuromen.* Berlín, A. Hirschwald, 1882.

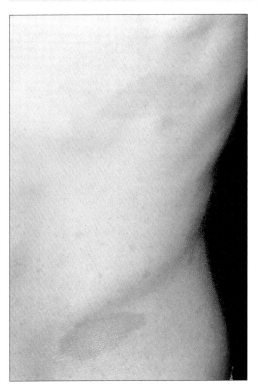

42 Manchas de café con leche en la neurofibromatosis (NF) de tipo 1. Las manchas varían de tamaño y siguen apareciendo durante la vida. Habitualmente hay más de seis. Se pueden ver pecas en la axila. La NF de tipo 1 es transmitida por un gen defectuoso en el cromosoma 17, mientras que el tipo 2 se transmite con el cromosoma 22 (la llamada NF central, en la que pueden ser escasas las manifestaciones cutáneas y faltar los nódulos del iris, pero existen neuromas acústicos bilaterales).

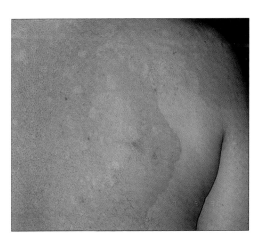

43 Pitiriasis versicolor. Existe un parecido superficial a las manchas de café con leche y las lesiones suelen aparecer en la parte superior del tronco. No se deben confundir con la hipopigmentación de la lepra tuberculoide (*v.* **855**) o el vitíligo (*v.* **25**). La pitiriasis versicolor está causada por el hongo superficial *Malassezia furfur*, es común, se hace más obvia en caso de bronceado solar, varía de color y puede presentar un aspecto característico de escamas de salvado, que se refleja en su nombre.

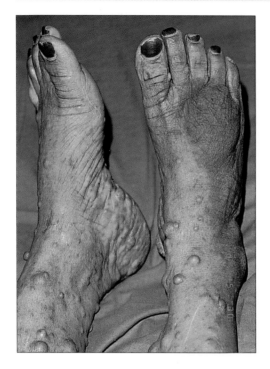

44 Neuroma plexiforme del pie en la neurofibromatosis de tipo 1. El neuroma plexiforme es una lesión característica. El área elevada plana en el dorso del pie derecho muestra también una mancha de color café. El riesgo de herencia es bajo si hacia el final de la adolescencia no han aparecido manchas de café con leche, nódulos del iris ni neuromas[4]. Tres semanas antes se había aplicado henna en las uñas de los pies. Nótese la tasa de crecimiento ungueal.

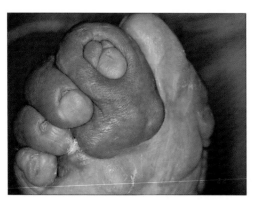

45 Neuroma plexiforme en un dedo del pie en la neurofibromatosis de tipo 1. La lesión puede rodear un miembro o un dedo, y ser entonces denominada *elefantiasis neurofibromatosa.*

---

[4] Dos artículos ofrecen una descripción completa de esta fascinante enfermedad: Case Records of the Massachusetts General Hospital. *N. Eng. J. Med.*, 1989, **320(15)**: 996-1004, que estudia todas las asociaciones con tumores neuroendocrinos; y Lubs y cols. Lisch nodules in Neurofibromatosis Type 1. *N. Eng. J. Med.*, 1991, **324(18)**: 1264-6, que discute los hamartomas del iris y su significado.

ENROJECIMIENTO FACIAL Y MANCHAS/MARCAS ROJAS

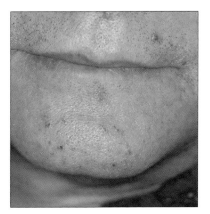

46 Telangiectasia hemorrágica hereditaria (enfermedad[5] de Osler[6]-Weber[7]-Rendu[8]). Varón con hemorragia gastrointestinal recidivante, diagnosticado finalmente cuando se afeitó el bigote y se apreciaron las telangiectasias periorales. Se observa dilatación focal de las vénulas poscapilares en torno a los labios, en la mucosa oral y en las mejillas. ¡En el intervalo fue sometido a gastrectomía y desarrolló malabsorción y tuberculosis! Las anomalías vasculares de la piel, la nariz, el intestino, el pulmón y el cerebro pueden sangrar y puede desarrollarse un estado de alto gasto.

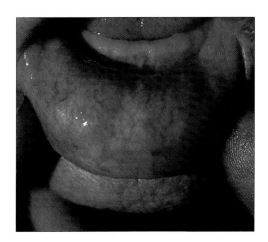

47 Telangiectasia hemorrágica hereditaria (labios). Se observa dilatación de las vénulas poscapilares en torno a los labios.

[5] Guttmacher y cols. Hereditary haemorrhagic telangiectasia review article. *N. Eng. J. Med.*, 1995, **333(14)**: 918-24.
[6] Sir Williams Osler, médico canadiense, 1849-1919. Osler W. On multiple hereditary telangiectases with recurrent haemorrage. *Q. J. Med. (Oxford)*, 1907, **1**: 53-8.
[7] Frederick Parkes Weber, médico inglés, 1863-1962. Weber PF. A note on cutaneous telangiectases and their aetiology. Comparison with the aetiology of haemorrhoids and ordinary varicose veins. *Edinburgh Med. J.*, 1904, 346-9.
[8] Henri Jules Louis Marie Rendu, médico francés, 1844-1902. Rendu H. Epistaxis répetées chez un sujet porteur de petits angiomes cutanés et muqueux. *Bull. Spc. Méd. Hôp. (París)*, 1896, **13**: 731-3.

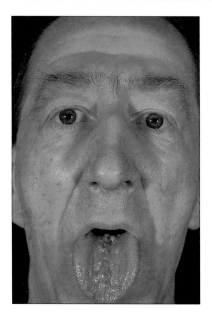

48 Telangiectasia hemorrágica hereditaria. Se observa dilatación de las vénulas faciales. En la lengua, este tipo de malformaciones arteriovenosas (a/v) pueden carecer de capilares y consistir en conexiones a/v directas. Alrededor del 5-10% de los pacientes presentan malformaciones a/v pulmonares, con posibilidad de cortocircuito sintomático y cianosis. Las acropaquias en los dedos de las manos pueden ser un dato característico.

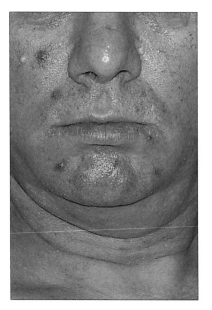

49 Nevos arácneos en la cara. Tinte ictérico de las conjuntivas y extensos nevos arácneos por hepatopatía crónica. Se observan el vaso nutriente central y los capilares radiales. La presión en el centro produce blanqueamiento. Estos nevos, distribuidos por la parte superior del tronco y la cara, ocurren en el embarazo para desaparecer pocas horas después del parto, y pueden observarse en personas normales (aumentan de tamaño durante la menstruación). También se encuentran en asociación con estados de alto gasto y en casos de hepatopatía.

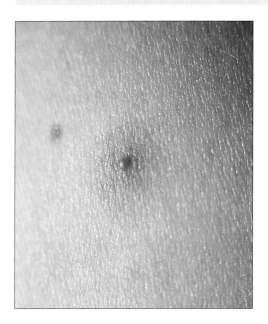

50 Nevo arácneo. La presión en el centro produce blanqueamiento; al retirar la presión se puede observar la red capilar radial.

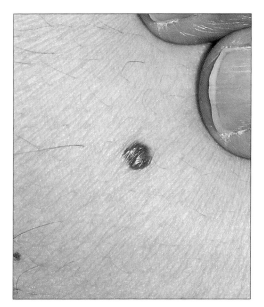

51 Angiomas en cereza (*sin.* manchas de Campbell de Morgan). Lesiones comunes en personas de edad avanzada, que suelen localizarse en el tronco. Histológicamente son angioqueratomas. Pueden variar de número y a veces desaparecen. Pueden observarse manchas similares en el escroto.

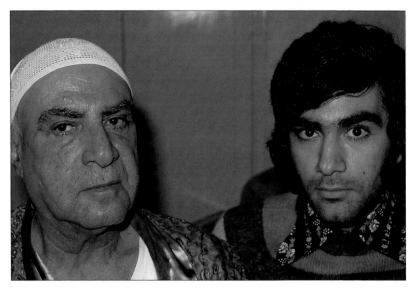

52 Varón de Oriente Medio con policitemia y su hijo normal. La plétora facial puede ser evidente, pero quizá se pase por alto en sujetos de piel oscura. Existe sufusión conjuntival. La piel oscura se oscurece aún más al aumentar el rojo de fondo.

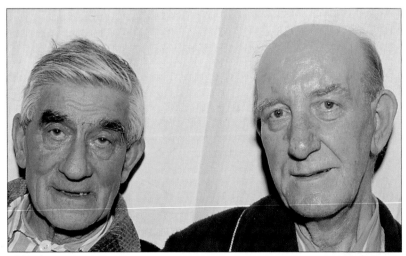

53 Varón blanco con policitemia y sujeto de control. La sufusión conjuntival y la plétora no deben confundirse con «aspecto sano». Las venas del fondo ocular pueden ser negras.

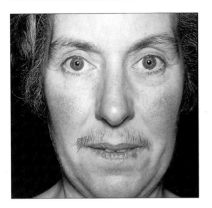

54 Eritema malar mitral: estenosis mitral. Las mejillas rojas pueden indicar salud, vida al aire libre y exposición al frío. En los pacientes bajo tratamiento con esteroides pueden deberse al adelgazamiento de la piel. Su presencia en la estenosis mitral y los casos de facies mitral son raros hoy día; en este contexto, las chapetas malares puede sugerir un gasto cardíaco bajo, aunque su origen sigue siendo oscuro.

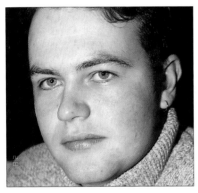

55 Eritema facial antes del alcohol.

ENROJECIMIENTO FACIAL

El enrojecimiento facial puede ser emocional, hormonal, relacionado con la menopausia o inducido por la ingestión de bebidas alcohólicas o en los diabéticos por clorpropamida. También se puede observar en ciertas enfermedades:

- En el síndrome carcinoide asociado a taquicardia, sibilancias y heces sueltas. El enrojecimiento facial se puede hacer fijo.
- En la mastocitosis sistémica se puede asociar a cefalea.
- Puede constituir una manifestación de feocromocitomas y neurogangliomas secretores de precursores de la adrenalina y la noradrenalina.
- En la rosácea puede guardar relación con la ingestión de alimentos y alcohol.

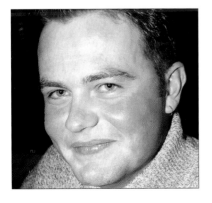

56 Eritema facial tras una botella de clarete. Puede revelar síndrome carcinoide subclínico o mastocitosis, pero probablemente refleja las consecuencias metabólicas de la manipulación de acetaldehído y otros metabolitos. En la rosácea se observa enrojecimiento inducido por alcohol.

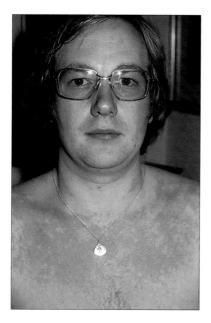

57 Exantema del escote. La ansiedad relacionada con la exploración física precipita frecuentemente un moteado rosado en la parte superior del tronco, que cede poco a poco conforme el paciente se relaja.

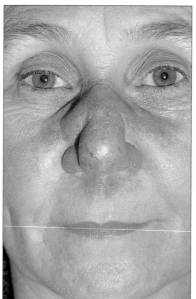

58 Lupus pernio nasal. Color azul violáceo característico de la infiltración cutánea por sarcoidosis crónica. Se ven folículos pilosebáceos dilatados y no existen pústulas. Este trastorno se puede asociar con parálisis facial y linfedema de los labios (síndrome de Melkersson-Rosenthal). La variante con borde coloreado y centro atrófico se debe diferenciar de la lepra tuberculoide (*v.* **855**).

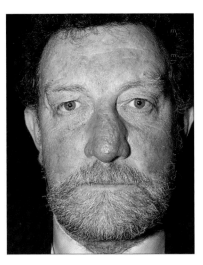

59 Exantema malar (lupus pernio).
Exantema en las mejillas y la frente sin
formación de pústulas (v. rosácea, **70**); el
área alrededor de los ojos no está afectada.
El color rojo-violáceo es característico. No se
debe confundir con el lupus sistémico.

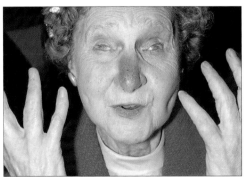

**60 Lupus pernio (ceguera y
dactilitis).** Esta forma es más
común en las mujeres y se
puede asociar a quistes óseos
que producen tumefacciones en
los dedos y con uveítis, que ha
conducido a ceguera.

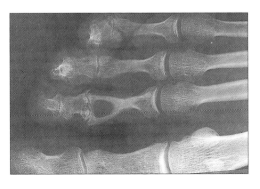

**61 Radiografía de quistes
óseos en los dedos de los
pies.**

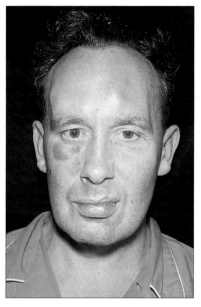

62 Síndrome de Melkersson-Rosenthal[9].
Las manifestaciones consisten en parálisis facial, linfedema de los labios y aumento del tamaño de la lengua. Pueden existir granulomas cutáneos asociados. Obsérvense el lupus pernio en la mejilla, la parálisis facial derecha y los labios tumefactos. Se han perdido los pequeños pliegues cutáneos alrededor del ojo y el lado derecho de la boca desciende ligeramente en comparación con el izquierdo.

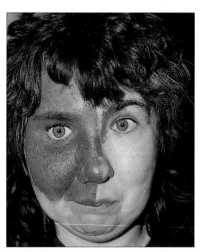

63 Síndrome de Sturge-Weber[10].
Hemangioma cavernoso confinado al territorio de las ramas oftálmica y maxilar del trigémino. Existe hemiplejía contralateral por hemangioma ipsolateral en la corteza motora derecha (la radiografía mostraba calcificación en raíles de tren de los vasos), que provoca también crisis epilépticas contralaterales. El dolor del glaucoma absoluto asociado condujo a enucleación del ojo. El ojo de cristal muestra una esclerótica perfectamente blanca, distinta de la del ojo natural.

---

[9] Melkersson, Ernst Gustav, médico sueco, 1892-1932. Rosenthal, Curt, médico alemán.
[10] Descrito por William Allen Sturge, 1850-1919, en 1879, y por Frederick Parkes Weber, 1863-1962, en 1922.

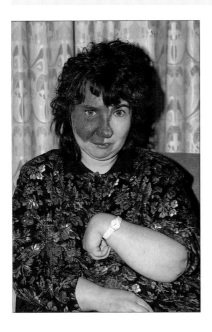

64 Postura hemipléjica en el síndrome de Sturge-Weber. El brazo izquierdo aducido, flexionado y con el puño cerrado es más pequeño que el derecho. Esta mujer había usado siempre vestidos con mangas largas para ocultar la contractura.

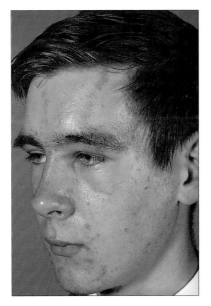

65 Síndrome de Sturge-Weber leve. Nevo capilar sobre la rama oftálmica del trigémino. El acné podría sugerir tratamiento con fenitoína para la epilepsia.

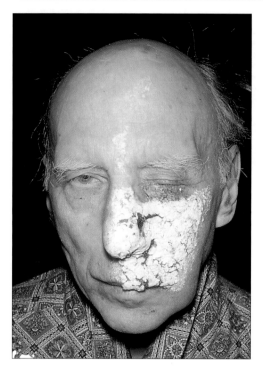

66 Herpes zóster de la rama maxilar del quinto par craneal. Imagen muy llamativa, debida en parte a la loción de calamina, en el territorio de la rama maxilar del trigémino. Es frecuente que los pacientes se apliquen sustancias en la piel, lo que puede confundir al observador inexperto. Las vesículas se extienden entre las cejas a lo largo de la rama cigmaticomaxilar del nervio cigomático, una rama de la división maxilar del quinto par con distribución temporal variable.

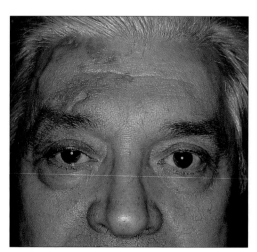

67 Herpes zóster cicatrizado en la rama oftálmica del quinto par craneal. Las cicatrices en la distribución de la rama oftálmica se extienden desde la línea del pelo hasta el vértex. El herpes oftálmico puede cursar con ulceración corneal. El herpes zóster del ganglio geniculado puede asociarse con parálisis facial y exantema en la zona del conducto auditivo externo (*v.* **277**).

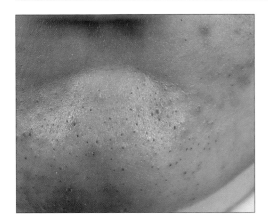

68 Acné vulgar. Esta anomalía se caracteriza por inflamación crónica de la unidad pilosebácea. La piel aparece brillante por aumento de la producción de sebo, y la hipercornificación ductal conduce a formación de «espinillas» o comedones.

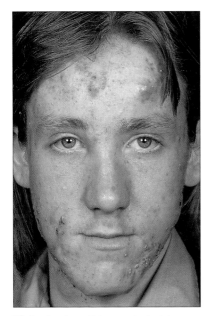

69 Acné vulgar. El taponamiento del conducto pilosebáceo conduce a formación de quistes e inflamación.

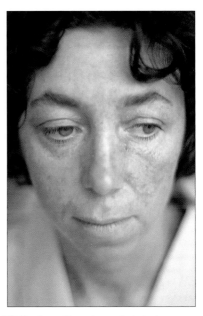

70 Rosácea. Presenta enrojecimiento y telangiectasias en las mejillas y el puente nasal, sin afectación ocular. Los episodios de pustulación acneiforme y linfedema pueden conducir a rinofima. La conjuntivitis es común e inexplicada.

ESCLEROSIS SISTÉMICA

Las manifestaciones de la esclerosis sistémica consisten en telangiectasias extensas y piel tensa, que puede volverse brillante, así como hacer que la boca de la persona adquiera un aspecto fruncido. La tensión de la piel perioral y la del cuello puede limitar la movilidad. Las líneas verticales periorales son prominentes. También se observan vasos dilatados en las mejillas y las manos, donde la piel está tensa y carece de elasticidad. El fenómeno de Raynaud es frecuente. La dilatación de los capilares faciales se acompaña de eritema periungueal con asas capilares dilatadas. Este fenómeno también se observa en la dermatomiositis y en el lupus eritematoso sistémico.

La esclerodermia o morfea localizada consiste en una esclerosis circunscrita de la piel; se puede encontrar en pacientes con lupus eritematoso sistémico o dermatomiositis, o puede constituir una manifestación cutánea de la esclerosis sistémica. Cuando el trastorno se limita a la piel se conoce como morfea.

El llamado golpe de sable (*en coup de sabre*) es la morfea lineal. El nombre refleja la espectacular depresión que puede aparecer y que conduce a asimetría facial. A veces existe heterocromía del iris.

Es útil recordar que los cambios cutáneos tienen un aspecto diferente en la piel blanca que en la oscura. En esta última los exantemas rojizos parecen negros y el color malva o violáceo puede parecer más oscuro.

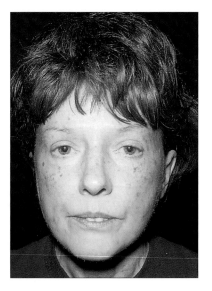

71 Esclerosis sistémica. Existen telangiectasias extensas y piel tensa, que puede convertirse en brillante y conducir al aspecto de boca de labios fruncidos.

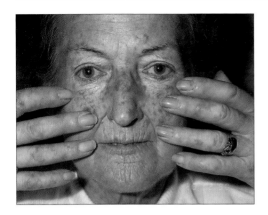

72 Esclerosis sistémica.
Líneas verticales prominentes
alrededor de la boca. Se ven
vasos dilatados en las mejillas y
las manos, donde la piel es tensa
y rígida. Es frecuente el
fenómeno de Raynaud.

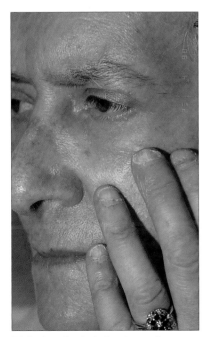

73 Esclerosis sistémica. Los capilares
faciales dilatados tienen su equivalente en el
eritema periungueal por dilatación de las
asas capilares. Se da también en el lupus
eritematoso sistémico y la dermatomiositis.

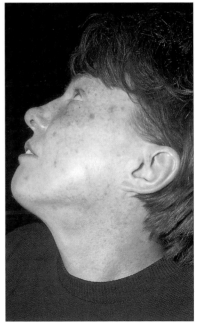

74 Esclerosis sistémica. La rigidez de la
piel alrededor de la boca y el cuello puede
limitar la movilidad.

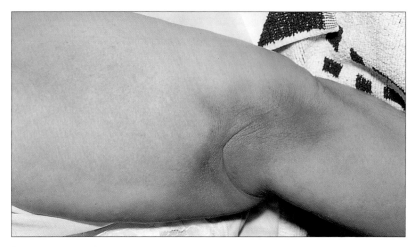

75 Esclerodermia (morfea localizada). La esclerosis local de la piel se puede encontrar en el lupus eritematoso sistémico y la dermatomiositis y como una manifestación cutánea de la esclerosis sistémica. Cuando la anomalía está limitada exclusivamente a la piel se conoce como morfea. Existe una placa circunscrita en el brazo, con atrofia del tejido subcutáneo y fijación de la piel.

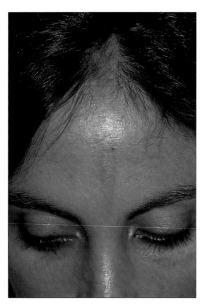

76 *Golpe de sable* (morfea lineal). Esta mujer usa flequillo para disimular la depresión lineal, que sube desde la línea del pelo y causa alopecia lineal. El nombre *(golpe de sable)* refleja la espectacular depresión que puede provocar asimetría facial. A veces se asocia a heterocromía del iris.

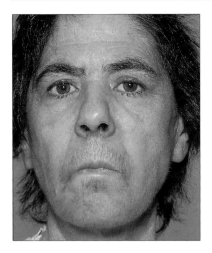

77 Dermatomiositis. Es característico el eritema en heliotropo[11] alrededor del ojo, que se puede asociar con alteraciones en la piel de las manos (v. **380**). En los pacientes mayores hay una mayor frecuencia de neoplasias malignas.

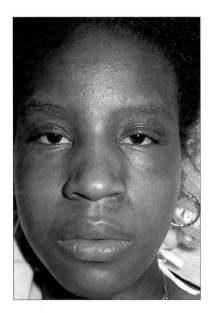

78 Dermatomiositis. Esta mujer comenzó a notar falta de fuerzas al levantar los brazos para peinarse y después dificultad para subir las escaleras por intensa debilidad de la musculatura proximal. El color en heliotropo se vuelve más oscuro en la piel pigmentada, y en este caso la lesión parece un hematoma bilateral. El contexto clínico modifica el diagnóstico diferencial. La paciente fue atendida inicialmente en un departamento de accidentes al pensar que podría tratarse de un traumatismo. Obsérvese la pigmentación en torno a la nariz, que se veía también en los nudillos de las manos (v. **380**).

---

[11] El término es usado rara vez en otros contextos, excepto por jardineros, expertos en modas o perfumistas. Describe el color violáceo por referencia a una flor que orienta sus pétalos hacia el sol y que pocos médicos conocen. Un estudiante de griego podría pensar que la lesión guarda relación con el sol.

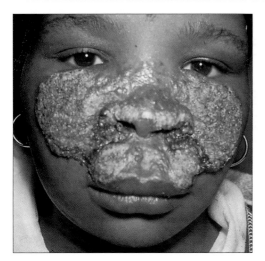

79 Lupus vulgar (tuberculosis) de la cara. La ulceración exuberante hipertrófica se extiende sobre la nariz y el área malar. El lupus[12] vulgar se debe a tuberculosis, que puede «morder como un lobo»; el lupus pernio (v. **58/59**) es el «lobo sarcoideo» y el lupus eritematoso (v. **85**) es el «lobo rojo».

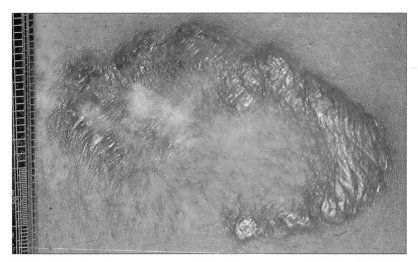

80 Tuberculosis (primer plano de la piel). Aspecto clásico de la tuberculosis cutánea. Placa constituida por nódulos en «jalea de manzana» con un área central de cicatrización.

---

[12] Del latín *lupus*, lobo.

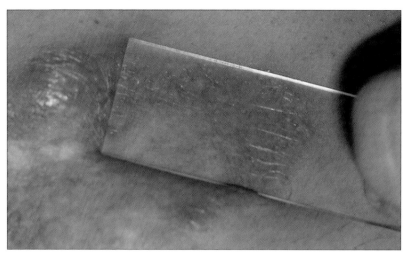

81 Tuberculosis (primer plano de la piel como «jalea de manzana»). Cuando se cubre con un porta, la piel exhibe el típico aspecto en «jalea de manzana».

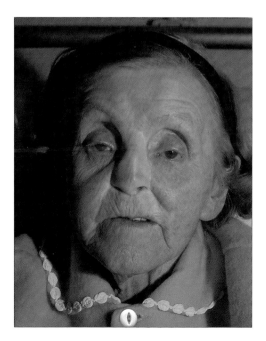

82 Lupus vulgar (destrucción facial). Las lesiones pueden evolucionar hacia la formación de cicatrices y la destrucción del cartílago. Puede desarrollarse un carcinoma basocelular secundario, que podría confundirse con una recidiva.

EXANTEMA MALAR

La distribución del exantema malar sobre las mejillas y el puente de la nariz puede reflejar el efecto de factores climatológicos. Ésta es la parte de la cara más expuesta a la quemadura solar y al frío. Los trastornos asociados a fotosensibilidad, ya sea ésta inducida por fármacos, relacionada con una enfermedad autoinmune o debida a la aplicación de perfumes y cosméticos, pueden cursar con exantema malar. Si el exantema se califica de «en alas de mariposa» por su forma, el diagnóstico se limita al lupus eritematoso.

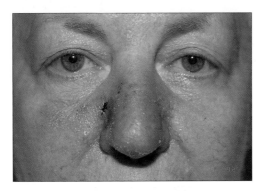

83 Lupus eritematoso sistémico. Las vacaciones en el Valle de los Reyes de Egipto se interrumpieron por fiebre, artralgias y un exantema en cara y piernas. La distribución malar refleja las partes expuestas al sol. Hay sutura de biopsia cutánea. El eritema en las áreas expuestas a la luz ocurre hasta en el 80% de los pacientes en alguna fase de la enfermedad y puede ser la manifestación inicial.

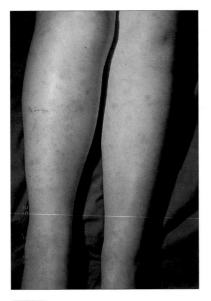

84 Lupus eritematoso sistémico. Exantema provocado por la luz solar en las piernas; se observa la línea correspondiente al borde del vestido en las piernas.

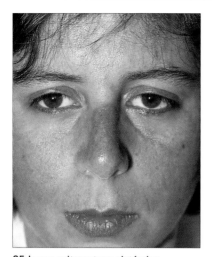

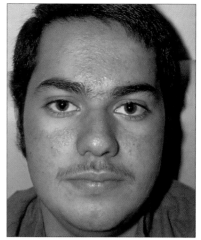

**85 Lupus eritematoso sistémico
(exantema malar).** A esta joven de
Gibraltar le encantaba tomar el sol y su
enfermedad comenzó a principios de verano.
Están afectadas las áreas expuestas de la
cara.

**86 Lupus eritematoso sistémico
(exantema malar).** Este hombre se
presentó con dolor articular y edema; se
observa eritema malar en «alas de mariposa»
y exantema en la frente con lesiones
maculopapulares en las mejillas.

87 Lupus eritematoso sistémico. El
exantema se extiende hasta el cuello y existe
edema de los labios.

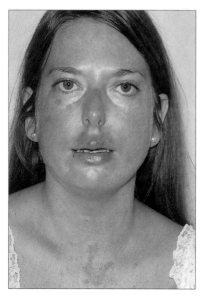

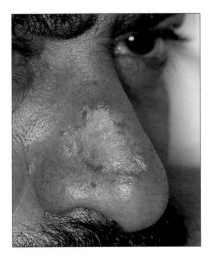

88 Lupus eritematoso discoide crónico.
Manchas rojizas escamosas bien definidas
que dejan cicatrices. La enfermedad es
benigna y afecta principalmente a la cabeza.
El área discoide bien definida de la nariz
tiene un borde activo y un centro atrófico.

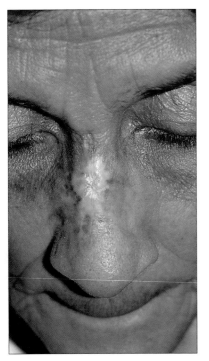

89 Lupus eritematoso discoide crónico.
Curación con cicatriz atrófica central.

PELO

Alopecia

El crecimiento del pelo es intermitente y depende de la actividad cíclica del folículo piloso. La actividad folicular se divide en tres fases: **anágeno**, un período de crecimiento; **catágeno**, un período de transición en el que pelo experimenta involución, la raíz adopta forma de maza y el tallo capilar acaba por desprenderse, y **telógeno**, un período de reposo tras el cual se inicia de nuevo el ciclo **A.C.T.** El ciclo de cada folículo es independiente del de sus vecinos. En cualquier momento puede existir un 1% de folículos pilosos en catágeno. El estrés y las enfermedades sistémicas pueden hacer que entre en catágeno una proporción mayor de folículos, lo que explica la caída de pelo (efluvio telógenico) observada en tales situaciones. La evolución a la fase de catágeno puede enlentecerse al final del embarazo debido a cambios hormonales y ser responsable de la pérdida de pelo cuatro a seis meses después del parto, momento en el que el número de folículos telógenos puede estar aumentado. La alopecia dependiente de los andrógenos refleja la existencia de una mayor cantidad de hormonas disponibles de este tipo. Las hormonas tiroideas afectan al crecimiento y su déficit explica el pelo fino del hipotiroidismo. La pérdida capilar puede ser traumática, debida a cicatrización o a trastornos del cuero cabelludo.

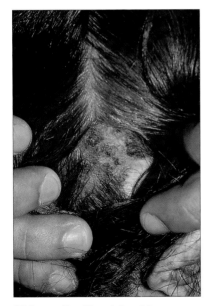

90 Lupus discoide crónico del cuero cabelludo. El taponamiento folicular conduce a un aspecto verrucoso. La cicatrización fibrosa provoca pérdida de pelo.

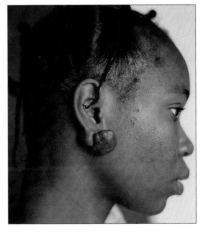

91 Alopecia por tracción. En Nigeria se suele peinar el pelo muy tenso, lo que puede provocar alopecia por lesión mecánica. Se puede producir una pérdida capilar similar si la «cola de caballo» se hace habitualmente muy tensa. Existe una cicatriz queloidea en el lóbulo auricular (es frecuente que ocurra sólo en un lado y puede reflejar la dirección de la perforación inicial).

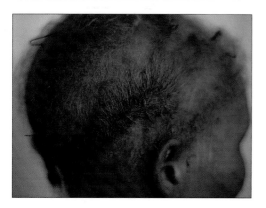

92 Desnutrición y cambio de color del pelo. El pelo de esta mujer con diarrea es de color castaño claro, mientras que antes era negro; también se observa alopecia por tracción. La resección del intestino delgado, la colitis ulcerosa y la desnutrición proteicocalórica pueden hacer que el pelo negro se vuelva pardo o rojizo, y el castaño más claro. Si el déficit es intermitente, el pelo puede mostrar bandas de distintos tonos (*signo de la bandera*).

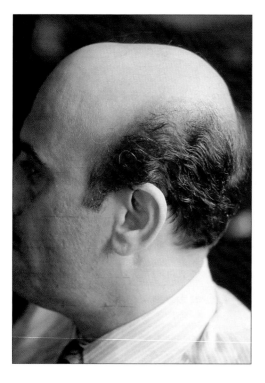

93 Alopecia de patrón masculino o androgénica (grado VIII de Hamilton[13]). Esta forma de alopecia constituye una manifestación de madurez sexual y se observa también en los simios. Las mujeres menopáusicas pueden mostrar tendencia a la pérdida capilar de tipo masculino (*entradas de la viuda*).

---

[13] Hamilton JB. Patterned long hair in man: types and incidence. *Ann. NY. Acad. Sci.*, 1951, **53**: 708-14. Staging I-VIII of male pattern balding.

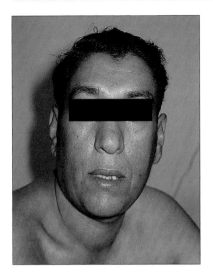

94 «Entradas de la viuda» en un varón.
Este paciente tenía muy poco vello en el
tronco, los miembros y la barba. También
presentaba testículos pequeños y
ginecomastia. El síndrome de Klinefelter
(47 cromosomas, complemento
cromosómico sexual XXY) afecta a uno de
cada 600 varones, y se manifiesta en la
pubertad por falta de niveles adultos de
testosterona y mínimo desarrollo de los
caracteres sexuales secundarios.

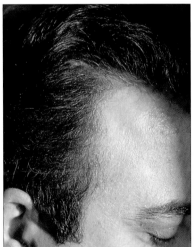

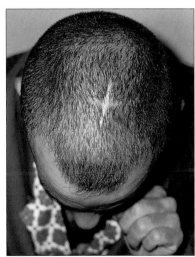

**95 Recesión frontal (grado III) y
psoriasis del cuero cabelludo.** La psoriasis
del cuero cabelludo no es una causa
frecuente de alopecia, y existe una forma
similar a la dermatitis seborreica.

**96 Recesión frontal y cauterización en
el cuero cabelludo.** Alopecia androgénica
con recesión temporal. El paciente sufría
cefaleas intensas y se demostró que tenía un
meningioma. La marca de cauterización, de
la infancia, estaba sobre el tumor —por azar,
¡la X marcaba el punto de la lesión!

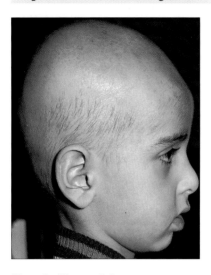

97 Alopecia difusa secundaria a irradiación. El paciente había recibido dosis bajas de rayos X en el cuero cabelludo (tratamiento anticuado para la tiña).

Alopecia difusa crónica

Puede ser androgénica o relacionada con los cambios hormonales del embarazo o con el hipotiroidismo. Puede seguir a períodos de estrés o enfermedad —efluvio telogénico— cuando una proporción elevada de pelos entran precipitadamente en catágeno, o deberse a deficiencia nutricional, agentes químicos, fármacos citotóxicos o irradiación externa.

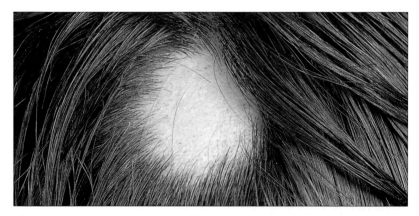

98 Alopecia areata del cuero cabelludo. Esta alteración es común. Una zona de pelo entra prematuramente en telógeno. El trastorno puede ser focal o total. Quizá se vean pelos rotos en el área calva («pelos en signo de exclamación») por debilidad de los tallos capilares. Son posibles los cambios ungueales, como picado, líneas de detención del crecimiento y pérdida total. A veces se produce la recuperación espontánea.

FACIES TOSCA

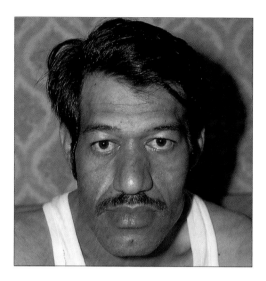

99 Acromegalia: efecto del exceso de hormona del crecimiento. Rasgos faciales acentuados que han perdido su delicadeza. Mandíbula y rebordes orbitarios muy prominentes, labios y nariz grandes, con sobremordida muy llamativa. Las anomalías se desarrollaron de forma insidiosa y se aprecian mejor en comparación con fotografías antiguas. La facies tosca con aumento de tejidos blandos en ocasiones puede pasar desapercibida, y la presentación quizá guarde relación con los efectos de la hipertensión intracraneal o con alguna complicación endocrina.

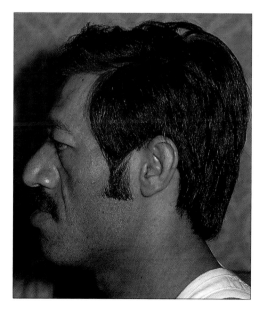

100 Acromegalia (imagen lateral). El paciente pasaba el día entero en camiseta porque le molestaba la calefacción central.

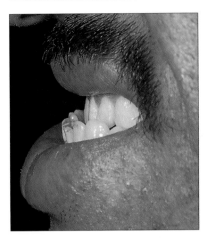

101 Protrusión mandibular y labios grandes en la acromegalia. El crecimiento de la mandíbula conduce a prognatismo y sobremordida. El aumento de los tejidos blandos explica los labios carnosos grandes, y la piel es grasienta. Este paciente usaba bigote por gusto, pero el dejarse la barba puede reflejar un intento de disimular las anomalías.

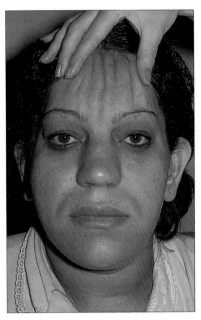

102 Acromegalia con aumento de los tejidos blandos en la frente. Es típico que los pacientes tengan que usar sombreros más grandes. Al pellizcar la piel se forman pliegues amplios que reflejan el aumento de volumen de los tejidos blandos.

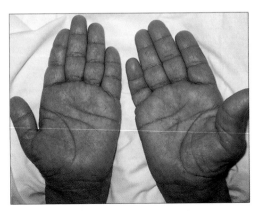

103 Acromegalia (manos). Esta mujer se quejaba de parestesias en las manos por las noches y mialgias. Presentaba un aumento de tejidos blandos e hipotrofia de la musculatura tenar. El adelgazamiento del abductor corto del pulgar es obvio y sugiere compresión del nervio mediano en el túnel del carpo. Se deben revisar las causas de síndrome del túnel carpiano para no pasar por alto el diagnóstico (*v.* **página 409**).

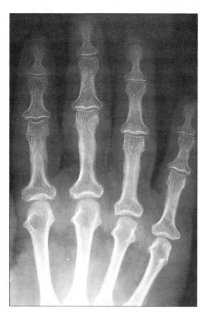

104 Acromegalia (radiografía de la mano). El aumento del tamaño de la mano y el síndrome del túnel del carpo guardan relación con el crecimiento de los tejidos blandos y con el del hueso, que se manifiesta por la forma en penacho de las falanges y el ensanchamiento de la diáfisis. Los pacientes tienen que usar zapatos más grandes, a medida que los pies se hacen más anchos por aumento de tejidos blandos. Los síntomas articulares no se deben atribuir a una simple artropatía degenerativa.

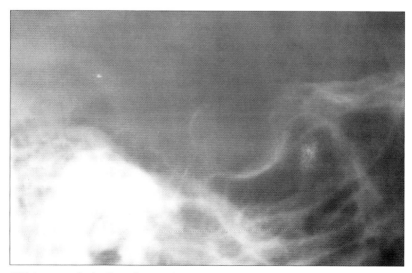

105 Acromegalia (radiografía de la fosa pituitaria). La silla turca aparece ensanchada a causa de un adenoma hipofisario.

CRÁNEO-CABEZA GRANDE

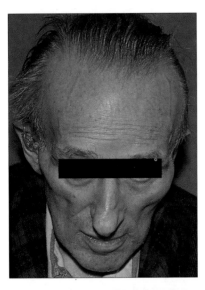

106 Enfermedad de Paget[14] del cráneo (osteítis deformante). El aumento de tamaño de la cabeza se debe a expansión ósea y conduce a ensanchamiento del diploe, en vez de los tejidos blandos, y del cráneo, así como a incremento del diámetro craneal con abombamiento. La compresión del nervio acústico puede causar sordera. Obsérvese la prótesis auditiva en el oído derecho.

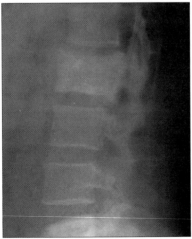

107 Enfermedad de Paget (radiografía de la columna lumbar)[15]. Esta vértebra blanca difiere de una metástasis en el hecho de que el cambio afecta a todo el cuerpo vertebral, con trabéculas horizontales prominentes junto a la placa terminal, que conducen a su forma de caja. La vértebra es blanda y puede ser exprimida, en contraste con el acuñamiento y el colapso en casos de infección o de neoplasia maligna. El hueso se hace más denso y se expande. En este sujeto la vértebra lumbar es más ancha y alta que las vecinas, lo que causa compresión de los nervios al pasar por un agujero óseo. En el cráneo la enfermedad produce las alteraciones ilustradas en **106**.

---

[14] Sir James Paget, cirujano, 1814-1899; descrita en 1877.

[15] Harinck HIJ y cols. Relationship between signs and symptoms in Paget's disease of bone—backache and deafness predominate. *Quart. J. Med.*, 1986, **58**: 133-51.

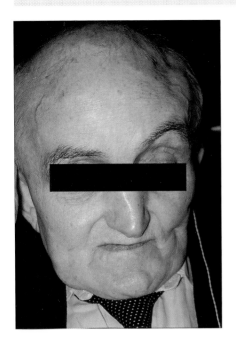

108 Enfermedad de Paget.
Existe expansión del cráneo con irregularidad. Obsérvese la prótesis auditiva en el oído izquierdo.

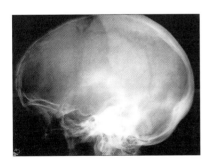

109 Radiografía de cráneo que muestra osteoporosis circunscrita en la enfermedad de Paget. Las dos etapas de expansión y lisis pueden coexistir en el cráneo. Se aprecian áreas grandes de lisis bien definidas y zonas de gran actividad, que se reflejan en la gammagrafía de la **figura 110**.

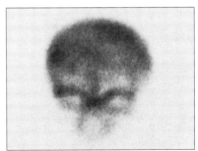

110 Gammagrafía craneal. La proyección frontal muestra osteoporosis circunscrita en un paciente con enfermedad de Paget.

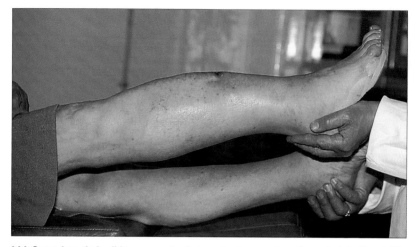

111 Curvadura de la tibia y aumento de tamaño óseo en la enfermedad de Paget. El ablandamiento óseo generalizado conduce a curvadura de la tibia derecha, que en los casos típicos se dobla hacia adelante. El hueso blando se curva, es más ancho y está más caliente que la tibia izquierda. En el cráneo se puede producir invaginación basilar.

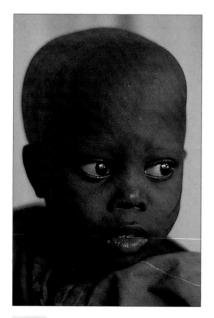

112 Anemia drepanocítica y abombamiento craneal. Este niño presenta palidez e ictericia conjuntival. La bóveda craneal está expandida. Existen cicatrices tribales en las mejillas. El abombamiento craneal se debe a hematopoyesis extramedular, que causa expansión del cráneo. Ésta es una característica de la talasemia y de la enfermedad drepanocítica no tratadas.

CUERO CABELLUDO

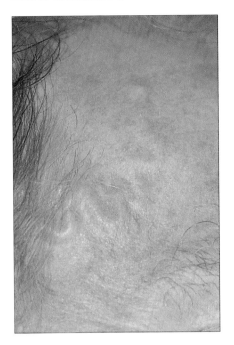

113 Arteria temporal prominente: arteritis de la temporal. El hijo de esta mujer árabe estaba todavía soltero a los 45 años de edad. «¿Quién le cuidará si me muero? Y estoy tan preocupada con Saddam Hussein...» La cefalea temporal intensa y los dolores en los hombros se atribuyeron a estrés. La arteria no es particularmente prominente y puede ser difícil apreciar la hipersensibilidad. Un dedo en la arteria y otro a un lado permiten aplicar presión diferencial y aclarar el síntoma de dolor. La velocidad de sedimentación globular era de 100 mm/hr.

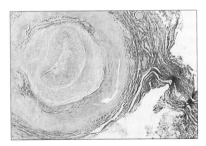 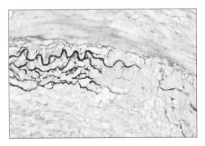

114 Arteritis de la temporal (histología). Los cortes transversales de la arteria temporal muestran proliferación fibrosa de la íntima que oblitera la luz e infiltración granulomatosa transmural con destrucción parcial de la lámina elástica.

CARA GRUESA (HINCHADA/AGRANDADA)

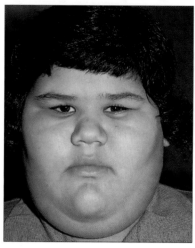

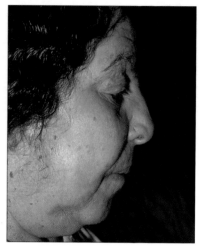

115 Cara gruesa: índice de masa corporal (IMC) de 43 kg/m². Este chico de 12 años no podía ver a las personas situadas a su lado debido a que la obesidad intensa limitaba su visión periférica. No presentaba disfunción endocrina. Altura de 157 cm y peso de 106 kg. IMC = peso en kg dividido por superficie en m²; la cifra normal es de 20-25.

116 Cara gruesa en una mujer de mediana edad. Obesidad moderada con IMC de 30. Facies abotargada y alopecia de la cola de las cejas, pero la conversación era brillante y los reflejos vivos. Las pruebas de función tiroidea fueron normales.

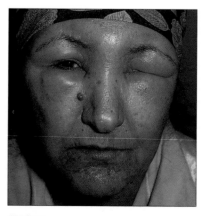

117 Edema facial: facies nefrítica. El edema variable, muchas veces sin fóvea, puede ser una manifestación de síndrome nefrítico agudo cuando la inflamación afecta al tejido periorbitario laxo. El aspecto es el mismo con independencia de que se deba a retención de sodio, hipoalbuminemia, desnutrición proteínica, exudado local, angioedema, urticaria o alergia a las picaduras de insectos o a fármacos.

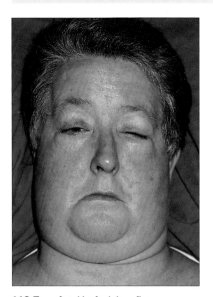 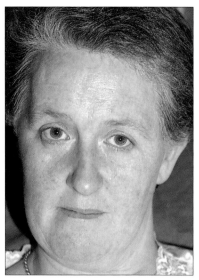

118 Tumefacción facial: enfisema subcutáneo. Esta mujer desarrolló una espectacular tumefacción facial súbita tras un acceso de tos intensa. Se percibía un ruido al tiempo del latido cardíaco.

119 Normalidad facial: la tumefacción cedió al cabo de cuatro días. El enfisema mediastínico con disección por aire puede ocurrir en casos de esfuerzo durante el parto, tos intensa, asma o en los buceadores durante un ascenso rápido incontrolado. Se deben excluir traumatismo y rotura esofágica. El signo de Hamman[16] consiste en un ruido cuando el corazón late contra el aire presente en los tejidos.

120 Radiografía en un caso de enfisema subcutáneo. Se puede ver aire subcutáneo por encima de la clavícula, a la derecha del electrodo electrocardiográfico. El aire mediastínico aparece en la radiografía de tórax como una línea adyacente al borde cardíaco; se debe diferenciar de los quistes pulmonares y el neumotórax.

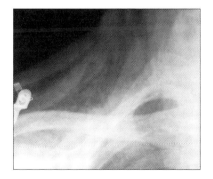

---

[16] Louis Hamman, médico norteamericano, 1877-1946. Mediastinal emphysema, *J.A.M.A.*, 1945, **128**: 1-6.

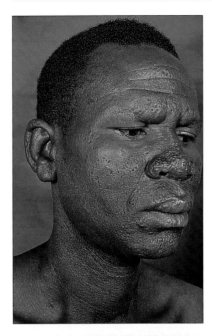

121 Lepra lepromatosa. Granjero nigeriano que acudió con su hermano a consulta a causa de un cambio en su aspecto. Existe infiltración e induración difusas de la piel de la cara, en especial la nariz, los labios y las cejas, que han perdido el pelo, y la formación de pliegues está comenzando a producir el clásico aspecto leonino. La oreja tiene un aspecto nodular tumefacto. La mucosa nasal está infiltrada y el estornudo producirá un aerosol de bacilos de lepra.

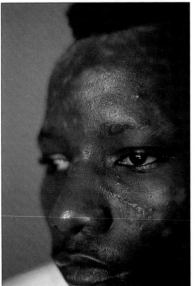

122 Lepra (máculas hipopigmentadas). Las primeras lesiones de la lepra tuberculoide *borderline* o limítrofe son máculas con pérdida de pigmentación, a veces hipoestésicas. La pérdida completa de pigmento no sugiere lepra, sino vitíligo. Existía engrosamiento del nervio auricular mayor (*v.* **547**).

CARA GRUESA: SEQUEDAD Y LENTITUD MENTAL

Mixedema

El aspecto de la cara en el hipotiroidismo refleja numerosos cambios y con frecuencia se reconoce en cuanto el paciente entra en la habitación. La apatía, la palidez, la piel engrosada, las manos y cara hinchadas, el pelo fino, la voz ronca y la lentitud de las acciones pueden sugerir el diagnóstico. Los síntomas vagos de cansancio, molestias dolorosas y dificultad de concentración deben alertar al médico. Las imágenes «antes y después» de esta sección muestran el aspecto clásico, que se apreciará mejor con conocimiento de las causas.

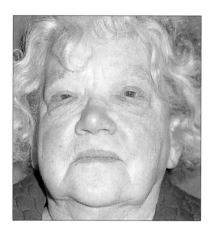

123 Mixedema (cara gruesa). La cara es gruesa y rechoncha y las cejas son finas. Hay poco más que señalar. La sospecha fue confirmada por la lentitud de los reflejos tendinosos. El aspecto impasible es tanto una impresión como una observación y debe plantear la posibilidad del diagnóstico, sobre todo cuando se asocia a síntomas vagos, pero importantes, como molestias reumáticas, cansancio, letargia y estreñimiento.

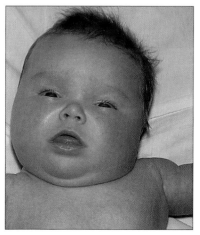

124 Lactante hipotiroideo. Este bebé se muestra inactivo, lento, con cara pálida y estreñido. La cara es tosca, el pelo escaso y la piel fría. La ictericia fisiológica prolongada, el estreñimiento y las dificultades de alimentación son signos precoces en los lactantes. La facies clásica del hipotiroidismo se puede encontrar en todas las edades (*v.* **126, 127, 129, 131**), y la semejanza con la trisomía 21, un trastorno de distinta naturaleza, se aprecia en **125**. El aumento del tamaño de la lengua (macroglosia) se encuentra tanto en el cretinismo como en el síndrome de Down (trisomía 21).

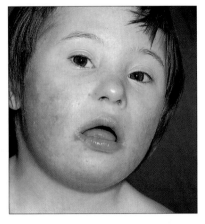

125 Síndrome de Down[17]. La trisomía 21 se caracteriza por cara redondeada, lengua grande que puede mostrar fisuras (*v.* **341**), pliegues epicánticos prominentes, oblicuidad de los ojos y puente nasal bajo. Las manos son rechonchas, con un solo pliegue transversal, y pueden mostrar curvadura del quinto dedo.

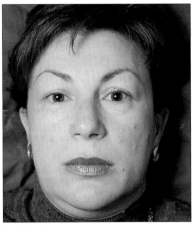

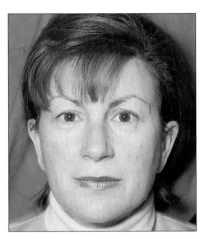

126a Mixedema enmascarado como hipercolesterolemia. Esta mujer miope vino desde Portugal con muchas hojas de análisis de lípidos y síntomas de hormigueo nocturno en las manos. Al quitarse las gafas se apreció una facies hinchada y pálida, y la posibilidad de hipotiroidismo se vio apoyada por los reflejos tendinosos lentos. El colesterol se redujo de 700 mg (18 mmol/l) hasta 300 mg (7,7 mmol/l) a los cuatro meses de recibir tratamiento con tiroxina.

126b Después de ocho meses de tratamiento. La cara ha recuperado sus contornos naturales, la paciente se muestra mentalmente alerta (¡su marido se queja de ello!) y, aparte de los cambios obvios, dice que ha tenido que volver a depilarse las piernas después de cinco años sin hacerlo (había atribuido la pérdida de vello a la edad).

---

[17] John Langdon Haydon Down, médico inglés del Royal London Hospital, 1828-1891; descrito en 1866.

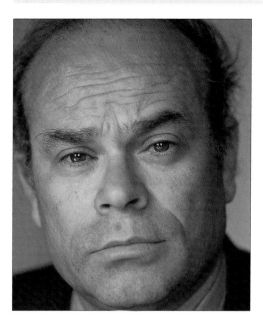

127 Varón hipotiroideo (facies). Este hombre notó pérdida de impulso, dificultad de concentración y problemas en los negocios. Acudió al médico y se le prescribió tratamiento para depresión e hiporcolesterolemia. Hasta año y medio después no se apreciaron el cambio de aspecto ni la naturaleza secundaria del aumento de los lípidos. La lentitud de los procesos mentales y el cambio insidioso de aspecto, con pelo seco y facies abotargada, pueden pasarse por alto con facilidad.

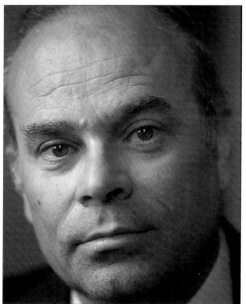

128 Paciente hipotiroideo de la figura 127 después del tratamiento. El aspecto de este hombre se había normalizado cuatro meses después de iniciar el tratamiento sustitutivo con tiroxina.

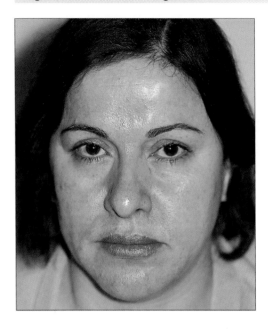

129 Mujer hipotiroidea. Esta paciente dormía mucho y se quejaba de estreñimiento.

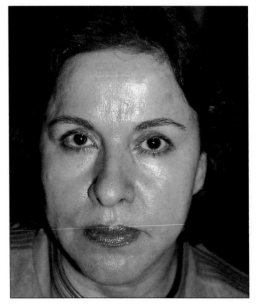

130 La misma paciente después del tratamiento. Ya no necesita dormir tanto.

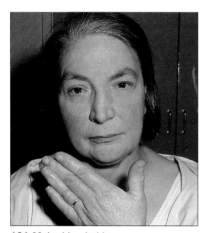

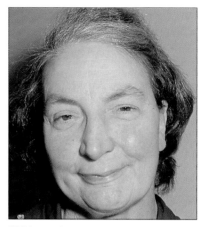

131 Mujer hipotiroidea. La paciente acudió a un clínica quirúrgica por varices. El cirujano reconoció la facies en cuanto entró en la habitación y la acompañó a la consulta de un colega médico.

132 La paciente hipotiroidea de 131 después del tratamiento. El aspecto apagado e impasible, el pelo seco y la tumefacción facial desaparecieron con el tratamiento hormonal tiroideo. Los datos más notables son el cambio del estado mental y la normalización de la cara.

133 Varón hipotiroideo (cejas poco pobladas). Paciente con depresión, alopecia de las cejas y cara redondeada. La pérdida de pelo es un dato de mixedema y se puede reflejar en las cejas, así como en los brazos, las manos o las piernas, con un curioso aspecto de yerba segada (*v.* **419, 420**).

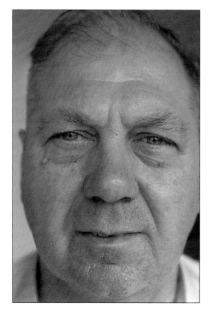

CARA GRUESA Y PLETÓRICA

Muchos cambios patológicos clásicos son insidiosos, y la fecha de comienzo se puede evaluar observando fotos antiguas del paciente. Las fotografías son a menudo una fuente valiosa no aprovechada de información.

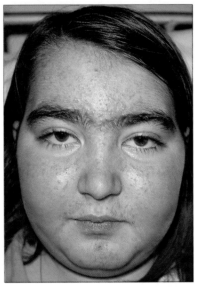

134 Síndrome de Cushing[18]. Adolescente con carcinoma adrenal. Se aprecian acné e hirsutismo, piel y pelo grasos, «cara de luna» y plétora debida a piel fina. El cuadro clínico aparece tras mucho tiempo con niveles plasmáticos elevados de glucocorticoides. El término *enfermedad* se refiere a secreción excesiva de corticotropina por un adenoma hipofisario, mientras que *síndrome* suele indicar secreción ectópica de corticotropina por cáncer pulmonar de células pequeñas o tumores indolentes de otras localizaciones. El síndrome independiente de la corticotropina está producido por tumores adrenales benignos o malignos secretores de glucocorticoides. El vello facial excesivo en los tumores adrenales malignos refleja la ineficacia relativa de las neoplasias para sintetizar cortisol y la sobreproducción de precursores androgénicos. Los adenomas adrenales tienden a sintetizar cortisol con mayor eficacia, y en el cuadro clínico predominan las manifestaciones del exceso de esa hormona, con aumento de peso, cara gruesa, almohadillas grasas supraclaviculares marcadas, hirsutismo ligero, diabetes mellitus, hipertensión, debilidad muscular, acné, piel fina y huesos delgados[19].

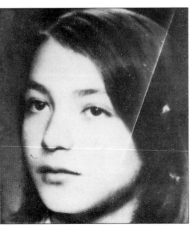

135 Fotografía de pasaporte de la misma paciente, tomada nueve meses antes.

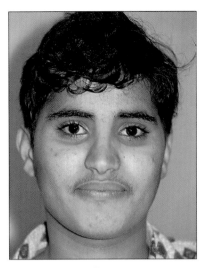 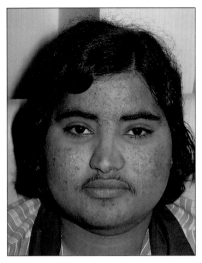

136 Síndrome de Cushing precoz yatrogénico. El efecto del tratamiento con corticosteroides a lo largo de ocho meses se ilustra en **137** y **138**.

137 Síndrome de Cushing yatrogénico (más tarde).

138 Síndrome de Cushing yatrogénico (todavía más tarde). Las características clínicas son ahora evidentes.

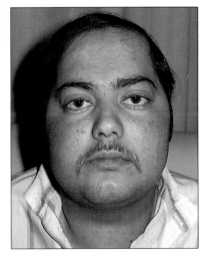

---

[18] El trabajo definitivo fue escrito en 1932 por Harvey W. Cushing.
[19] Review of Cushing's syndrome. *N. Eng. J. Med.*, 23 marzo 1995.

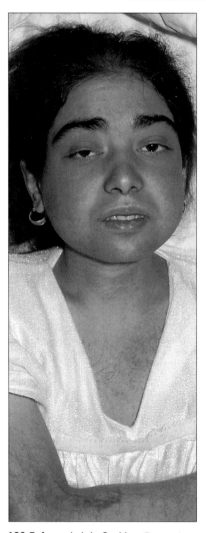

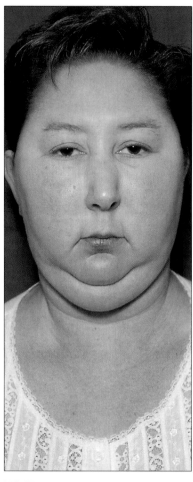

140 Síndrome de Cushing yatrogénico.
El síndrome era secundario en este caso a la
administración de prednisolona. Las
almohadillas grasas supraclaviculares son un
dato prominente.

139 Enfermedad de Cushing. Esta mujer
presentaba dificultad muscular, con debilidad
para levantarse del suelo, ligero hirsutismo
facial, estrías lívidas (*v.* **606**) en el brazo y
hematomas espontáneos, así como
aplastamiento vertebral por osteoporosis.

CARA DELGADA

La pérdida de grasa, músculo y líquido pueden contribuir al aspecto de delgadez. Un índice de masa corporal inferior a 19-20 kg/m² quizá refleje la moda femenina, pero cuando disminuye más deja de ser ya fisiológico. La pérdida de peso refleja un desequilibrio entre la ingesta y el consumo. La enfermedad puede conducir a pérdida de apetito y disminución de la ingesta mientras continúa el catabolismo. Así pues, la infección y la enfermedad maligna con mediadores inflamatorios anorexiantes provocan pérdida de peso, al igual que la restricción deliberada de alimentos en el paciente que padece anorexia nerviosa.

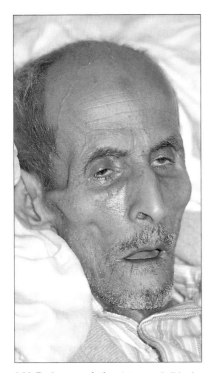 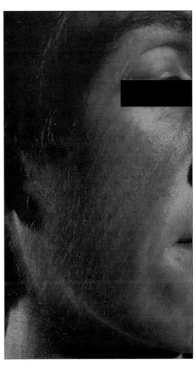

141 Facies caquéctica. Intensa pérdida de peso en un paciente con cáncer gástrico diseminado terminal. La anorexia agrava la situación. La debilidad y la letargia explican el desvanecimiento del «callo de rezador» en la frente, dado que el paciente estaba demasiado débil para levantarse al rezar.

142 Vello facial en la anorexia nerviosa. Anorexia nerviosa con disminución intensa de la ingesta calórica. Aumento típico del vello fino en las mejillas, con piel seca y fría.

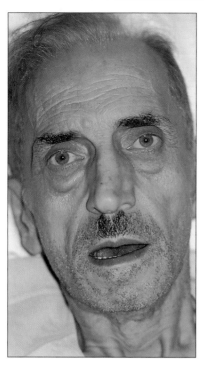

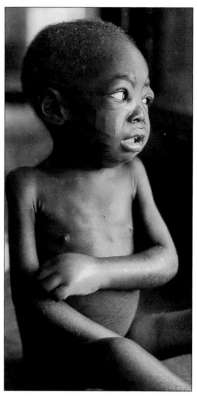

143 Delgadez, aspecto de enfermedad e ictericia. La apreciación de la salud y la enfermedad se basa en la observación de las partes componentes. La ictericia conjuntival, la deshidratación y la pérdida de peso intensa son datos que destacan en este paciente con carcinoma de páncreas.

144 Facies y habitus en el kwashiorkor[20]. El kwashiorkor es una enfermedad que afecta a individuos con nutrición inadecuada y que a menudo han tenido previamente una infección aguda. Las manifestaciones clínicas principales consisten en apatía, aspecto de tristeza y sufrimiento, edema y alteraciones cutáneas. Existen edema periorbitario e inflamación abdominal.

---

[20] Término ghanés que designa al niño desplazado o cambiado por otro: la enfermedad que contrae el bebé desposeído cuando nace el siguiente hijo y la madre deja de dar el pecho al anterior. El primer niño pierde su fuente de proteínas y sobrevive a base de hidratos de carbono. Por otra parte, la madre deja de cogerlo en brazos y queda al nivel del suelo, lo que aumenta el riesgo de infección.

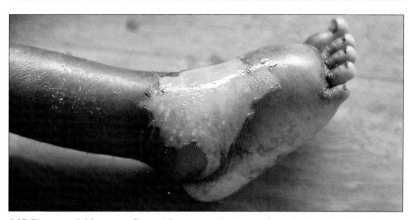

145 Pierna y piel (eccema fisurado) en un paciente con kwashiorkor. La piel se hace más oscura, seca y fina, con grietas similares a las de un cuadro antiguo, y se desprende dejando una mancha hipopigmentada. Estas lesiones se pueden encontrar en la desnutrición del adulto por cualquier causa.

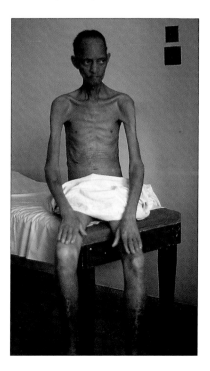

146 Desnutrición del adulto. Las alteraciones cutáneas en las piernas son similares a las del kwashiorkor.

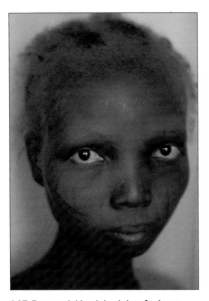

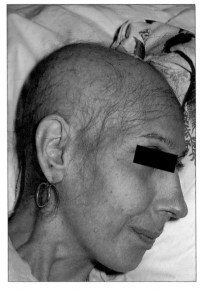

147 Desnutrición del adulto: facies y pelo. El pelo se vuelve fino, con pérdida del rizo y el color.

148 Alopecia de la enfermedad. Paciente con colitis ulcerosa grave. Cualquier enfermedad grave puede provocar efluvio telogénico.

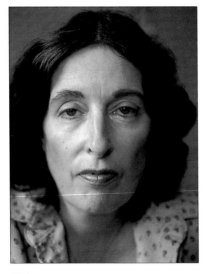

149 Distrofia miotónica. La cara delgada puede tener su origen en atrofia de los músculos faciales, maseteros, temporales y esternocleidomastoideos. Es posible la ptosis bilateral, así como la calvicie frontal en los varones.

SUDOROSO E IRRITABLE

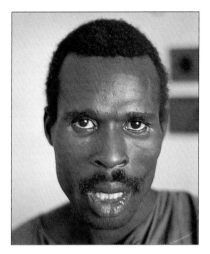

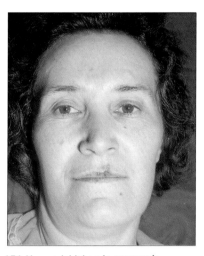

150 Paciente febril. Varón nigeriano con neumonía lobular y fiebre de 40 °C. Está caliente, sudoroso, con los ojos ligeramente hundidos y facies apática; tinte ictérico. La alteración de la función hepática es frecuente en la infección neumocócica, y todavía más en las infecciones por *Legionella*.

151 Herpes labial en la neumonía neumocócica. Esta mujer se está recuperando de una neumonía. La infección por herpes simple labial se observa hasta en el 30% de los casos. Es frecuente que acompañe a la fiebre.

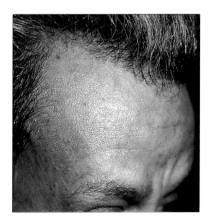

152 Hipoglucemia y sudoración en noviembre (Reino Unido). Puede considerarse normal que un paciente se enfade al tener que esperar y se muestre agresivo a la hora del almuerzo en una clínica ambulatoria, pero la sudoración copiosa en pleno invierno puede tener una causa médica. Las manos frías, pálidas y sudorosas, con pulso rápido, son datos típicos. ¡Este paciente diabético necesitaba comer!

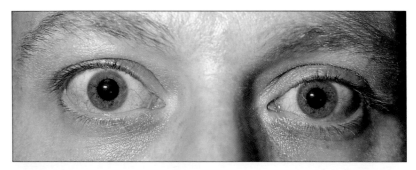

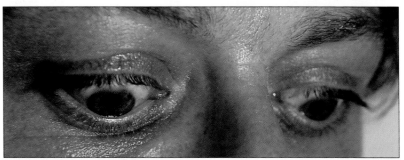

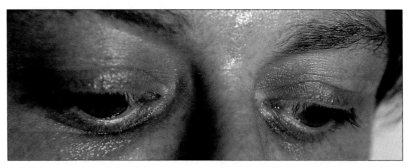

153 Retraso parpebral tirotóxico. «Mire mis dedos hacia arriba unos momentos y sígalos con la mirada conforme los bajo.» Este paciente y el de la figura **154** muestran el fenómeno de retraso parpebral: el párpado superior queda algo retrasado conforme el sujeto mira hacia abajo. En ambos casos existe retraso parpebral, pero el individuo con miotonía de la figura **154** no muestra otros signos que indiquen tirotoxicosis. «¿Puede existir otra causa, puesto que no hay más datos que el retraso del párpado?» En contraste, el varón de la figura **153** muestra piel sudorosa, inflamación periorbitaria y cierta inyección conjuntival, todo lo cual apoya el diagnóstico de tirotoxicosis. La presencia de un solo signo indica necesidad de buscar datos confirmatorios para apoyar la primera impresión.

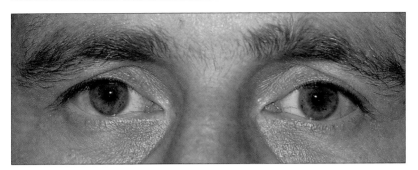

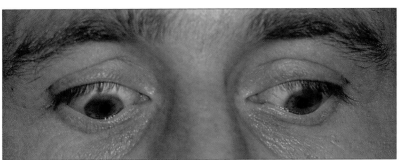

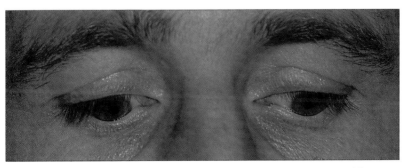

154 Retraso parpebral miotónico. El único signo de este paciente es el retraso del párpado, que se debe a miotonía: el músculo antes estimulado permanece contraído. El retraso de la relajación muscular se puede apreciar al estrechar la mano y quizá empeore con el frío y después del ejercicio. Los hijos de este paciente no podían nadar en el mar durante el invierno debido a la rigidez.

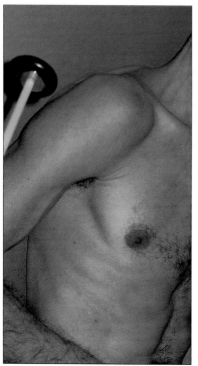

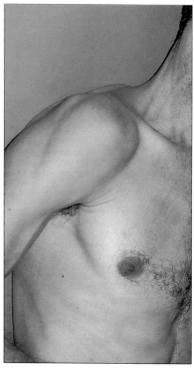

155 Miotonía después del golpe con el martillo de reflejos. El término «miotonía» describe la contracción mantenida del músculo después de cesar el esfuerzo o el estímulo. Se debe a un trastorno de la fibra muscular y se observa en la miotonía congénita (enfermedad de Thomsen[21]) sin adelgazamiento muscular o incluso con hipertrofia, en la distrofia miotónica con adelgazamiento y de forma prominente en la paramiotonía tras exposición al frío. Una variante de la miotonía congénita puede cursar con hipertermia maligna.

156 Miotonía después del golpe con el martillo de reflejos. Todas las formas de miotonía se heredan con carácter autosómico dominante. Este trastorno puede ser inducido por fármacos y aparecer como una complicación de la enfermedad de la motoneurona y de la polimiositis.

---

[21] Asmus Julius Thomas Thomsen, médico danés, 1815-1896; describió la enfermedad en sí mismo y en su familia. Thomsen J. Tonische Krämpfe in willkürlich bewegliche Muskein in Folge von ererbter psychischer Disposition (ataxia muscularis?). *Arch. Psychiat.* (Berlín), 1875-76, **6**, pp. 706-718.

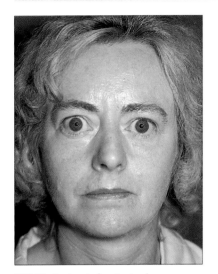

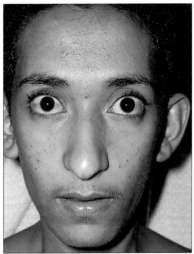

157 Tirotoxicosis (paciente de raza blanca). Excitación e intolerancia al calor por tirotoxicosis. La cara aparece tensa y sudorosa, con retracción parpebral y proptosis. Las anomalías son más marcadas en el ojo derecho que en el izquierdo y la esclerótica se ve por encima del iris derecho.

158 Tirotoxicosis en un árabe. Este joven muestra retracción parpebral simétrica bilateral, con escleróticas visibles por encima y por debajo de los iris. En las personas sanas, la esclerótica puede quedar descubierta por debajo del iris al fijar la mirada por encima del plano horizontal.

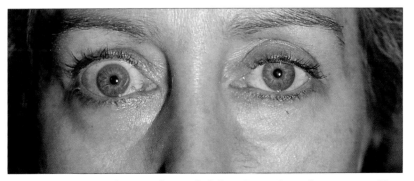

159 Tirotoxicosis con signos oculares asimétricos. Esta paciente afirma que su marido había advertido una ¡ptosis izquierda! En realidad existen proptosis y retracción parpebral en el lado derecho, de forma que se ve la esclerótica por encima del iris. En el ojo izquierdo, la esclerótica se ve justo por debajo del iris, lo que tiene poca importancia diagnóstica. Se ven vasos conjuntivales y la piel es brillante y caliente al tacto.

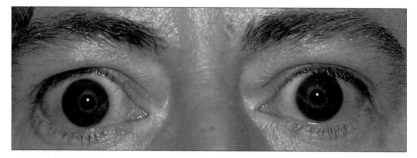

160 Mujer con tirotoxicosis. La enfermedad de esta paciente había conducido a pérdida de peso, excitación, retracción parpebral (mayor en el lado izquierdo) y piel sudorosa.

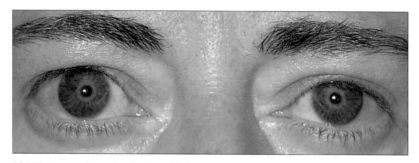

161 Mujer con tirotoxicosis después de la administración de carbimazol. La paciente de la figura **160** es ahora eutiroidea, tras dos semanas de tratamiento con carbimazol. Han disminuido la retracción parpebral y la excitación.

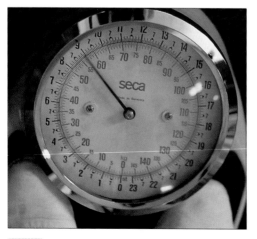

162 Signo de la báscula. El paciente se quejaba de ansiedad e insomnio. Los signos oculares menores estaban enmascarados por las gafas y se pasó por alto el significado del nerviosismo. Sin embargo, al ponerse de pie sobre la báscula, la aguja oscilaba y no permanecía inmóvil. ¡Finalmente se comprendió el significado de la oscilación fina y los datos de la historia! El sujeto sufría tirotoxicosis y las oscilaciones reflejaban el estado de gasto cardíaco alto. ¡La báscula había actuado como un balistocardiógrafo rudimentario!

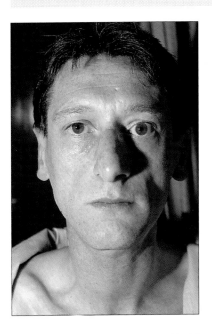

163 Varón con tirotoxicosis. Este paciente se quejaba de palpitaciones y pérdida de peso a pesar de comer bien. Aspecto delgado y sudoroso. Proptosis y retracción parpebral en el ojo derecho.

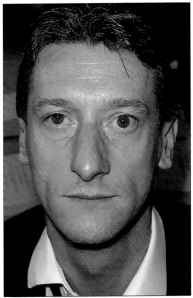

164 El mismo paciente después de la tiroidectomía. El sujeto de la figura **163** es ahora eutiroideo y ha recuperado el peso perdido. Los signos y la tensión oculares son menos marcados.

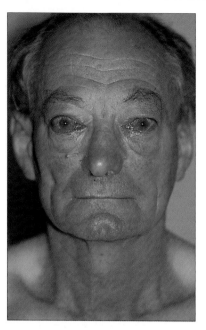

165 Oftalmopatía grave en la tirotoxicosis. En contra de lo habitual, este chófer perdió los nervios en un atasco de tráfico, por lo que su patrono lo mandó al médico. Presentaba signos oculares de enfermedad de Graves[22]: edema periorbitario, quemosis, inyección conjuntival y retracción parpebral. La proptosis es más marcada en el lado derecho; existe dificultad para cerrar el párpado derecho, con riesgo de lesión corneal secundaria (*v.* **166**). La proptosis está disimulada por la quemosis y la inyección vascular de la esclerótica, sobre todo en la región lateral cerca de la inserción del músculo recto externo.

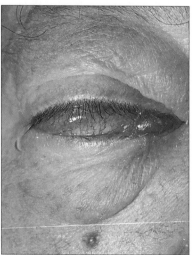

166 El ojo con proptosis no se cierra. El paciente de la figura **165** es incapaz de cerrar el ojo derecho. Por tanto, existe peligro de lesión corneal por sequedad de la córnea y falta de parpadeo.

[22] Robert James Graves, médico irlandés, 1795-1853. New observed affection of the thyroid gland in females. *Lond. Med. Surg. J.*, 1835, 516-17.

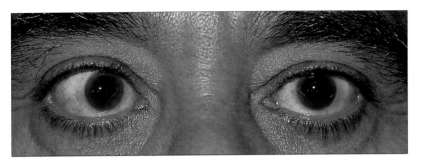

167 Afectación de la musculatura ocular en la enfermedad de Graves oftálmica.
Varón inicialmente eutiroideo con ligera proptosis derecha. Tenía anticuerpos antitiroides
positivos y aumento del nivel de hormona estimulante del tiroides. A lo largo de 12 meses
desarrolló hipotiroidismo y oftalmoplejía progresiva.

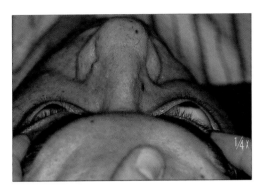

**168 Proptosis unilateral y
tomografía computarizada de
las órbitas.** La ligera proptosis
derecha se aprecia mejor desde
arriba, y los músculos oculares
tumefactos se distinguen en la
TC. La tumefacción del contenido
orbitario puede conducir a
compresión del nervio óptico,
sobre todo cuando no existe
protrusión descompresora.

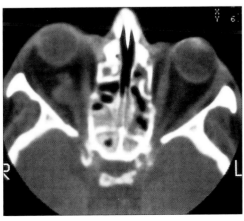

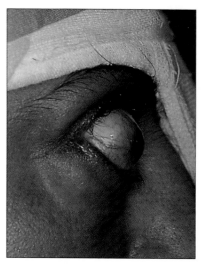

169 Exoftalmos maligno: imagen lateral.
La protrusión del ojo hace que el párpado superior no pueda barrer la córnea, lo que conduce a sequedad y riesgo de lesión corneal. Se ha realizado una tarsorrafia lateral para proteger la córnea izquierda. La tumefacción progresiva del contenido orbitario puede provocar lesión del nervio óptico y pérdida visual.

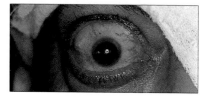

170 Exoftalmos maligno: vista frontal.

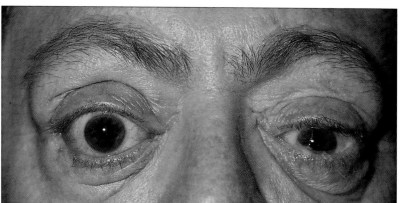

171 Exoftalmos maligno tratado. Unas visitas en Egipto a lugares arqueológicos donde había mucho polvo se interrumpieron por dolor e irritación en el ojo izquierdo. El paciente usaba gafas oscuras y se las quitó para mostrar estos signos. Se aprecian edema periorbitario, inyección conjuntival, retracción parpebral y proptosis en el lado derecho, desplazamiento inferior del globo ocular izquierdo y lo que parece ser un exudado. ¿Es una enfermedad de Graves oftálmica aguda o un proceso crónico reagudizado? Si se examinan las partes laterales de las aberturas oculares, se ven cicatrices de antiguas tarsorrafias bilaterales, por lo que el problema es antiguo. Además, las cicatrices en las cejas reflejan operaciones de descompresión orbitaria. Éste es un caso de enfermedad ocular maligna crónica tratada, y el parpadeo defectuoso en un ambiente polvoriento ha provocado abrasión corneal. El «exudado» es en realidad un resto de la fluoresceína usada para detectar la lesión epitelial.

ASIMETRÍA DEL MOVIMIENTO

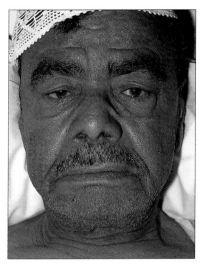

172 Parálisis facial tipo motoneurona superior en reposo. La debilidad afecta predominantemente a la región inferior de la cara, debido a que la frente tiene inervación bilateral. La lesión está situada por encima del núcleo facial. Hemiplejía derecha ligera a consecuencia de un ictus. Sólo se observa un discreto descenso de la comisura bucal derecha. El paciente presenta anillo corneal.

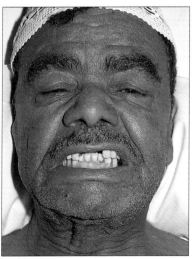

173 Parálisis facial tipo motoneurona superior: «Enseñe los dientes»[23]. Cuando se pide al paciente que enseñe los dientes, mueve los dos lados de la boca, pero menos el derecho.

---

[23] Los dientes pueden proceder de Dios, del gobierno o del mercado, así que el paciente quizá se los quite para enseñárselos a usted. ¡Cuando pida al paciente que enseñe los dientes, haga el movimiento que quiere usted que realice él!

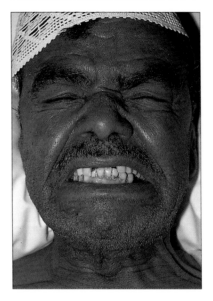

174 Parálisis facial tipo motoneurona superior: «Enseñe los dientes.» «Hágalo con más fuerza.» Para mostrar la acción universal del músculo cutáneo del cuello (platisma). Cuando se le pide que enseñe los dientes con más fuerza, al mismo tiempo que cierra los ojos, este hombre demuestra ausencia de parálisis facial superior, mínima parálisis de la región inferior derecha de la cara y parálisis del músculo cutáneo del cuello (platisma) derecho. El músculo cutáneo del cuello está actuando en el lado izquierdo, pero no en el derecho.

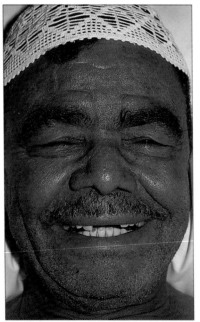

175 Parálisis facial tipo motoneurona superior: efecto de la emoción y la sonrisa. La atención y el pedirle que silbe hacen que este hombre sonría, y el acto emocional provoca un movimiento mucho más normal de la boca. El movimiento del lado afectado puede ser exagerado, lo cual es una característica específica de la lesión tipo motoneurona superior. En esta situación cualquier hemiplejía que aparezca será del mismo lado y la presencia de hemianopia indicará una lesión hemisférica.

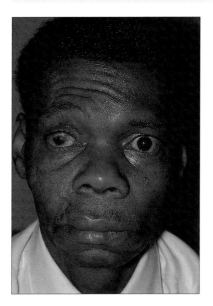

176 Parálisis tipo motoneurona inferior en reposo. Existe parálisis fláccida de todos los músculos del lado izquierdo de la cara. La parte superior muestra paresia y la frente no se frunce al levantar las cejas. La fisura parpebral está ampliada y la ceja caída, y existe pérdida del pliegue nasolabial. Están afectadas las partes tanto superior como inferior de la cara y la paresia afecta a los movimientos voluntarios y emocionales.

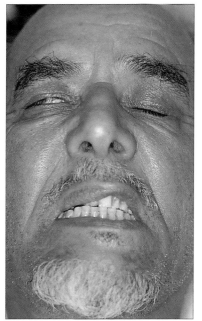

177 Parálisis facial tipo motoneurona inferior: «Enseñe los dientes y cierre los ojos.» El párpado permanece abierto y el globo ocular gira hacia arriba. Éste es el fenómeno de Bell[24].

[24] Sir Charles Bell, 1774-1842. On the nerves; giving an account of some experiments on their structure and functions, which lead to a new arrangement of the system. *Philos. Tr. Roy. Soc.* (Londres), 1821, **111**; 398-424.

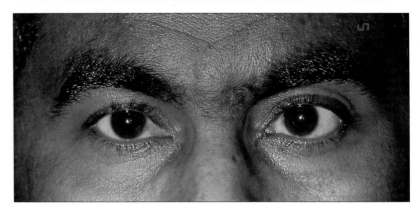

178 Parálisis facial tipo motoneurona inferior: de Bell. Las paresias leves pueden pasarse por alto. La debilidad de la cara izquierda no es obvia, pero la fisura parpebral está ensanchada.

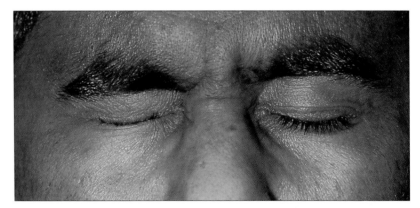

179 Parálisis facial tipo motoneurona inferior: «Cierre los ojos con fuerza.» Esta maniobra revela una parálisis de Bell ligera. Obsérvese la diferencia de longitud de las pestañas visibles en el lado afectado. Téngase en cuenta la pérdida de parpadeo espontáneo en el lado afectado. La lesión puede radicar en cualquier lugar desde el núcleo pontino hacia la periferia: si se asocia a parálisis del sexto par asienta en el puente; si hay parálisis del quinto y octavo par se encuentra en el ángulo pontocerebeloso; si la audición está distorsionada por pérdida de reducción de ganancia automática por parálisis del músculo del estribo, que atenúa los ruidos intensos, y existe afectación del gusto, la lesión radica entre el tronco del encéfalo y la cuerda del tímpano. Deben buscarse vesículas herpéticas en la oreja (*v.* **277**): el herpes zóster con afectación del ganglio geniculado produce el síndrome de Ramsay Hunt[25].

---

[25] Ramsay Hunt J. On herpetic inflammation of the geniculate ganglion. A new syndrome and its complications. *J. Nerv. Ment. Dis.*, 1907, **34**: 73-6.

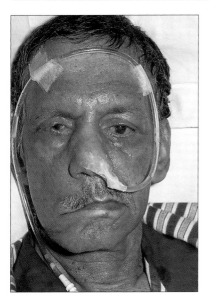

180 Parálisis facial tipo motoneurona inferior y sordera. Este varón con neurinoma del acústico en el ángulo pontocerebeloso presenta parálisis facial tipo motoneurona inferior (por afectación del séptimo par craneal), anestesia corneal con necesidad de tarsorrafia para proteger el ojo (por afectación del quinto par) y sordera del oído derecho (por afectación del octavo par).

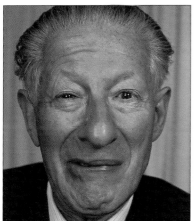

181 Parálisis facial bilateral tipo motoneurona inferior: «Cierre los ojos y enseñe los dientes.» Puede pasarse por alto debido a la simetría, incluso de los movimientos intentados. Pero la parálisis emocional conduce a facies de máscara (*v.* **189**), que se transforma al sonreír.

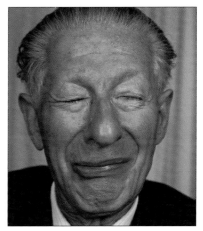

182 Parálisis facial tipo motoneurona inferior: «¡Inténtelo con más fuerza!» La sonrisa es aún muy débil. Comparar estas pestañas con las de la figura **179**. Se puede encontrar parálisis bilateral en casos de polineuritis infecciosa, atrofia muscular progresiva y sarcoidosis. Excluir miastenia.

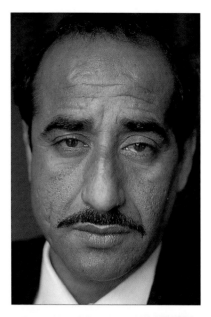

183 Parálisis motora del trigémino (quinto par craneal) con atrofia del masetero y el temporal. Este paciente tiene un neurinoma del trigémino con parálisis completa del nervio. Presenta atrofia de la fosa temporal y la mejilla causada por la lesión de la motoneurona inferior, que afecta a los músculos temporal, masetero y pterigoideo (*v.* **184**). Obsérvese la ligera inyección conjuntival en el lado izquierdo, donde falta el reflejo corneal.

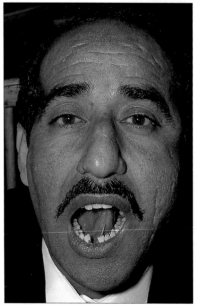

184 Parálisis motora del trigémino (quinto par craneal): «Abra la boca.» La mandíbula se desvía hacia el lado sano al abrir la boca, debido a que los músculos pterigoideos de ese lado no tienen oposición.

DEBILIDAD, HIPERTONÍA Y ESPASMO

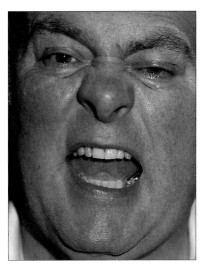

185 Fatiga facial. Este hombre —al que le gustaba mucho la carne— tenía que ayudar con la mano al movimiento de la mandíbula inferior para masticar un bistec. Se le pidió que mantuviese la mirada en el techo todo el tiempo posible; al cansarse presentó ptosis bilateral. El esfuerzo para sonreír muestra la «mueca miasténica».

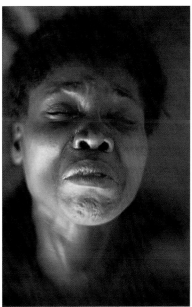

186 Risa sardónica. Al final de la noche sonó un portazo en el departamento de urgencias de un hospital nigeriano y esta mujer desarrolló rigidez (*v.* **516**). Las alas nasales, los músculos de las comisuras bucales y los elevadores de las cejas, así como el cutáneo del cuello y los esternocleidomastoideos están contraídos en una sonrisa fija. Se trata de un espasmo tetánico intenso. La sonrisa fija se puede observar también en la intoxicación por estricnina, como una manifestación histérica y en los fingidores.

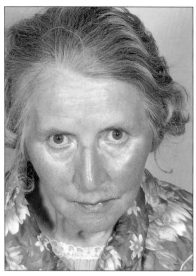

187 Cara inmóvil. La cara carece de expresión y no refleja la actividad interior. El cuello está flexionado, con los esternocleidomastoideos contraídos. La cara aparece sudorosa y grasa, el parpadeo es mínimo y la expresión es de sorpresa. La parálisis emocional bilateral, que frecuentemente se transforma con una sonrisa, es típica de la enfermedad de Parkinson[26] (parálisis agitante) y de la parálisis seudobulbar.

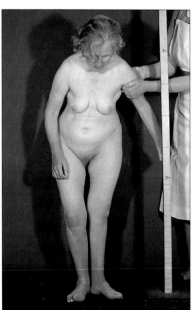

188 Enfermedad de Parkinson (postura corporal). La escasez de movimientos y el balanceo restringido se manifiestan en la marcha arrastrando los pies: la cabeza flexionada, el cuerpo inclinado hacia adelante y rígido y los brazos aducidos y sin balanceo espontáneo al caminar. Una vez iniciada, la velocidad de la marcha aumenta progresivamente hasta que la paciente parece correr (marcha festinante, del latín *festinare*, darse prisa). Al girarse para tomar asiento, el movimiento se realiza con el cuerpo en bloque.

---

[26] Sir James Parkinson, 1755-1824. An essay on the shaking palsy. Whittingham and Rowland, Londres, 1817.

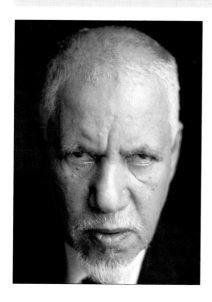

189 Varón con enfermedad de Parkinson («almohada invisible»). Las manifestaciones cardinales de la enfermedad de Parkinson son temblor, rigidez y acinesia. La inmovilidad de la musculatura facial conduce a una facies fija e inexpresiva, carente de emoción. Este paciente babeaba en exceso y le costaba trabajo deglutir. Tiene la cabeza inclinada hacia adelante, como si estuviese apoyada en una almohada, de forma que tenía que girar los ojos hacia arriba para mirar a la cámara. Este hecho la diferencia de una crisis oculogira, en la que la mirada se encuentra fija hacia arriba, y que puede aparecer en la enfermedad de Parkinson posencefalítica, la toxicidad por fenotiacina, la histeria y el hipoparatiroidismo.

COMPONENTES DE LA CARA

Ojos

Al considerar los ojos se incluyen las cejas y la piel adyacentes, los párpados y las órbitas, además del propio ojo (conjuntiva, esclerótica, córnea, iris, pupila y fondo).

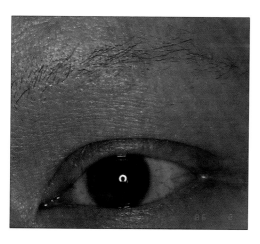

190 Alopecia areata de cejas y pestañas. Se pueden ver pelos rotos «en signo de admiración» en las cejas y las pestañas. El cuero cabelludo constituye la localización habitual (*v.* **98**), pero los varones pueden presentar manchas en la barba o las cejas. La pérdida de cejas se puede deber a trastorno endocrino (p. ej., hipotiroidismo, *v.* **133**), infecciones (p. ej., lepra lepromatosa. *v.* **121**), depilación cosmética (*v.* **237**) o enfermedad del folículo piloso.

PTOSIS[27]

La ptosis se puede deber a enfermedad del músculo, de la placa terminal nerviosa motora o de los nervios craneales y simpáticos, con afectación de las fibras lisas o estriadas del músculo elevador del párpado superior. Puede ser unilateral o bilateral. Cuando es unilateral se puede tratar de una ptosis parcial, observada **en relación** con el lado no afectado; el diagnóstico más probable en este caso es el de síndrome de Horner[28]. Si la ptosis es **absoluta**, sin necesidad de comparar con el otro ojo, la primera elección diagnóstica es la parálisis del tercer par craneal. Antes de decidir se debe examinar el tamaño de la pupila y buscar la presencia de estrabismo. Otras causas pueden ser unilaterales o bilaterales y se diferenciarán por el contexto clínico. La ptosis tabética es bilateral. Se puede intentar un diagnóstico provisional inicial.

¿Es la ptosis:
- unilateral o bilateral?
- relativa o absoluta?[29]

La ptosis unilateral puede ser congénita o deberse a miastenia, traumatismo o cirugía. Como alternativa, quizá se trate de una «seudoptosis» (*v.* **207**).

La ptosis bilateral puede ser congénita o deberse a miastenia, miopatía, distrofia miotónica, tabes dorsal o síndrome de Horner bilateral.

Si existe hiperactividad del músculo frontal, debe determinarse en qué lado. Si la ptosis es funcional, la hiperactividad afectará al lado opuesto al de la ptosis.

---

[27] Griego: caído o prolapsado.

[28] Johann Friedrich Horner, 1831-1886. Uber eine form von Ptosis. *Klin. Mbl. Augen-heilk*, 1869, **7**: 193-8. Claude Bernard describió este síndrome en 1862.

[29] Esta terminología *puede* ser útil para el diagnóstico. **Relativa** implica que la decisión se basa en la comparación con el otro lado, y **absoluta** quiere decir que la ptosis es obvia aunque sólo se observe un ojo. La ptosis del síndrome de Horner es relativa y la de la parálisis del tercer par suele ser absoluta. **Parcial o completa** son términos alternativos, pero pueden no serlo si se piensa que la ptosis es completa y el ojo está cerrado. Observar el limbo del iris: puede ser apenas visible (*v.* **211**), y confirmar la desviación hacia abajo y afuera: es necesario un examen cuidadoso. Algunas causas tienden menos a producir ptosis absoluta/completa que relativa/parcial. La ptosis absoluta puede ser congénita, miopática o miasténica; la unilateral se suele deber a parálisis del tercer par, pero puede tener su origen en alguna de las causas anteriores. La ptosis unilateral relativa se suele deber a síndrome de Horner. La ptosis parcial bilateral también puede ser tabética, pero quizá tenga su origen en un síndrome de Horner bilateral.

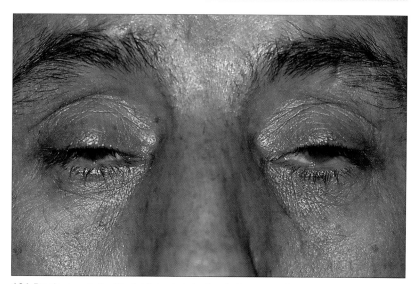

191 Ptosis congénita. Ptosis bilateral obvia. Pero la forma congénita también puede ser unilateral.

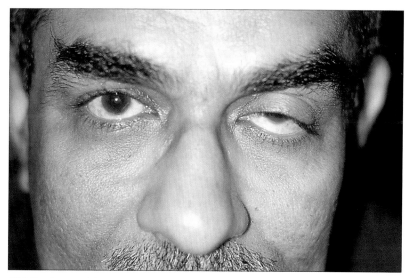

192 Ptosis congénita unilateral. Se puede excluir la parálisis del tercer par, puesto que el ojo no está desviado.

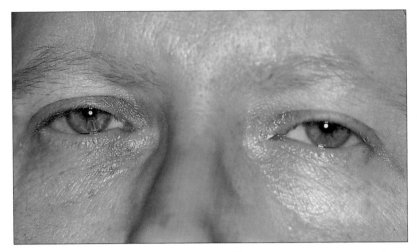

193 Tabes dorsal y pupilas de Argyll Robertson[30]. La ptosis bilateral se puede asociar a hiperactividad del músculo frontal, lo que produce un aspecto de sorpresa. Las pupilas son pequeñas e irregulares (*v.* **245**).

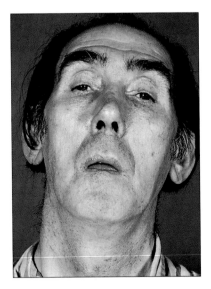

194 Distrofia miotónica y ptosis bilateral. Fruncimiento de la frente, facies miopática con atrofia de la musculatura facial y boca caída. El paciente tiene que extender el cuello para ver por debajo de los párpados. Los músculos del cuello son finos. Existía miotonía (*v.* **155**).

---

[30] Douglas Moray Cooper Lamb Argyll Robertson, 1837-1909. Robertson, A. On an interesting series of eye symptoms in a case of spinal disease, with remarks on the action of belladonna on the iris. *Edin. Med. J.*, 1868, **14**: 696-708.

MIASTENIA GRAVE

La miastenia grave se caracteriza por ptosis unilateral o bilateral variable, que puede aparecer sola o asociada a debilidad de otros pares craneales.

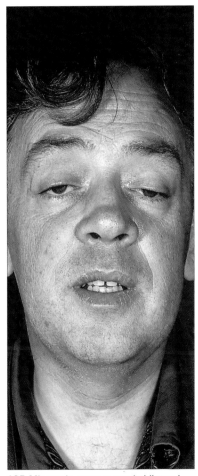 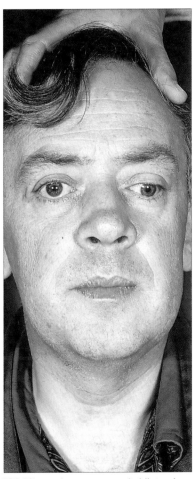

195 Miastenia grave y ptosis bilateral.
Hiperactividad ligera del frontal y paresia de la boca, acompañadas de diplopía después de permanecer mucho tiempo mirando hacia arriba.

196 Miastenia grave y ptosis bilateral después de la inyección de edrofonio.
Mejoró la ptosis pero persistió la paresia del tercer par craneal (desviación del ojo hacia abajo y afuera).

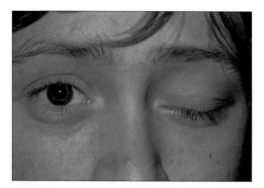

197 Miastenia grave y ptosis unilateral. La lógica no funciona: la ptosis unilateral es frecuente en la miastenia grave. Antes de la inyección de edrofonio existe ptosis absoluta, pero no totalmente completa. El iris se ve en la fisura, el limbo está desviado hacia el lado y la protrusión corneal aparece deprimida.

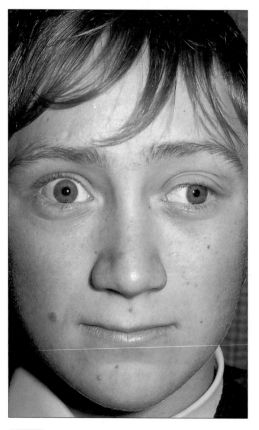

198 Miastenia grave después de la inyección de cloruro de edrofonio. Se observa una debilidad residual del tercer par.

EL EFECTO DE LA FATIGA EN LA MIASTENIA GRAVE ES CARACTERÍSTICO

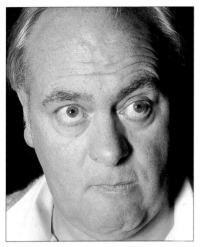

199 Miastenia grave 1: «Mire hacia arriba.»

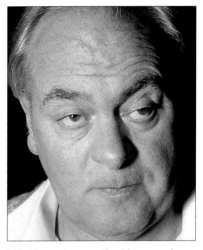

200 Miastenia grave 2: «Mantenga la mirada hacia arriba.» Aparece ptosis y disminuye la hiperactividad del frontal.

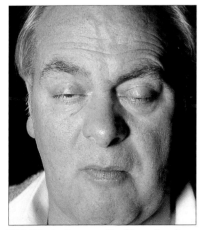

201 Miastenia grave 3: «Siga mirando hacia arriba.» La ptosis se hace más marcada y los pliegues frontales disminuyen al aumentar la fatiga. No es posible mantener la mirada hacia arriba.

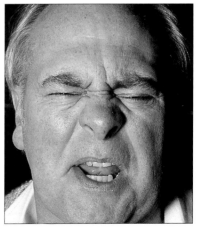

202 Miastenia grave 4: «Ahora... enseñe los dientes y cierre los ojos.» Finalmente, la debilidad produce la mueca característica con imposibilidad de enterrar las pestañas.

SÍNDROME DE HORNER

El síndrome de Horner se caracteriza por ptosis relativa debida a una lesión de la inervación simpática del ojo. Consiste en:

- Ptosis parcial por parálisis del músculo liso del músculo elevador del párpado superior.
- Enoftalmos (siempre mencionado y difícil de ver).
- Pupila pequeña regular por pérdida de inervación del dilatador de la pupila.
- Ausencia de sudoración en la cara si la lesión radica debajo de la bifurcación de la arteria carótida, donde se separan las fibras relacionadas con la producción de sudor.

Las fibras simpáticas discurren caudalmente desde el núcleo, a través del tronco del encéfalo hasta la médula espinal, y salen en D1. Ascienden con la arteria carótida por el conducto carotídeo y alcanzan el ojo a través del nervio ciliar largo. Así, la lesión puede radicar dentro del cerebro (p. ej., hemorragia), dentro de la médula espinal (p. ej., tumor) o en la periferia (p. ej., tumores o traumatismos de la cadena simpática en su curso en sentido craneal con la arteria carótida a través del conducto carotídeo hasta el sifón para unirse al nervio del dilatador de la pupila). Las figuras **203-209** muestran ejemplos de síndrome de Horner debido a cuatro causas diferentes, todas ellas deducibles por el contexto clínico o los signos. (¡Pero usted sólo verá lo que le hayan enseñado a ver!)

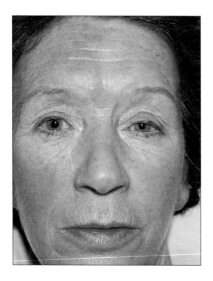

203 Síndrome de Horner y dolor irradiado en el brazo izquierdo. Esta paciente era una fumadora importante. Presentaba atrofia de los músculos pequeños de la mano, ptosis izquierda y pupila pequeña. La radiografía de tórax reveló un carcinoma apical izquierdo (un tumor de Pancoast[31] de la cisura superior).

---

[31] Henry Khunrath Pancoast, radiólogo, 1875-1939. Superior pulmonary sulcus tumour. *J.A.M.A.*, 1932, **99**: 1391-96. Precedido por su colega clínico W. Freeman. Endothelioma of pleura simulating spinal cord tumour. *Int. Clin. Ser.*, 1921, **31(4)**: 159-66. Pancoast fue el radiólogo en el primer caso, pero pasó por alto el diagnóstico.

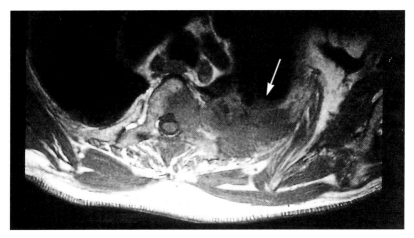

204 Resonancia magnética que muestra un tumor de Pancoast en el pulmón. La neoplasia pulmonar ha invadido la costilla y el cuerpo vertebral, y afecta a la primera raíz dorsal y la cadena simpática.

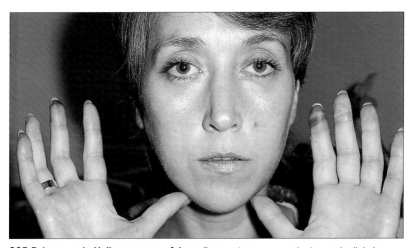

205 Peluquera de Holloway con cefaleas. Esta paciente presentaba isquemia digital bilateral, más intensa en el lado izquierdo, ptosis izquierda y una pupila pequeña. El párpado superior llega a la pupila tangencialmente en ambos lados y existe hiperactividad del frontal izquierdo. El diagnóstico diferencial incluye migraña, que puede conducir a ptosis e ingesta excesiva de ergotamina con espasmo arterial, y una lesión de la médula como la siringomielia, que puede conducir a ptosis y quemaduras. La paciente sufría de hecho enfermedad de Raynaud grave con isquemia digital. Se hizo una simpatectomía en el lado más afectado.

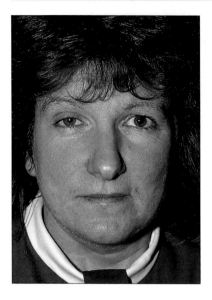

206 Enfermera con ptosis relativa y pupila pequeña. Existe una cicatriz de tiroidectomía apenas visible en el cuello. El síndrome de Horner se debe a lesión quirúrgica de la cadena simpática.

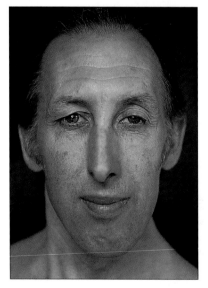

207 Seudoptosis derecha[32] y asimetría facial evidente. Este paciente se presentó con ronquera por parálisis del vago. El párpado superior derecho laxo simula ptosis, pero existe una ptosis izquierda y la flaccidez es compensada por la ligera hiperactividad frontal. No se ve la pupila, pero no existen otros signos, y es probable que se trate de un síndrome de Horner. La asimetría facial se debe a la atrofia marcada del esternocleidomastoideo izquierdo por lesión tipo motoneurona inferior del nervio espinal. El nivel se puede deducir: en la base del cráneo, el nervio espinal pasa a través del agujero yugular (rasgado posterior), cerca del conducto del hipogloso (agujero condíleo anterior), para el duodécimo par craneal y del conducto carotídeo por delante. Este hombre tiene un síndrome del agujero yugular (rasgado posterior). También se puede afectar el nervio hipogloso, por lo que se debe examinar la boca (*v.* **208**).

---

[32] La ptosis aparente o seudoptosis se puede deber a flaccidez del párpado superior o a retracción palpebral en el otro lado, lo que hace que el párpado normal parezca ptósico.

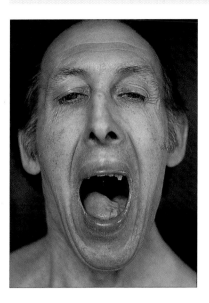

208 Síndrome de Horner: «Abra la boca.» Atrofia de la mitad izquierda de la lengua por lesión del par XII tipo motoneurona inferior. La lesión debe estar en la base del cráneo puesto que ha afectado al par XII.

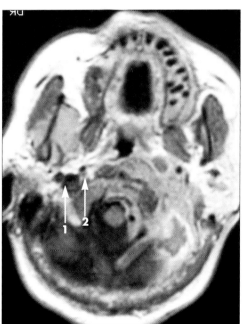

209 Resonancia magnética de la base del cráneo que muestra un tumor en el agujero yugular (rasgado posterior). La cabeza no está recta, puesto que los dientes aparecen cortados oblicuamente. El tumor en la base del cráneo rodea al agujero yugular, por el que pasan los nervios glosofaríngeo, vago y espinal, y al conducto del hipogloso (agujero condíleo anterior), y se extiende en el cráneo. Es frecuente la afectación simultánea de los cuatro pares craneales inferiores.
(1 = conducto carotídeo; 2 = agujero yugular).

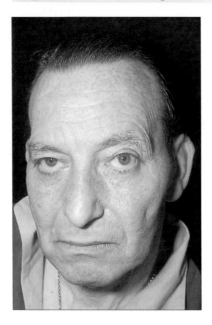

210 Ptosis funcional. El paciente se queja de caída del párpado derecho. Las pupilas son normales y se aprecia hiperactividad frontal en el lado opuesto a la ptosis, lo que plantea la posibilidad de ptosis funcional, puesto que resulta difícil simular una ptosis sin cierta elevación de la ceja opuesta. Es posible que exista espasmo del orbicular de los párpados en el lado afectado.

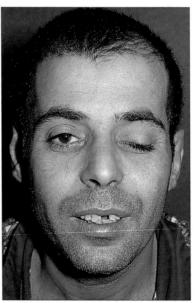

211 Ptosis unilateral. Se trata de una ptosis evidente, por lo que puede ser congénita, miopática o debida a lesión del tercer par. La ptosis es «completa», pero el ojo no está totalmente cerrado: se ve la esclerótica entre los párpados, donde debería estar el iris oscuro. El ojo aparece desviado, por lo que la ptosis se debe a una lesión del tercer par.

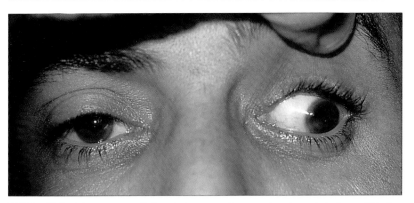

212 Parálisis del tercer par. El diagnóstico se confirma en el paciente de la figura **211** al elevar el párpado (parálisis debida a pérdida de inervación motora del elevador del párpado superior), lo que demuestra el desplazamiento del ojo hacia abajo y afuera. El tercer par tiene un curso intracraneal largo: desde el núcleo a través del mesencéfalo, para salir entre los pedúnculos, pasar al seno cavernoso y llegar por último a la órbita; la diabetes mellitus puede ser una causa de parálisis aislada. Si se recuerda el curso, resulta más fácil evaluar las patologías posibles en cada sección. La pupila es más grande que la del otro lado y no responde a la luz debido a pérdida de inervación constrictora parasimpática. La desviación hacia abajo se debe al efecto del músculo oblicuo superior sin oposición, que está inervado por el cuarto par craneal. La desviación hacia afuera está causada por la acción sin oposición del recto externo (sexto par o motor ocular externo).

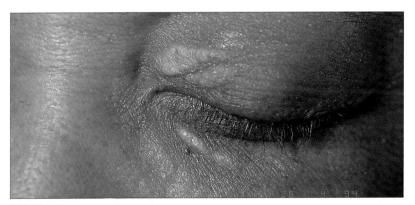

213 Párpado con xantelasma. La placa amarillenta está formada por lípidos depositados en la piel. El xantelasma se puede encontrar en la hipercolesterolemia familiar a edad joven, aunque falta con frecuencia. También se puede ver en casos de hipercolesterolemia poligénica, enfermedad hepática e hipotiroidismo, así como en sujetos de mediana edad con colesterol normal. Constituye un signo de poco valor.

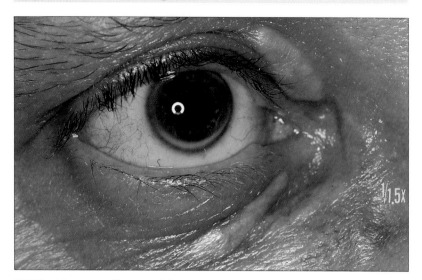

214 Xantelasma y anillo corneal. Este paciente tiene un colesterol sérico de 5,4 mmol/l. El anillo corneal se debe a depósito de lípidos y puede ser parcial o completo. Se encuentra con más frecuencia en la hipercolesterolemia familiar a edad joven, y en sujetos mayores posee poco significado. Tiene más valor como un aviso para revisar los factores de riesgo de enfermedad coronaria.

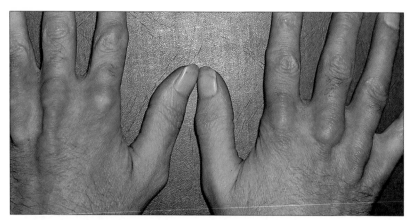

215 Xantomas tendinosos. Parecen nódulos óseos debido a su carácter fibroso. Se observan también en la inserción del tendón rotuliano en la espina de la tibia y en el tendón de Aquiles. Son el dato característico de la hipercolesterolemia familiar, que se hereda con carácter dominante y conduce a niveles séricos de colesterol de 9 a 11 mmol/l. La frecuencia de heterocigotos en el Reino Unido es de 1:500. Muchas veces no existe anillo corneal.

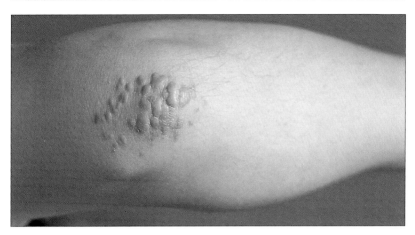

216 Xantomas eruptivos en el codo (*v.* 795a). El depósito cutáneo de lípidos (xantoma tuberoso) se puede ver en homocigotos con hipercolesterolemia familiar y se localiza en las nalgas y las palmas de las manos. También existe afectación articular.

OJO ROJO

El enrojecimiento ocular se puede deber a causas locales o sistémicas.

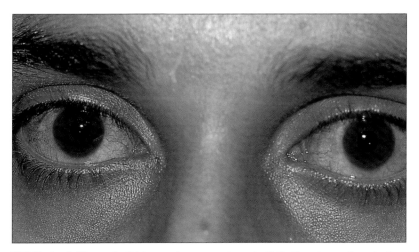

217 Conjuntivitis aguda. Existen muchas causas de conjuntivitis. En este caso la conjuntiva aparece inflamada, con un anillo pálido en la unión corneal. No existen dolor ni fotofobia. La visión no está afectada.

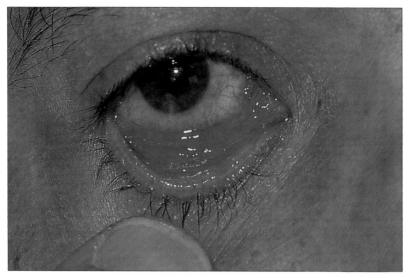

218 Quemosis. La inflamación puede conducir a edema de la conjuntiva. Eso sucede con frecuencia en la enfermedad ocular tiroidea.

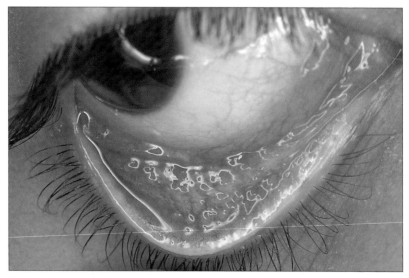

219 Catarro vernal. Constituye una manifestación de la conjuntivitis alérgica estacional.

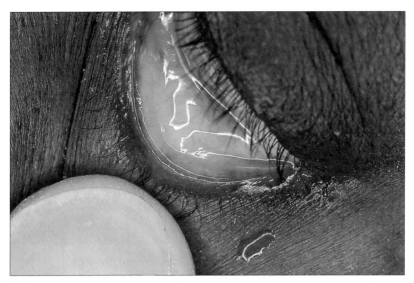

220 La conjuntiva como una escala de anemia. Conjuntiva de un varón afrocaribeño anémico. El lecho capilar ungueal del examinador sirve como control.

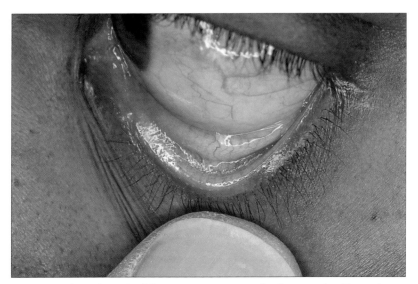

221 Varón afrocaribeño de piel menos oscura con conjuntivas rosadas. Este paciente no tiene anemia. El lecho capilar ungueal del examinador sirve como control.

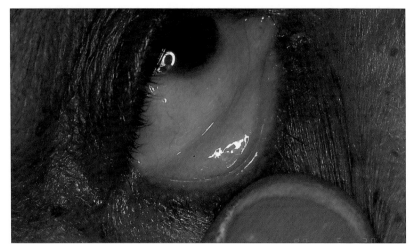

222 Palidez conjuntival. Puede indicar anemia. Esta mujer india padece leucemia. Comparar con el lecho capilar ungueal de control.

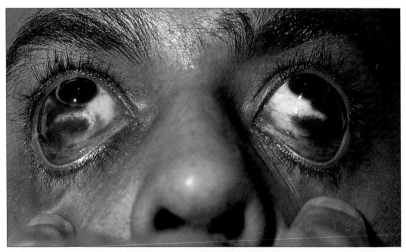

223 Hemorragias subconjuntivales bilaterales. Se pueden producir de forma espontánea en personas sanas, pero pueden seguir a tos prolongada, vómitos o asfixia. También se asocian al tratamiento trombolítico y a las discrasias sanguíneas.

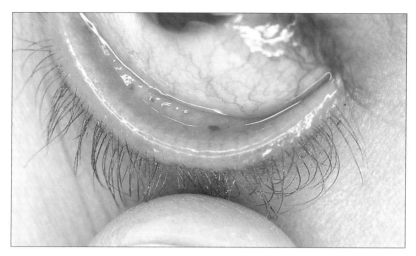

224 Hemorragia conjuntival. Un pequeño émbolo por endocarditis bacteriana se ha alojado en los vasos conjuntivales a nivel de fondo de saco conjuntival (fónix) inferior. La hemorragia anormal es frecuente en los vasos conjuntivales carentes de soporte.

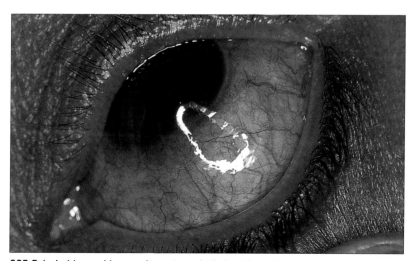

225 Episcleritis en el lupus eritematoso sistémico. Enrojecimiento marcado en el área límbica interna; los vasos dilatados están situados entre la conjuntiva y la esclerótica. No existe exudado. De modo habitual, la episcleritis es segmentaria, con afectación de uno o dos cuadrantes, y muchas veces se asocia con artritis reumatoide, enfermedad del colágeno y enfermedad de Reiter. Puede ser dolorosa pero no afecta a la visión.

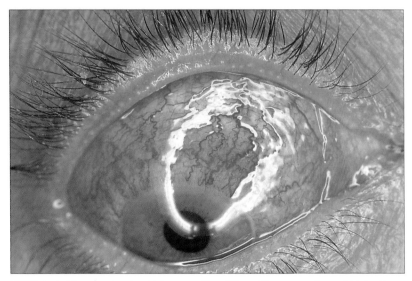

226 Episcleritis espectacular. Mujer con policondritis recidivante que desarrolló irritación y enrojecimiento de ojos, orejas y nariz.

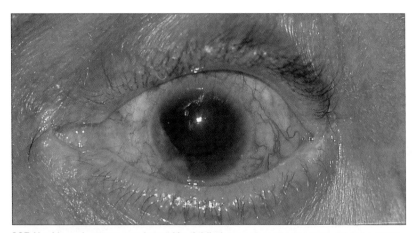

227 Uveítis y glaucoma con inyección del limbo. La inyección alrededor del limbo forma parte del cuadro clínico de la uveítis. En la iritis existen dolor, fotofobia y visión borrosa. La uveítis se puede asociar a enfermedades sistémicas; infecciones crónicas como sífilis, enfermedad de Lyme y tuberculosis; enfermedades parasitarias como toxoplasmosis; enfermedad granulomatosa crónica como sarcoidosis; enfermedad intestinal inflamatoria crónica, y enfermedades del colágeno como espondilitis anquilosante.

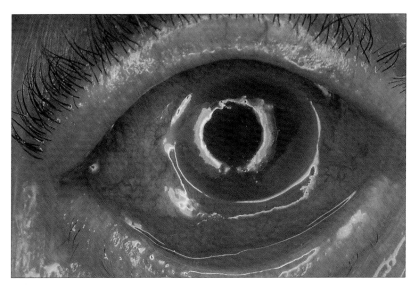

228 Glaucoma absoluto. Resultado final del glaucoma agudo no tratado, que conduce a pérdida de visión.

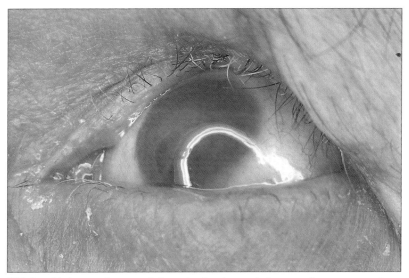

229 Opacidad corneal por crecimiento hacia adentro de las pestañas y tracoma. Las cicatrices del párpado superior por tracoma conducen a incarceración de las pestañas.

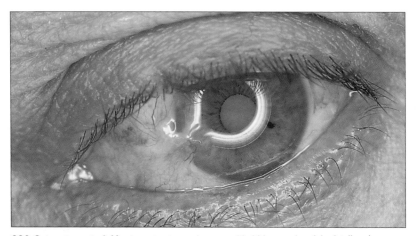

230 Catarata y pterigión. La catarata produce opacidad blanquecina del cristalino. Las cataratas iniciales pueden resultar menos obvias y verse con la lente de +12 dioptrías del oftalmoscopio, por ejemplo las cataratas polares centrales. Las cataratas pueden ser congénitas, debidas a edad avanzada, secundarias a traumatismos físicos o por radiación ionizante, y aparecer como una complicación de la diabetes mellitus, la hipocalcemia y el tratamiento con corticoides locales o sistémicos. El pterigión es un ramillete de vasos y tejido fibroso que se extiende sobre el ojo; tiene carácter benigno y sólo tiene importancia si invade la córnea y altera la visión.

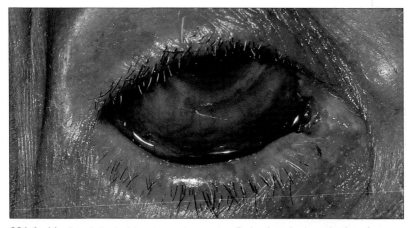

231 Argiria. Este árabe beduino tiene «ojos negros». Están afectadas la conjuntiva y la esclerótica. Se han aplicado gotas de nitrato de plata muchos años, como remedio para el enrojecimiento provocado por la climatología. La exposición industrial y la medicación con sales de plata pueden conducir a pigmentación gris pizarra de la piel o los lechos ungueales.

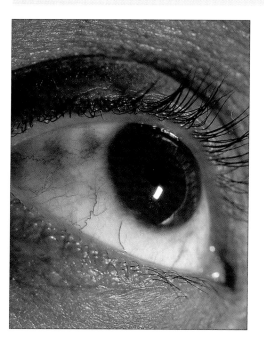

232 Melanosis racial de la conjuntiva. En las razas de piel oscura se puede observar pigmentación parda de la esclerótica.

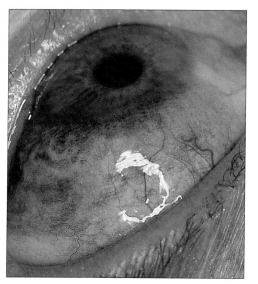

233 Melanosis de la conjuntiva. El dato carece de significado y varía de intensidad. Se debe considerar la posibilidad de melanoma.

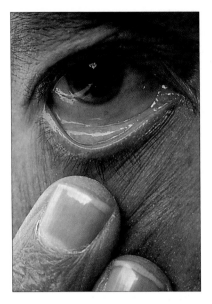

234 Esclerótica amarilla y uñas pulidas como indicios de ictericia colestásica. La ictericia colestásica se deduce por el examen de las uñas. La bilirrubina tiñe la esclerótica y el tono varía desde limón pálido hasta azafrán más oscuro. La blancura de la esclerótica depende del color de la luz reflejada por ella; es preferible realizar el examen con luz natural. Se deben eliminar las prendas de vestir y la ropa de cama amarillas. Las uñas muestran un aspecto pulido en las puntas y no cerca de la cutícula, como si se les hubiese aplicado una capa de esmalte de uñas (*v.* **473**): éste es el **signo de prurito crónico**. El prurito puede tener muchas causas. Tal grado de pulimento ha sido producido por semanas de rascado. Entre las causas de prurito se incluyen la hepatopatía incluso sin ictericia, la infestación parasitaria, el eccema, la edad avanzada, los fármacos y las enfermedades malignas y metabólicas (p. ej., diabetes mellitus e insuficiencia renal).

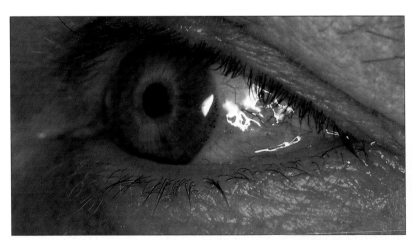

235 Pigmentación del limbo en la ocronosis (alcaptonuria, *v.* **267).** Este varón y su hermano padecían enfermedad articular degenerativa prematura. Existe depósito de pigmento pardo en el limbo y pterigión. El pigmento pardo puede ser cobre, como en la enfermedad de Wilson (*v.* **240**), tener un origen racial (*v.* **232**) o deberse a depósito de hierro o plata (*v.* **231**). El color pardo puede afectar a toda la esclerótica. Deben examinarse los pabellones auriculares (*v.* **264**).

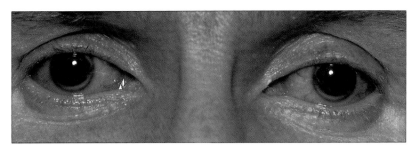

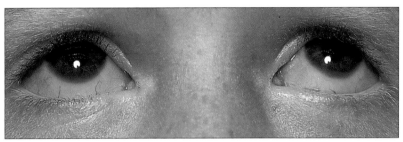

236 Escleróticas azules —padre e hijo— por osteogénesis imperfecta de tipo I. El anillo corneal a edad joven es común y su origen no se conoce. No suelen existir anomalías de los lípidos. El color azul refleja la finura de la esclerótica por disminución del colágeno, que afecta a los tejidos tanto esqueléticos como no esqueléticos; debe descartarse una insuficiencia de las válvulas cardíacas. En las mujeres, las fracturas se pueden retrasar hasta la perimenopausia, momento en el que aumenta la osteoporosis.

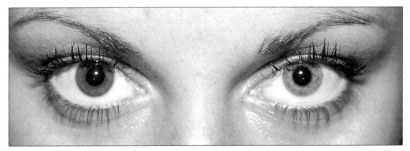

237 Heterocromía. Este hallazgo puede deberse a lente de contacto, ojo de cristal, síndrome de Horner por traumatismo del parto con falta de coloración del iris, uveítis anterior recidivante o síndrome de Waardenburg[33]. Pero no hay ptosis, cataratas, sordera ni pelo blanco.

---

[33] Petrus Johannes Waardenburg, oftalmólogo holandés, 1886-1979. A new syndrome combining developmental anomalies of the eyelids, eyebrows, and nose root with pigmentary defects of the iris and head hair with congenital deafness autosomal dominant. *Am. J. Hum. Genet.*, 1951, **3**: 195-253.

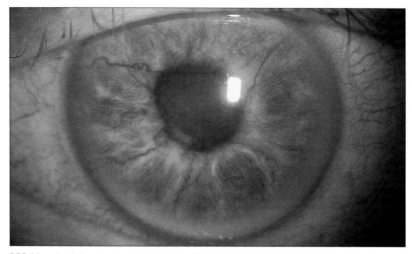

238 Iris rubeósico con pupila irregular. Glaucoma rubeósico con inyección ciliar, córnea turbia por edema, neoformación vascular en el iris y pupila irregular. La neovascularización constituye una respuesta a la isquemia ocular por cualquier causa, como diabetes mellitus, arteritis, enfermedad arterial carotídea o trombosis venosa retiniana.

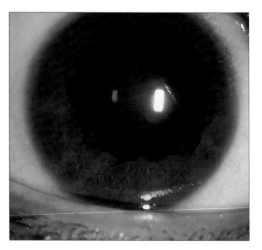

239 Hamartomas del iris (nódulos de Lisch). Nódulos elevados, del tamaño de una cabeza de alfiler, en el iris. Existen en más del 90% de los pacientes con neurofibromatosis (NF) de tipo I hacia los 20 años de edad[34]. Su presencia permite confirmar el diagnóstico de la enfermedad, que se hereda como rasgo autosómico dominante con penetrancia incompleta.

---

[34] Lubs, ML. Bauer, MS. Formas, ME. Djokic, B. Lisch nodules in NF Type I. *N. Eng. J. Med.*, 1991, **324**: 1264-6.

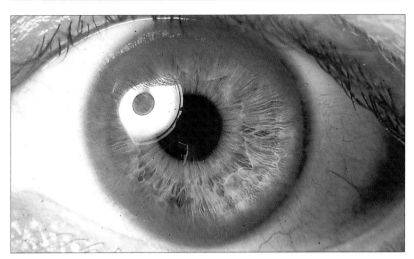

240 Anillos de Kayser-Fleischer[35]. Comienza como una turbidez parda en las zonas entre las 12 y las 6 del reloj. Forma un reborde completo alrededor de la córnea. Se debe a depósito de cobre en la membrana de Desçemet[36] de la córnea, en pacientes con enfermedad de Wilson[37].

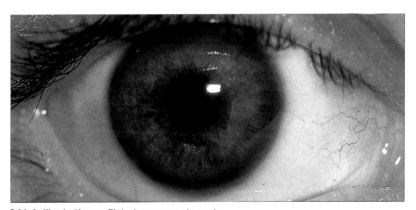

241 Anillo de Kayser-Fleischer en un ojo azul.

---

[35] Bernard Kayser, oftalmólogo alemán, 1869-1954. Über einen Fall von angeborener grünlicher Verfärbung de Cornea. *Klin. Mbl. Augenh.,* 1902, **40(2)**: 22-5. Bruno Fleischer, oftalmólogo alemán, 1848-1904. Zwei weitere Fälle von grünlicher Verfäubung der Kornea. *Klin. Mbl. Augenh.,* 1903, **41(1)**: 489-91.

[36] Jean Desçemet, anatómico francés, 1732-1810.

[37] Samuel Alexander Kinnier Wilson, 1878-1936. Progressive lenticular degeneration. A familial nervous disease associated with cirrhosis of the liver. *Brain,* 1912, **34**: 295-509.

PUPILAS IRREGULARES

Los pacientes no consultan por pupilas irregulares, pero sí pueden hacerlo por visión borrosa. Al evaluar una pupilas desiguales, debe considerarse si son regulares y desiguales o irregulares y desiguales. En el segundo caso suele existir una causa local. Analizarlas sobre la base de una **pupila pequeña anormal** y sus posibilidades y después sobre la base de una **pupila grande anormal** y sus posibilidades. La causa quedará clara.

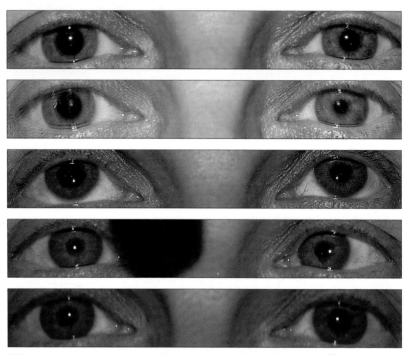

242 Pupilas desiguales (anisocoria) regulares: pupilas de Holmes-Adie[38]. Se muestra la secuencia siguiente: **en reposo**, pupila derecha tónica; **reacción de las pupilas a la luz**, la izquierda se contrae; al **mirar hacia arriba** y **hacia un dedo** (acomodación), ligera disociación en la visión próxima. **Otra vez en reposo**, la dilatación tónica en el lado afectado ha causado inversión transitoria de la desigualdad. El 20% de las personas muestran desigualdad fisiológica. La anisocoria se suele asociar con síndrome de Holmes-Adie: pupila tónica y ausencia de reflejos tendinosos. Entre las demás causas se incluyen traumatismo, sífilis, herpes zóster y arteritis de la temporal.

---

[38] Gordon Morgan Holmes, neurólogo británico, 1876-1965. William John Adie, 1886-1935. Adie, WJ. Pseudo-Argyll Robinson pupils with absent tendon reflexes. A benign disorder simulating tabes dorsalis. *Br. Med. J.*, 1931, **1**: 928-30. Holmes, G. Partial iridoplegia associated with other symptoms of the nervous system. *Tr. Ophth. Soc.*, Reino Unido, 1931, **51**: 209-28.

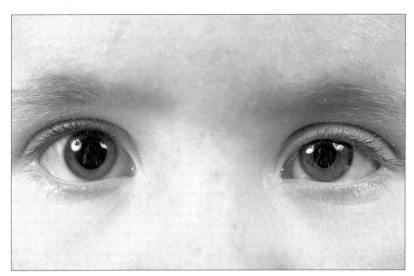

243 Pupilas desiguales, pero regulares. La pupila dilatada con atropina tiende a ser más grande que la de la parálisis del tercer par. La dilatación farmacológica puede ser accidental o deliberada, y a veces se da por contaminación con el colirio de atropina de algún familiar.

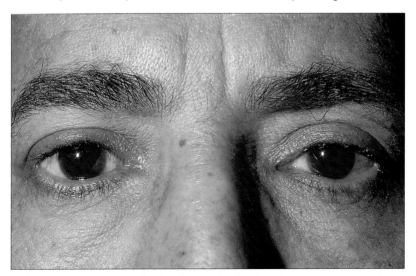

244 Pupilas contraídas pero iguales. Este hombre fumaba opio. Una causa más común es la instilación de gotas con pilocarpina para el glaucoma. El consumo de morfina o heroína conducirá a pupilas puntiformes.

113

Las pupilas tónicas o poco reactivas bilaterales, y las irregulares o con disociación ligera en la visión cercana, se pueden deber a sífilis terciaria, que se debe excluir siempre.

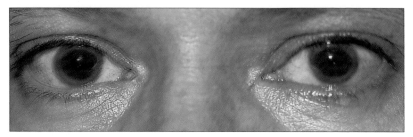

245 Pupilas desiguales e irregulares. Estas pupilas pequeñas reaccionan poco a los midriáticos y denotan serología para sífilis positiva; son una manifestación de **tabes dorsal**.

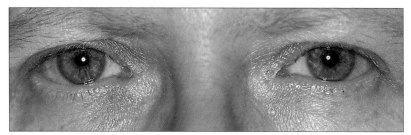

246 Pupila clásica de la neurosífilis: pupilas de Argyll Robertson. Pupila pequeña e irregular, que reacciona poco a la luz pero se acomoda con brusquedad y reacciona lentamente a los midriáticos. Existe despigmentación del iris adyacente a la pupila.

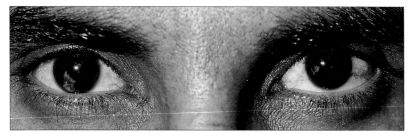

247 Pupilas desiguales, pero regulares. La pupila derecha es más grande que la izquierda y hay una banda blanca por un radio del iris, aunque en el lado izquierdo no es completa. La anomalía se debe a falta de desarrollo completo del músculo circular, que por tanto es más débil en el lado derecho y no responde bien a la luz. Se trata de un **coloboma ocular**.

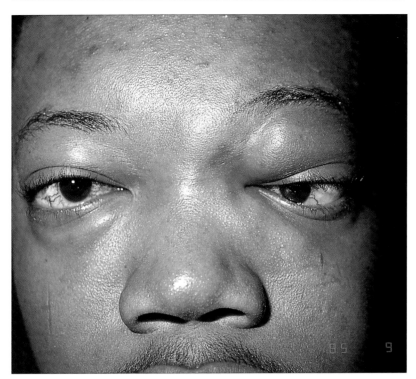

248 Fístula carótido-cavernosa (FCC). Este amante de la música disco atronadora se quejaba de tener «ruidos en los oídos» por la noche en la cama. Presenta proptosis e inyección conjuntival en ambos lados, que reflejan el flujo cruzado de sangre. Parálisis del nervio motor ocular común por compresión nerviosa en el seno cavernoso. La fuga a presión alta desde la arteria hasta el seno cavernoso produce el soplo, que se oye y se palpa. Desaparece con la compresión carotídea ipsolateral. La FCC puede estar causada por fractura de la base del cráneo con desgarro de la carótida en el seno, o por rotura espontánea de un aneurisma. El colágeno defectuoso en el síndrome de Ehlers-Danlos[39], con hiperextensibilidad articular y fragilidad cutánea, puede conducir a rotura visceral o arterial.

[39] Edvard Ehlers, dermatólogo danés, 1863-1937. Ehlers, E. Neigung zu Hämorrhagien in der Haut, Lockerung mehrerer Artikulationen. *Derm. Zschr.*, 1901, **8**: 173-4. Henri Alexandre Danlos, médico francés, 1844-1912. Danlos, H. Un cas de cutis laxa avec tumeurs por contusion chronique de coudes et des genoux (xanthoma juvenile pseudo-diabetique de MM. Hallopeau et Mace de Lepinay). *Bull. Soc. Fr. Derm. Syph.*, 1908, **19**: 70-2.

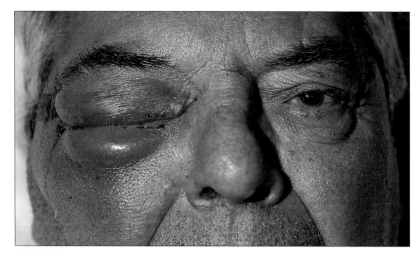

249 Erisipela. Un escalofrío nocturno dio paso a hormigueo en la piel facial, seguido 12 horas más tarde por este aspecto. El paciente sufre una infección bacteriana de la dermis y los linfáticos superficiales.

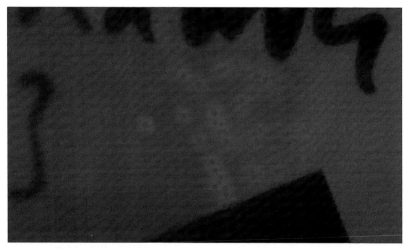

250 Placa de cultivo del paciente de la figura 249: crecimiento de estreptococos hemolíticos. La causa bacteriana de la erisipela era *Streptococcus pyogenes*, que muestra hemólisis característica alrededor de las colonias. La celulitis es una infección más profunda que la erisipela, mientras que la fasciitis se localiza en la profundidad de la fascia y daña los vasos nutrientes locales, conduciendo a gangrena.

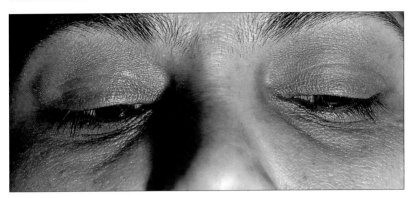

251 Agrandamiento de la glándula lagrimal. La glándula sobresale en el borde lateral derecho de la órbita, como puede verse en el síndrome de Mikulicz[40], caracterizado por agrandamiento de las glándulas salivales y lagrimales con xerostomía. La causa más frecuente es la sarcoidosis, aunque el linfoma, la infección y la leucemia pueden producir el mismo cuadro.

FOTOGRAFÍAS DE FONDO DE OJO

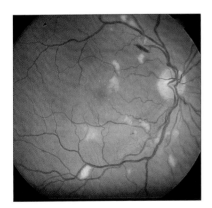

252a Fase de mancha algodonosa en el SIDA. Este aspecto corresponde a infartos arteriolares por depósito de inmunocomplejos en el vaso. Dura entre una y seis semanas. Las manchas algodonosas representan un depósito de axoplasma, procedente de los axones de las fibras nerviosas dañadas por el insuficiente suministro de sangre y más tarde ingerido por los macrófagos para formar cuerpos citoides. Pueden producirse cambios similares en la vasculitis de la poliarteritis nudosa y el lupus eritematoso sistémico. Se pueden ver manchas algodonosas en casos de hipertensión, diabetes mellitus, oclusión venosa retiniana, microémbolos, pancreatitis aguda y otras vasculitis.

---

[40] Mikulicz, J., cirujano polaco, 1850-1905. Über eine eigenartige symmetrische Erkrankung der Träuenund Mundspeicheldrusen. *Beitr. Chir. Fortschr.* Gewidmet Theodor Billroth, Stuttgart, 1892, pp. 610-30.

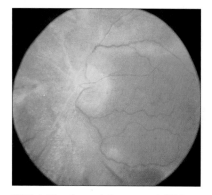

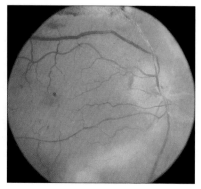

252b Infiltrados retinianos en el SIDA. Este infiltrado celular se debe a retinitis por citomegalovirus y puede aparecer en cualquier lugar de la retina. Tiene un aspecto de queso blando.

252c Infiltrados retinianos en el SIDA. Existen algunas hemorragias retinianas.

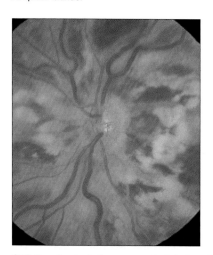

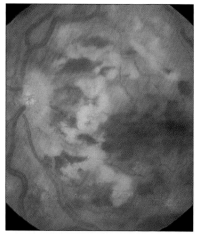

253 Trombosis de la vena central de la retina. Aspecto de «tormenta de sangre» centrado en la papila óptica (izquierda) y la mácula (derecha). Mancha hemorrágica en la parte superior izquierda y hemorragia difusa extensa y manchas algodonosas. La oclusión de una rama venosa ha limitado los cambios a un segmento de la retina. La trombosis venosa retiniana se hace más frecuente con la edad y puede complicar la diabetes mellitus, la hipertensión, la policitemia, la macroglobulinemia, el glaucoma y la inflamación sistémica. Puede producirse una vascularización subsiguiente —rubeosis del iris— (*v.* **238**).

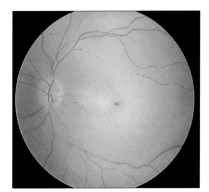

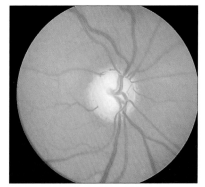

254 Oclusión de la arteria central de la retina. Pérdida de visión súbita e indolora en un ojo, con defecto pupilar aferente. La oclusión arterial (habitualmente embólica) conduce al aspecto de «huellas de ganado» con hendiduras vacías en la columna de sangre. Los émbolos se observan como fragmentos de colesterol amarillos o grises. Existe tumefacción turbia de la capa de fibras nerviosas y células ganglionares, lo que produce un color blanco lechoso de la retina. Si sólo se afecta una rama arterial, los cambios se limitan a ese segmento y se produce un defecto segmentario del campo visual. En último término existe atrofia del nervio óptico. La mancha de color rojo cereza se debe al reflejo rojo coroideo normal a través de la hendidura en la fóvea, donde falta la capa de fibras nerviosas y células ganglionares. Esto se observa también en la enfermedad de Tay-Sachs[41], con depósito de gangliósidos en las células ganglionares retinianas y oscurecimiento del color normal visible a través de la fóvea. El diagnóstico diferencial de la pérdida de visión súbita e indolora en un ojo incluye neuritis retrobulbar, neuritis óptica isquémica, oclusión de la arteria central de la retina, hemorragia del vítreo y desprendimiento de retina.

255 Atrofia óptica primaria. Palidez espectacular de la papila con borde definido y pérdida de reacción directa de la pupila a la luz; puede existir un escotoma central. Constituye el resultado final de la agresión a la cabeza del nervio y se desarrolla en casos de neuritis, compresión nerviosa o isquemia. Los defectos pupilares aferentes relativos de la estimulación luminosa ocurren en la oclusión de la arteria central de la retina, la neuropatía óptica isquémica (arteritis craneal), la neuritis óptica, el desprendimiento de retina, el glaucoma unilateral y la compresión del nervio óptico.

---

[41] Warren Tay, médico británico, 1843-1927. Symmetrical changes in the region of the yellow spot in each eye of an infant. Tr. Opth. Soc. Reino Unido, 1881, **1**: 57-7.
Bernard Sachs, médico norteamericano, 1858-1944. On arrested cerebral development, with special reference to its cortical pathology. J. Nerv. Ment. Dis., 1887, **14**: 541-53.

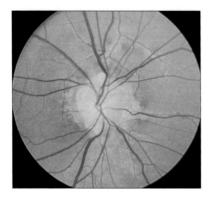 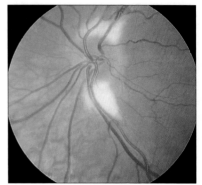

256a Drusen en la papila óptica. Los cuerpos hialinos enterrados producen un aspecto de seudoedema papilar (drusen). Conviene recordar que, si existe pulsación venosa retiniana espontánea (puede faltar en el 20% de las personas normales, pero se provoca mediante presión suave sobre el globo ocular), el edema de papila es improbable. Existen rayas angioides que se irradian como líneas rojas desde el borde de la papila y representan defectos anatómicos en la membrana de Bruch; también se ven en el seudoxantoma elástico, el síndrome de Ehlers-Danlos y la drepanocitosis.

256b Fibras nerviosas mielinizadas. Manchas blancas con margen plumoso. Las fibras del nervio óptico pierden su vaina de mielina al entrar en el ojo. Si persiste después de que las fibras abandonen la papila, puede oscurecer tanto los vasos como la papila.

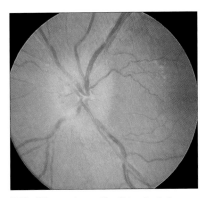

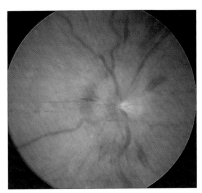

257a Edema de papila. El borde de la papila óptica aparece borroso y apilado. La tumefacción de la cabeza del nervio óptico es secundaria al aumento de presión intracraneal (PIC). El edema de papila aparece sin aumento de la PIC como un cambio secundario en casos de papilitis óptica, neuropatía óptica isquémica, oclusión de la vena central de la retina e hipertensión. Se deben excluir drusen e hipermetropía.

257b Hipertensión maligna. Edema de papila con papila tumefacta borrosa, rodeada por retina edematosa y exudados (estrella macular) que pueden formar un precipitado en la porción superficial de la retina. En la hipertensión acelerada existen estrechamiento arterial, cruces arteriovenosos y hemorragias en llama.

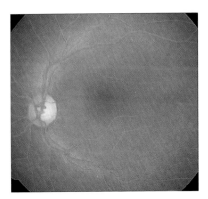

258 Lipemia retiniana. Color naranja, en vez de rojo, de los vasos por presencia de grasa en la hipertrigliceridemia. Se puede ver en la diabetes mal controlada.

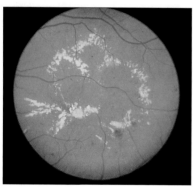

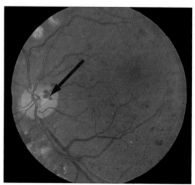

259a Retinopatía diabética. Retinopatía circinada con exudados duros que rodean la mácula. El plasma escapa desde los vasos y las lipoproteínas son captadas por macrófagos y aparecen como exudados duros. La distribución circular de los exudados define la unión entre la retina normal y la anormal. Existen microaneurismas diseminados.

259b Retinopatía diabética. Neovascularización en respuesta a la isquemia. En la papila, los capilares anormales han proliferado y formado un penacho de vasos con tendencia a la hemorragia. Los vasos se acompañan de tejido fibroso que puede contraerse y fruncir la retina.

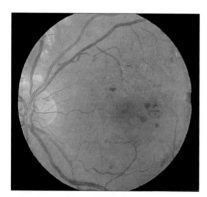

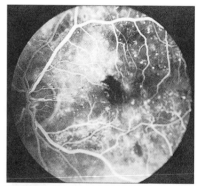

259c Retinopatía diabética. Los microaneurismas —puntos redondos rojos— son una proliferación de células endoteliales herniadas por la pared capilar normal. Hay neoformación de vasos retinianos.

259d Retinopatía diabética. El angiograma con fluresceína muestra hiperfluorescencia debida a fuga de grasas y proteínas a través de la pared capilar anormal hacia la retina. Los microaneurismas se ven como puntos blancos.

Oreja

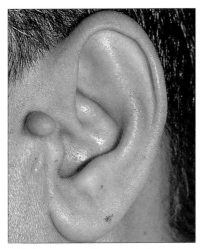

260 Oreja accesoria. Los apéndices o lóbulos accesorios por delante del trago pueden requerir excisión por razones estéticas.

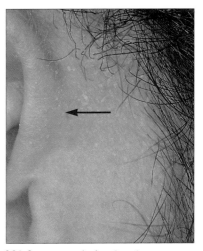

261 Seno preauricular. Constituye un resto de la hendidura branquial. Se puede infectar. La abertura del seno es difícil de ver y proporciona un indicio sobre la causa de la inflamación en el otro lado.

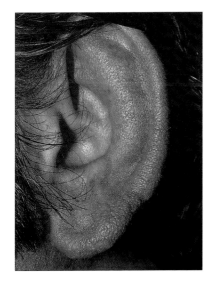

262 Hemangioma en el pabellón auricular. La malformación vascular cavernosa produce engrosamiento de la oreja y un cambio de color y textura, que puede afectar también a la piel del cuello. Compárese con la oreja de la lepra lepromatosa (*v.* **121**).

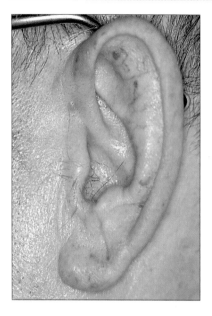

263 Telangiectasia hemorrágica hereditaria. La oreja es una localización común de asas capilares dilatadas (*v.* **46**).

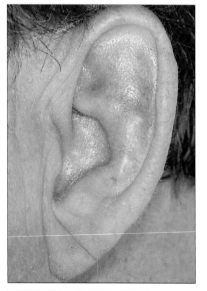

264 Ocronosis: pabellones auriculares grises. El trastorno se hereda con carácter autosómico recesivo. La menor actividad de la homogentisato oxidasa conduce a una acumulación de ácido homogentísico, pigmentación (descrita microscópicamente por Virchow[42] como ocronosis) y degeneración prematura del cartílago. Esto causa un color gris visible a través del cartílago oscurecido. La esclerótica puede estar pigmentada (*v.* **235**).

---

[42] Rudolph Ludwig Karl Virchow, patólogo alemán, 1821-1902.

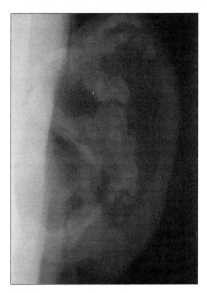

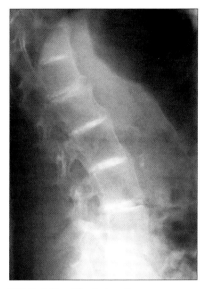

265 Ocronosis del pabellón auricular (radiografía). Calcificación evidente en el cartílago auricular rígido. La condrocalcinosis puede aparecer después de traumatismos (oreja en coliflor), y la del cartílago articular se observa en casos de gota, seudogota, artrosis y enfermedades relacionadas con metales divalentes (cobre, hierro, calcio). Estos últimos procesos —enfermedad de Wilson, hemocromatosis e hiperparatiroidismo— se asocian con artropatía.

266 Calcificación de los discos intervertebrales en la ocronosis (radiografía). La artritis progresiva es una manifestación de la ocronosis y afecta en particular a la columna.

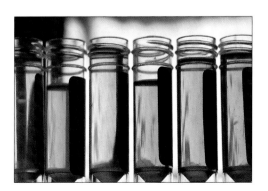

267 Alcaptonuria. Muestras de orina de un día: la muestra de la derecha es más antigua. El oscurecimiento de la orina con el paso del tiempo se debe a la oxidación del ácido homogentísico. Puede originar positividad falsa de las pruebas para la glucosa, a menos que se utilice un método de glucosa oxidasa (tiras de papel indicador en vez de tabletas).

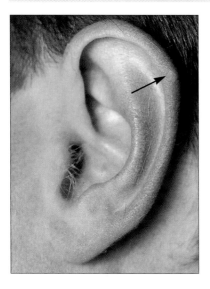

268 Tubérculo de Darwin[43]. Este tubérculo, equivalente al extremo puntiagudo de la oreja en muchos mamíferos, tiene el nombre del naturalista y no se debe confundir con un tofo gotoso (*v.* **269, 270**).

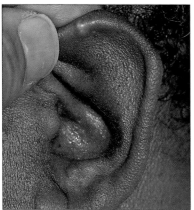

269 Tofo gotoso. Se debe al depósito de urato sódico en el cartílago y proporciona un tono marfileño característico a la piel suprayacente.

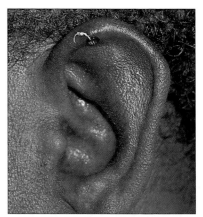

270 Urato exprimido desde el tofo. El urato sódico rezuma como la pasta dentífrica si se punciona el tofo. La demostración de cristales de urato en el líquido articular confirmará el diagnóstico de gota aguda; si no, es sólo una posibilidad clínica.

---

[43] Charles Darwin, naturalista, 1809-1882. *The Origin of the Species*, 24 nov. 1859. ¡Ese día se vendieron todas las copias (1.250) de la primera edición!

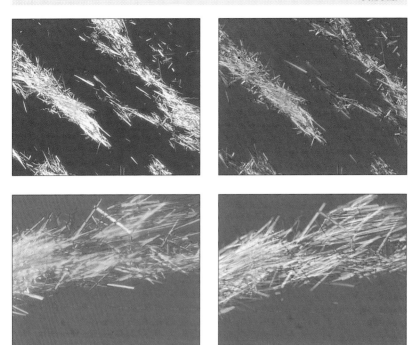

271 Cristales de urato en el líquido articular. La noche de fin de año, un paciente se presentó con dolor intenso de la muñeca derecha desde cinco días antes, que atribuía a una caída aunque no recordaba los detalles. Se aspiró la articulación y el líquido se observó con luz polarizada (con la adición de un filtro rojo en las imágenes inferiores): los cristales son visibles porque dividen el rayo polarizado, debido a su propiedad de birrefringencia. Se insertó un filtro rojo de primer orden a 0° (abajo a la izquierda) y después se rotó 90° (abajo a la derecha), con lo que se demuestra que los cristales son también dicroicos. Se confirmó el diagnóstico de gota aguda y el paciente mejoró con el tratamiento adecuado. La única prueba definitiva para demostrar que una monoartritis aguda se debe a gota consiste en visualizar cristales de urato a través de dos polarizadores colocados en ángulo recto. Los cristales demuestran la propiedad de la birrefringencia, con división de la luz polarizada en dos rayos refractados a lo largo de vías diferentes. Si se inserta un filtro rojo de primer orden a 0° y después se gira a 90°, aparecen dos colores diferentes. El cambio de color se debe a la absorción diferencial de la luz, dependiendo de la dirección de la vibración de los rayos parciales en una sustancia birrefringente. El cristal es dicroico.

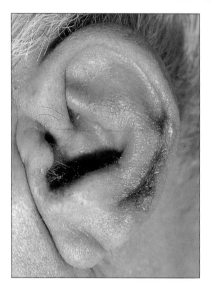

272 Cresta trasversal del lóbulo auricular y queratosis solar de la oreja. La cresta trasversal es más común en sujetos de mediana edad (*v.* **264**). La asociación con cardiopatía isquémica puede reflejar el efecto de la edad y la obesidad, pero es prudente revisar los factores de riesgo[44]. La **queratosis solar** es el área de hiperqueratosis adherente del hélix —una localización común en el varón— debida al efecto acumulativo de la luz solar sobre la piel expuesta. Puede tener carácter premaligno.

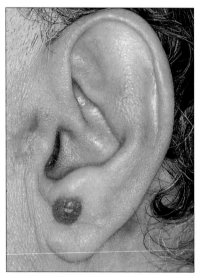

273 Cauterización para tratar la parálisis de Bell. Beduino del desierto de Arabia con parálisis facial tipo motoneurona inferior en fase de recuperación y una cicatriz de quemadura reciente junto al trago (un tratamiento habitual para esta enfermedad). Puesto que el 80% de las parálisis de Bell se recuperan espontáneamente, ¡la cauterización proporciona una tasa de curaciones del 80%!

---

[44] Los signos físicos obligan a nuevas búsquedas y no deben aceptarse como evidencia definitiva. Patel y cols. Diagonal ear lobe creases and atheromatous disease: a post-mortem study. *J. Roy. Coll. Phys. (Lond.)*, 1992. **26(3)**: 274-7.

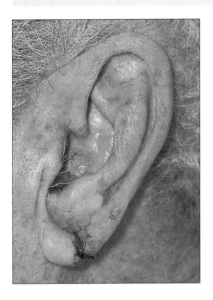

274 Corte en la oreja para tratar un ictus. Griego chipriota de Holloway, Londres, tratado por su hija con una sangría por hemiplejía derecha súbita. La hija le abrió el lóbulo auricular con una cuchilla de afeitar. Éste es un remedio popular para el «ictus», sobre todo en el área mediterránea[45].

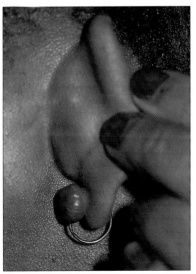

275 Queloide en el dorso del lóbulo auricular: ¿por qué en el dorso? La oreja es una localización común para el queloide, muchas veces en la superficie interna del lóbulo, lo que podría reflejar la dirección de la perforación.

---

[45] William Osler, *The Principles and Practice of Medicine*, 1.ª edición, 1892, p. 882. El tratamiento de la hemorragia cerebral «más satisfactorio es la venosección... siempre que la tensión arterial esté muy aumentada».

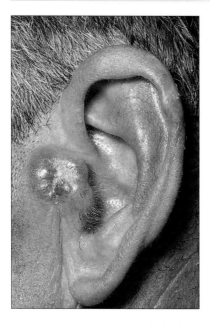

276 Carcinoma basocelular de la oreja.
Existe una úlcera con hiperqueratosis central en el área preauricular. Al eliminar la costra aparecen puntos sangrantes. La úlcera muestra telangiectasia periférica y tiene un borde elevado. Queratosis solar en el hélix.

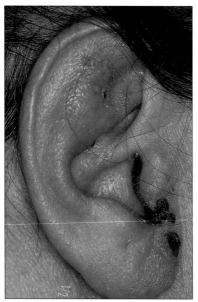

277 Síndrome de Ramsay Hunt: herpes zóster auricular. La lesión indica la causa de la parálisis facial tipo motoneurona inferior. El herpes zóster con afectación del ganglio geniculado produce vesículas herpéticas alrededor del orificio auditivo externo y en el paladar blando.

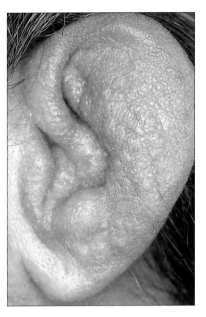

278 Policondritis recidivante. El paciente consultó tras dos semanas con ronquera y dolor de oídos, ojos y nariz. El pabellón auricular y el trago están hipersensibles, rojos y tumefactos, sin afectación del trago; sólo se han inflamado las partes que contienen cartílago.

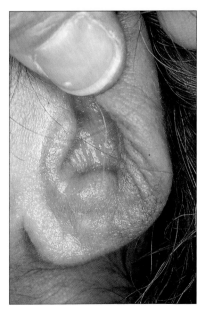

279 Policondritis recidivante. Al doblar el pabellón auricular hacia adelante, éste lo hace como si fuese de fieltro húmedo. Existía escleritis intensa (*v.* **226**) y la nariz estaba deformada (*v.* **281**).

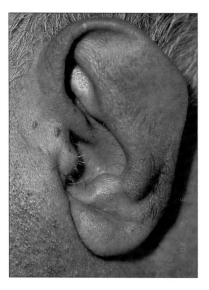

280 Policondritis recidivante. El cuadro del paciente de las figuras **278** y **279** presentó recidivas y remisiones y dejó la oreja sin soporte cartilaginoso diez años más tarde.

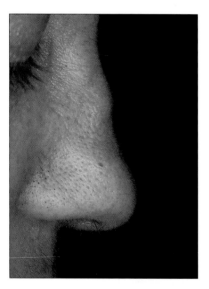

281 Cartílago nasal en la policondritis recidivante. La deformidad de la nariz puede afectar al cartílago o al puente óseo. En la policondritis recidivante se ablanda el cartílago, pero este aspecto refleja con más frecuencia una lesión por traumatismo, cirugía, granulomatosis de Wegener[46] o infiltración tumoral. Si la depresión asienta en la parte ósea son posibles la sífilis congénita o los tumores de la línea media.

---

[46] Friedrich Wegener, patólogo alemán nacido en 1907. Über eine eigenartige rhinogene Granulomatose mit besonderer Beteilligung des Arteriensystems und Nieren. *Beitr. Path. Anat.,* 1939, **102**: 36-68.

BOCA

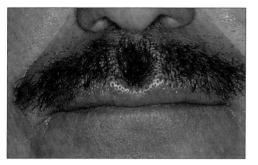

282 Labio tumefacto. Varón anciano con prurito e inflamación labiales. Se excluyeron traumatismo, agioedema y alergia a fármacos. La causa consistía en ¡hipersensibilidad a la fenilendiamina contenida en el tinte negro para el bigote!

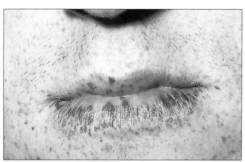

283 Síndrome de Peutz-Jeghers[47] (labios). Máculas pigmentadas periorales y en las mucosas de la boca y la cara, con frecuencia más numerosas en el labio inferior. Este trastorno se hereda con carácter autosómico dominante. La poliposis gastrointestinal asociada afecta más al tracto gastrointestinal superior que al colon. La transformación maligna es más frecuente en el tracto gastrointestinal alto. Se pueden ver máculas en las manos, los pies y las uñas.

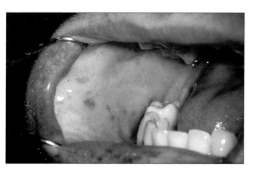

284 Máculas de Peutz-Jeghers en la mucosa oral. Las máculas se deben diferenciar de la pigmentación más difusa debida a enfermedad de Addison (*v.* **30, 31**).

---

[47] JLA Peutz, médico holandés. Peutz, JLA. Over een zeer merkvaardige, gecombinerde familaire polyposis van de slijmvliezen, van den tractus intestinalis met die van de neuskeelholte en gepaard met eigenaardige pigmentaties van huiden slijmvliezen. *Ned. Mschr. Genesk.*, 1921, **10**: 134-46.

Harold Joseph Jeghers, médico norteamericano nacido en 1904. Jeghers H. y cols. Generalised intestinal polyposis and melanin spots on the oral mucosa, lips and digits. A syndrome of diagnostic significance. *N. Eng. J. Med.*, 1949, **241**: 993-1005.

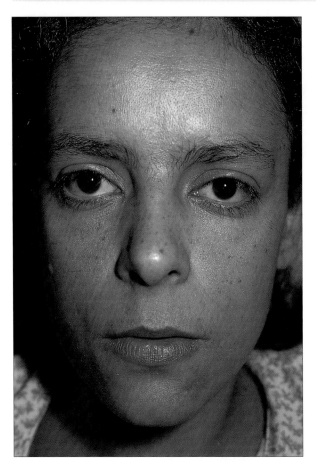

285 Boca cianótica. Los labios presentan el tinte azulado de la cianosis[48], que requiere la presencia de más de 5 g/dl de hemoglobina reducida. Se debe inspeccionar la lengua. La cianosis periférica se debe a enlentecimiento del flujo y aumento de la extracción de oxígeno. La cianosis central se puede deber a disminución de la saturación arterial de oxígeno o presencia de una hemoglobina anormal.

[48] En la raza blanca, la cianosis se puede detectar cuando la saturación de oxígeno disminuye al 85%, pero en personas de piel oscura quizá no se aprecie hasta que cae al 75%. Debe existir un aumento de sangre venosa total en la piel o una disminución de la saturación de oxígeno. La cianosis aparece cuando la concentración capilar media de hemoglobina reducida supera la cifra de 5 g/dl. El valor absoluto, y no el relativo, es el importante, ya que en casos de anemia puede existir una desaturación marcada sin que se observe cianosis. En la policitemia puede existir cianosis con niveles más elevados de saturación.

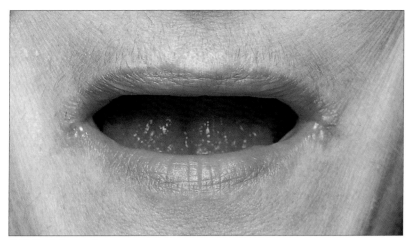

286 Queilitis angular. Irritación en los ángulos de la boca. Las comisuras irritadas, con fisuras y cierta inflamación, se atribuyen con frecuencia a la dieta o a candidiasis. Faltan los dientes. Al retraerse las encías, el hueso mandibular se reabsorbe, el cierre mandibular se hace excesivo y las comisuras de la boca quedan apuestas, produciendo un área húmeda predispuesta a la maceración y la infección secundaria. Un nuevo revestimiento de la dentadura abrirá la mordida y puede solucionar el problema.

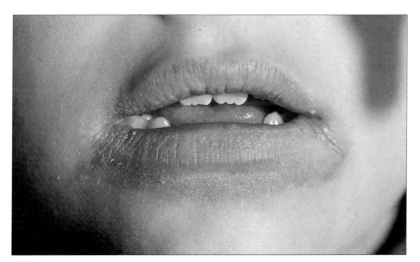

287 Eccema de lamido con infección secundaria por *Candida*. El hábito de lamerse y morderse los labios es común en los niños; el área de irritación refleja el efecto de tal hábito.

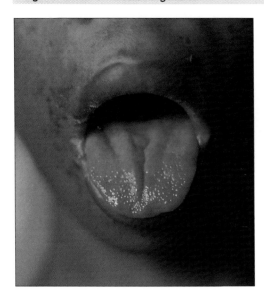

288 Queilosis angular, glositis y descamación cutánea. Paciente desnutrido con lengua roja lisa, glositis, irritación angular y descamación pigmentada.

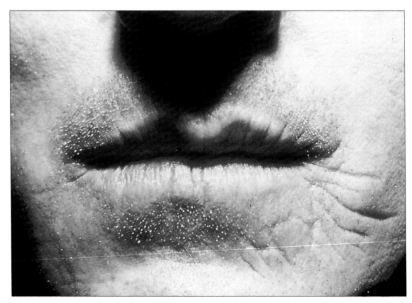

289 Rágades. Las rágades agudas irradiadas desde la boca en la sífilis congénita muestran, a diferencia de las de desnutrición, menos inflamación y curan con formación de cicatrices.

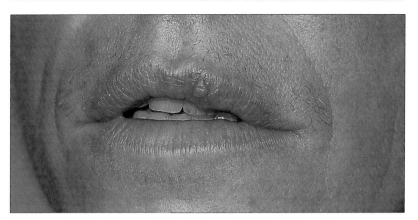

290 Herpes labial: «calentura». El virus del herpes simple 1 recidivante afecta con frecuencia a los labios y difiere de la infección primaria del herpes simple en la falta de afectación general y la resolución en 6-7 días. Las recidivas parecen asociarse a traumatismos, enfermedades febriles, exposición a la luz solar, cirugía y estrés. Puede preceder en varios días a un eritema multiforme recidivante.

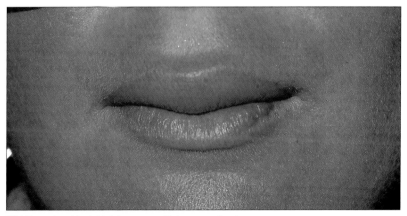

291 Tumefacción labial (macroqueilia) por angioedema. La inflamación súbita de los labios puede tener origen traumático, deberse a urticaria o alergia, o guardar relación con deficiencia de inhibidor de la C1-esterasa como en el angioedema hereditario. Un cuadro más crónico se puede deber a trastornos del desarrollo, a procesos infecciosos o a trastornos granulomatosos adquiridos como la sarcoidosis y la enfermedad de Crohn[49].

---

[49] Bernard Burril Crohn, gastroenterólogo norteamericano, 1884-1983. Regional ileitis—a pathologic and clinical entity. *J.A.M.A.*, 1932, **99**: 1323-9.

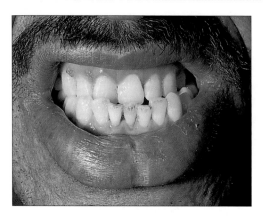

292 Macroqueilia (labios gruesos). El aumento de tejido graso vuelve los labios muy carnosos, y en este caso el efecto está magnificado por la sobremordida mandibular prognática. El aumento de hormona del crecimiento en la **acromegalia** conduce a crecimiento excesivo de los tejidos blandos.

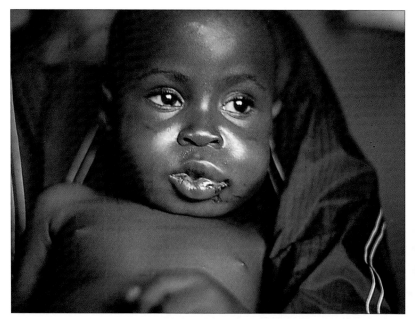

293 Noma. Este niño ha tenido una convulsión febril. La comisura oral ha sido desgarrada por la varilla de madera insertada en el momento de la convulsión. La mejilla aparece tumefacta debido a necrosis de la superficie interna tras una fisura en la mucosa e infección por anaerobios. El noma es común en África y muchas veces representa una secuela de exantemas en niños pequeños con desnutrición proteicocalórica, mal estado general y deshidratación.

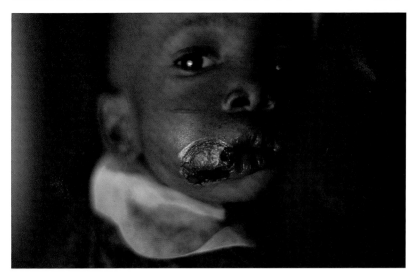

294 Noma y gangrena. Este trastorno progresa con rapidez hasta producir necrosis de todo el grosor del tejido (*v.* **295**).

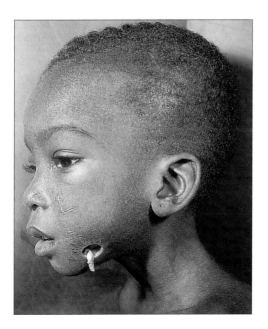

295 Noma y esfacelo. Aunque esta situación es rara en los países desarrollados, puede complicar el curso en los pacientes inmunosuprimidos con enfermedad terminal.

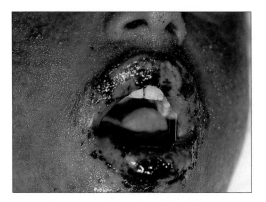

296 Costras hemorrágicas de los labios. La ulceración y las costras hemorrágicas en la mucosa pueden ser inducidas por fármacos y constituyen una manifestación del síndrome de Stevens-Johnson[50], también debido con frecuencia a fármacos.

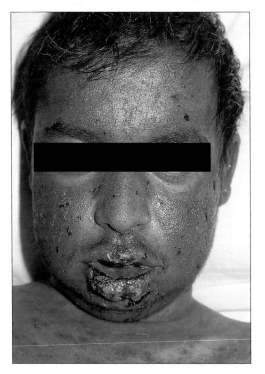

297 Síndrome de Stevens-Johnson (eritema multiforme). El eritema multiforme constituye una reacción a muchos estímulos diferentes, desde el herpes simple y el virus de la inmunodeficiencia humana hasta infecciones por micoplasmas y otros patógenos, enfermedades autoinmunitarias y fármacos. Puede recidivar. Las lesiones cutáneas características se pueden localizar en la cara y las partes distales de los miembros (*v.* **381, 841, 842**). La forma ampollosa grave con afectación marcada del estado general y de las mucosas, los ojos y los genitales fue descrita por Stevens y Johnson.

[50] Albert Mason Stevens, médico norteamericano, 1884-1945. Frank Craig Johnson, pediatra norteamericano, 1894-1934. Stevens AM, Johnson FC. A new eruptive fever associated with stomatitis and ophthalmia. Report of two cases in children. *Am. J. Dis. Child.*, 1922, **24**: 526-33.

Tumefacción de las glándulas salivales

La hinchazón de las glándulas salivales puede complicar infecciones virales o una enfermedad graulomatosa crónica. También se puede deber a tumor.

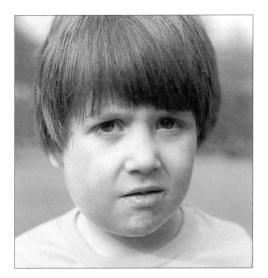

298 Inflamación facial unilateral. Una historia corta sugiere una causa inflamatoria, que puede ser viral (p. ej., paperas —parotiditis epidémica—) o bacteriana en forma de parotiditis. La inflamación intermitente sugiere cálculo, la inflamación de larga evolución sugiere un tumor. La inflamación parotídea en la infancia se suele deber a paperas.

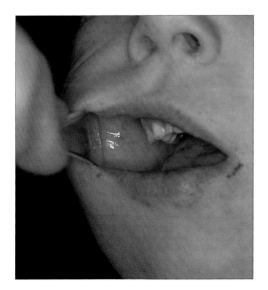

299 Orificio parotídeo en las paperas. Se puede ver el orificio parotídeo inflamado dentro de la boca. Las paperas pueden ser más graves en los adultos, con afectación del estado general, dolor abdominal y testicular y cefalea por afectación meníngea. En los pacientes debilitados con parotitis bacteriana puede aparecer una gota de pus en el orificio parotídeo.

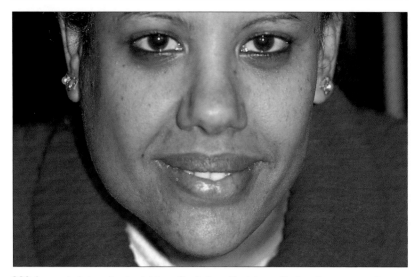

300 Aumento intermitente del tamaño de las glándulas salivales. En este caso afecta a la glándula parótida y se debe a un cálculo salival. La tumefacción está causada por retención de saliva e inflamación.

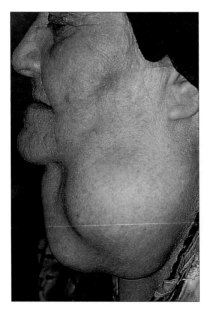

301 Aumento de tamaño de la glándula submandibular. El aumento de tamaño crónico de la glándula salival submandibular se suele deber a tumor o infiltración.

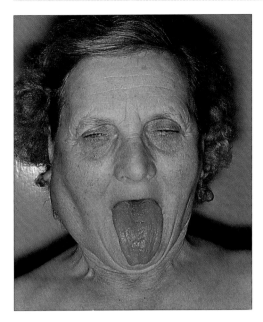

302 Lengua seca y tumefacción parotídea. La combinación de lengua y ojos secos con una enfermedad del tejido conectivo se conoce como **síndrome de Sjögren**[51]. Los términos «síndrome seco» o «síndrome de Sjögren primario» se aplican cuando no coexiste otra enfermedad. El síndrome de Sjögren puede verse en casos de sarcoidosis, enfermedad del colágeno y cirrosis biliar primaria. Pueden afectarse otras glándulas exocrinas.

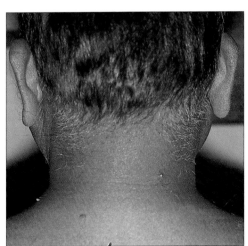

303 Aumento de tamaño glandular bilateral de larga evolución. Según un cirujano, «¡las parótidas sólo son realmente grandes cuando pueden verse por detrás!». Esto sugiere infiltración, que puede suceder en casos de linfoma, sarcoidosis o, como en este paciente, **amiloidosis**. Las parótidas pueden aumentar de tamaño en los trastornos de la alimentación, como la bulimia nerviosa.

---

[51] Henrik Samuel Conrad Sjögren, oftalmólogo sueco, 1899-1986. Sjögren HS, Zur Kenntnis der Keratoconjunctivitis sicca (Keratitis filiformis bei Hypofuncktion der tränendrüsen). *Acta Ophth.* (Copenhague), 1933, **Suppl.2**: 1-151.

Dientes y encías

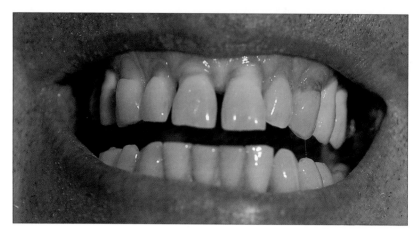

304 Abrasión por cepillo de dientes y recesión gingival. Una infancia disciplinada y el cepillarse los dientes producen el signo de la mano dominante que indica el hemisferio dominante: ¡el derecho! La presión máxima se ha ejercido sobre el lado contrario a la mano que sostiene el cepillo, y ha originado una muesca profunda en el canino superior derecho.

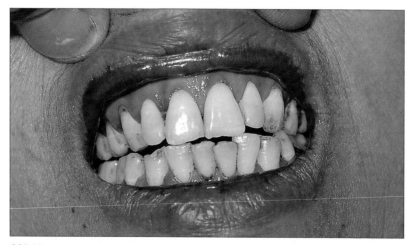

305 Masticación de la raíz de una planta para limpiarse los dientes. La coloración de las encías puede deberse a cambios pigmentarios en el tejido, pero también a sustancias masticadas para limpiarse los dientes, como en la ilustración.

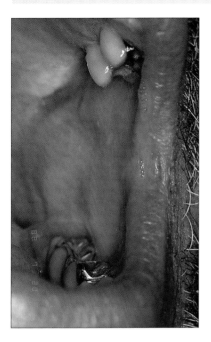

306 Evaluación del nivel económico mediante examen de la boca. Las obturaciones de amalgama de mercurio en la arcada superior son baratas y eficaces; las incrustaciones de oro en las piezas inferiores son caras, pero muy duraderas. ¡Este hombre de negocios fue actualizando la atención odontológica a medida que mejoró su situación económica!

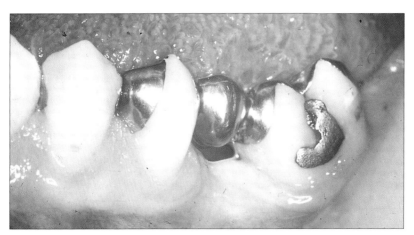

307 Incrustaciones de oro en la arcada inferior. El trabajo de precisión a base de oro contrasta con una obturación de amalgama poco cuidada. El artífice de la incrustación nunca habría dejado tal chapuza, lo que nos lleva a suponer que se aplicó más tarde. ¡Quizá el coste original resultó excesivo al descender el nivel económico del paciente!

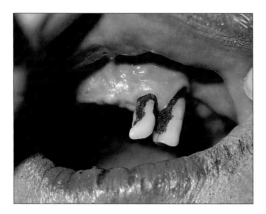

308 Índice de masa corporal 39 kg/m² y sólo dos dientes. Aunque los dientes son necesarios para masticar los alimentos, su ausencia no impidió a este paciente mantener su peso normal, usando el pulgar para empujar la comida contra los dientes restantes.

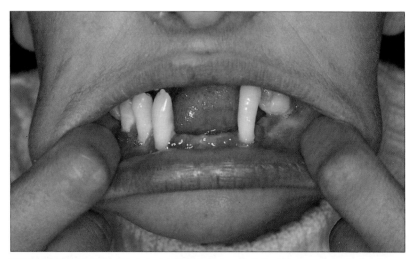

309 Recesión gingival. La edad, el depósito de placa, la infección y una mala técnica de higiene dental pueden conducir a enfermedad periodontal e inflamación. Ello causa recesión gingival, seguida por reabsorción ósea y aflojamiento de los dientes, hasta culminar en pérdida de piezas dentales en la época media de la vida. En este ejemplo, una causa rara de pérdida dental por enfermedad periodontal juvenil se asocia con hiperqueratosis palmar y plantar: el **síndrome de Papillon-Lefèvre**[52], un trastorno autosómico recesivo.

---

[52] Paul Lefèvre y Maurice Papillon, dermatólogos franceses. Papillon M, Lefèvre P. Deux cas de keratodermie palmaire et plantaire symétrique familiale (maladie de Meleda) chez le frére et la soeur. Coexistence dans les deux cas d'alterations dentaires graves. *Bull. Soc. Fr. Derm. Syph.*, 1924, **31**: 82-7.

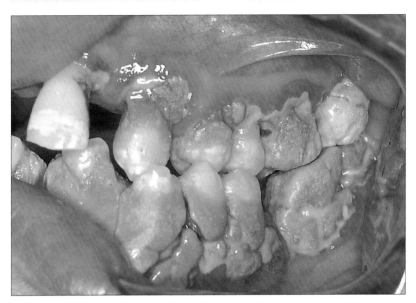

310 ¡Placa dental! El depósito de placa en los dientes tarda 24 horas en consolidarse y se suele eliminar con facilidad. Este vagabundo presenta una placa extensa, con cálculos, inflamación periodontal y edema y recesión gingivales con aflojamiento de los dientes.

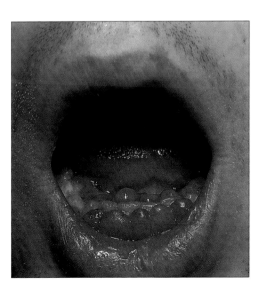

311 Hipertrofia gingival. La causa más común de hipertrofia gingival guarda relación con una higiene dental insuficiente. Los fármacos como fenitoína, nifedipino, diltiazem y ciclosporina, junto con la mala higiene, provocan inicialmente el agrandamiento de las papilas interdentales por estimulación de los fibroblastos. Las discrasias sanguíneas pueden causar hipertrofia, y los cambios hormonales del embarazo conducen a una reacción inflamatoria exagerada frente a la placa, con aparición de un granuloma piogénico o épulis.

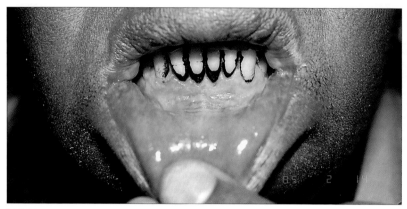

312 Masticación de tabaco y tinción por tatuaje. Se puede ver un aspecto similar en otros hábitos de masticación. La nicotina es absorbida directamente hacia la circulación sistémica, lo que evita la degradación de primer paso en el sistema porta que ocurre en caso de ingestión. La incidencia de cáncer oral está aumentada entre los masticadores de tabaco. La lesión de la figura es una **leucoplasia**. El raspado no elimina esas placas blanquecinas, que se han formado en las zonas donde se retiene el tabaco. Numerosas causas pueden producir todo un espectro de lesiones, desde la queratosis hasta la atipia epitelial premaligna franca. El tabaco, tanto fumado como masticado, tiende a provocar irritación física y química.

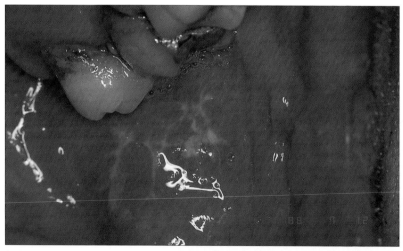

313 Leucoplasia por fricción a lo largo de la línea de oclusión en la cara interna de la mejilla. La fricción con los dientes naturales o las prótesis produce queratosis.

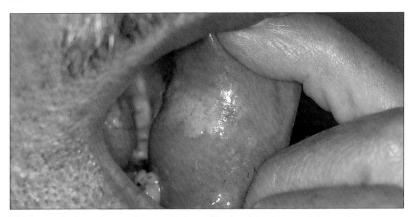

314 Leucoplasia en la cara interna de la mejilla. Las infecciones —síndrome de inmunodeficiencia adquirida (SIDA), sífilis, candidiasis— son otras causas posibles, aunque muchas veces no se encuentra ninguna.

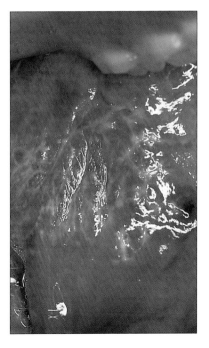

315 Liquen plano oral. Las estrías blancas con aspecto de encaje (estrías de Wickham[53]) y las pápulas afectan a la mucosa oral, los labios o la lengua. La forma erosiva puede ser dolorosa (*v.* **347**). En la boca se deben diferenciar de la leucoplasia. En las figuras **677, 734, 794, 818** y **819** se muestran lesiones cutáneas.

---

[53] Louis Frédéric Wickham, dermatólogo francés, 1861-1913.

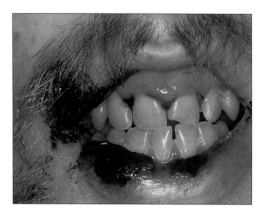

316 Hemorragia gingival. La sangre rezuma desde las papilas interdentales tumefactas. Lesiones de herpes simple en los labios, lo que sugiere inmunodepresión. Las encías que sangran al cepillarse los dientes reflejan enfermedad periodontal, aunque se deben tener en cuenta las posibilidades de escorbuto, leucemia y trastornos de la coagulación.

Deformidad dental

Se puede deber a:

- Acción de fármacos durante el desarrollo.
- Sustancias químicas e infecciones.
- Presión, como el desplazamiento por chuparse el pulgar.
- Abrasión al comer alimentos duros o por razones cosméticas.
- Contacto local con líquidos o polvos.

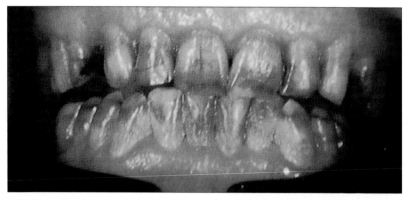

317 Alteración del color de los dientes. El esmalte está picado y con coloración anormal por **fluorosis** debida a un nivel natural excesivamente elevado de flúor en el agua local. El flúor ha sido incorporado en el esmalte, lo que produce tinción, al tiempo que aumenta la resistencia de los dientes a las caries. La tinción por nicotina se puede eliminar por raspado.

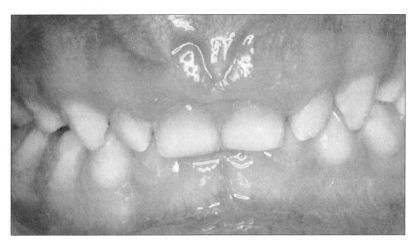

318 Tetraciclina. La ingestión de tetraciclina durante la época de formación del esmalte produce un cambio de coloración característico.

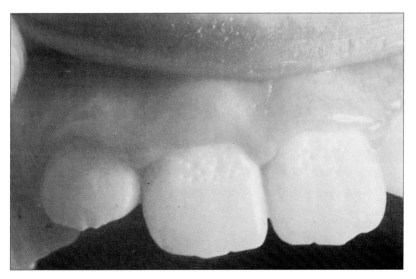

319 Sarampión. El virus del sarampión produce un cambio de densidad del esmalte que señala el formado durante la enfermedad: un cambio similar a las líneas de detención del crecimiento (líneas de Beau[54]) en las uñas (v. **505, 506**).

---

[54] Honoré Simon Beau, médico francés, 1806-1865. Growth arrest lines in the nails. 1846 q.v.

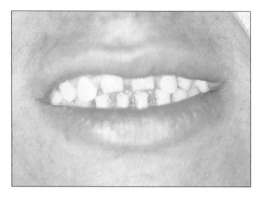

320 Incisivos de Hutchinson[55]. La infección por espiroquetas en la sífilis congénita conduce a deformidad y supresión de la parte media de los tres dentículos a partir de los que se desarrollan los dientes. Las dos piezas laterales se ensanchan sin conseguir llenar el hueco. Los incisivos son más pequeños, están ampliamente separados y sus lados son redondeados o convergentes —dientes en destornillador—. Esta chica joven tiene el ojo vendado después de un injerto corneal por queratitis intersticial. La audición es normal. La tríada de Hutchinson[56] de la sífilis congénita comprende dientes en destornillador, ceguera y sordera.

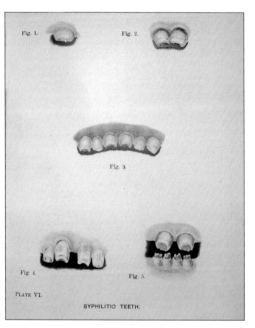

321 Dientes de Hutchinson. Ilustración original de los dientes de Hutchinson que muestra diferentes aspectos, dependiendo del estado de desgaste de las piezas dentales. *(Syphilis, J. Hutchinson, 1887.)*

---

[55] Sir Jonathan Hutchinson, cuáquero, cirujano del London Hospital que desempeñó cargos en diferentes especialidades; 1828-1913. Al final de su vida apoyó convincentemente la idea de que la lepra estaba causada por la ingestión de pescado podrido. Hutchinson J. Report on the effects of infantile syphilis in marring the development of the teeth. *Tr. Path. Soc.* (Londres), 1858, **9**: 449-55.

[56] Hutchinson J. On the different forms of inflammation of the eye consequent to inherited syphilis. *Oph. Hosp. Rep.*, 1858, **1**: 191-203, 26-44; 1859, **2**: 54-105; 1860; **3**: 258-83.

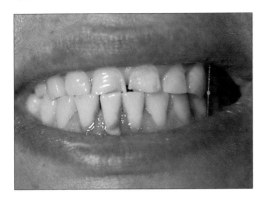

Interior de la boca

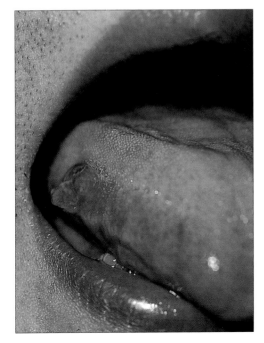

322 Erosión del esmalte dental.

Mujer de 125 kg (IMC 48 kg/m^2) a la que se aconsejó una dieta hipocalórica. En aquella época era popular la ensalada de verdura sazonada con salsa de jugo de limón. La paciente bebía un litro de este zumo al día y el ácido erosionó el esmalte dental. Se puede observar el mismo aspecto cuando la cocaína es frotada en las encías o aspirada por la nariz y se mezcla con la saliva. La cocaína se obtiene de las hojas de *Erythroxylum coca* mediante un disolvente orgánico y después con ácido clorhídrico para producir cloruro de cocaína, que al mezclarse con la saliva se convierte en un ácido fuerte de pH 4,5, capaz de disolver el fosfato cálcico de hidroxiapatita de los dientes[57]. En la bulimia nerviosa, los vómitos autoinducidos pueden conducir a la erosión del esmalte dental por el jugo gástrico.

323 Mordedura en la lengua.

Úlcera bucal traumática. El paciente ingresó en un servicio de urgencias con confusión, letargia y una herida en la lengua. Fue dado de alta con el diagnóstico de gripe. No se reconoció el significado de la mordedura lingual: una crisis de gran mal. El diagnóstico de encefalitis viral no se estableció hasta que el paciente sufrió otras dos crisis convulsivas.

[57] Krutchkoff y cols. Cocaine induced dental erosions. *N. Eng. J. Med.*, 1990, **322(6)**: 1408.

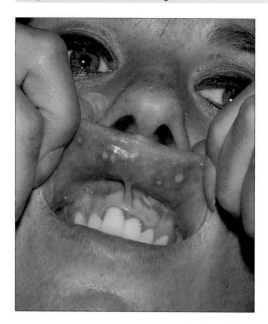

324 Úlceras recurrentes. Estas lesiones son comunes y aparecen en el 10-30% de los individuos. Se desconoce la causa. En las mujeres es frecuente que las aftas menores coincidan con cada período menstrual.

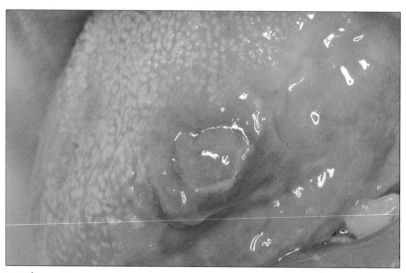

325 Úlcera aftosa menor. La lesión es dolorosa, con fondo amarillo y borde eritematoso elevado, y dura 4-10 días. Entre las restantes causas se incluyen los traumatismos.

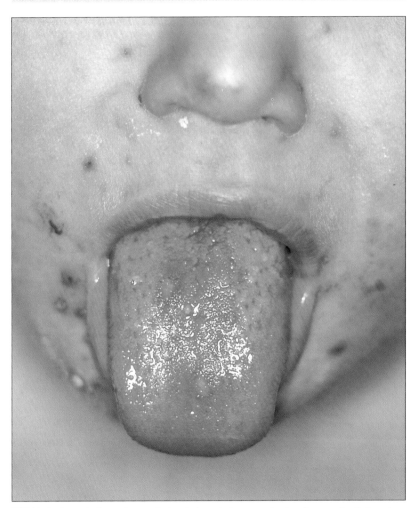

326 Varicela en la boca. Las vesículas de la varicela se pueden localizar en el paladar y la lengua, y su aspecto es similar al de las aftas menores. Otras causas son virus como el del herpes simple, infecciones bacterianas, síndrome de Behçet[58], neoplasias, trastornos hematológicos, reacciones a fármacos y ciertas enfermedades cutáneas (liquen plano, pénfigo ampolloso y eritema multiforme).

---

[58] Halushi Behçet, dermatólogo turco, 1889-1948. Über rezidiverende Aphthöse durch ein Virus verursachte Geschwüre am Mund, am Auge und am den Genitalien. *Dermatol. Wschr.*, 1937, **105**: 1152-7. Úlceras de la boca y los genitales y uveítis.

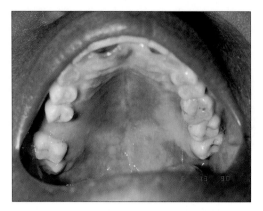

327 Pigmentación palatina. El examen poco profundo de la boca pasará por alto indicios en el paladar. Este paladar negro con manchas pigmentadas normales no se debe confundir con el sarcoma de Kaposi del paladar duro (*v.* **328**).

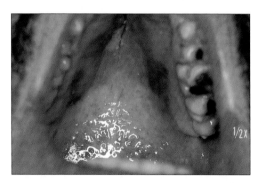

328 Sarcoma de Kaposi del paladar duro. Coloración roja oscura en el paladar duro y una mancha blanca de candidiasis que deben sugerir inmunosupresión. En las personas de raza negra, el exantema rojo oscuro parece negro (*v.* **808, 809**), y lo mismo sucede con el color rojo oscuro del sarcoma de Kaposi[59] en el paladar. Ésos son dos indicios bucales del síndrome de inmunodeficiencia adquirida (SIDA). El tercer indicio es la leucoplasia velluda (*v.* **349**). El herpes y la estomatitis pueden ocurrir también en el SIDA.

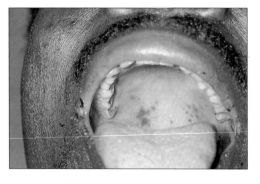

329 Émbolos en el paladar duro. Todas las petequias tienen el mismo aspecto, pero las de la boca se pasan por alto con frecuencia. La septicemia ha conducido a embolias en el paladar.

---

[59] Moritz Kaposi-Kohn, dermatólogo húngaro, 1837-1902. Kaposi M. Idiopathisches multiples Pigmensarkom der Haut. *Arch. Derm. Syph.* (Berlín), 1872, **4**: 265-73.

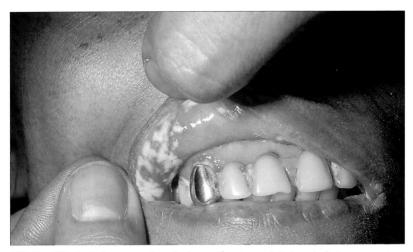

330 Candidiasis de la mucosa bucal y las encías. La candidiasis oral afecta a personas inmunosuprimidas. En el síndrome de inmunodeficiencia adquirida (SIDA) aparecen infecciones a medida que disminuye el recuento de células CD4, comenzando con el herpes zóster para seguir después con herpes simple, tuberculosis, candidiasis oral, sarcoma de Kaposi, neumonía por *Pneumocystis*, micobacterias atípicas y criptosporidiosis, conforme el recuento continúa reduciéndose.

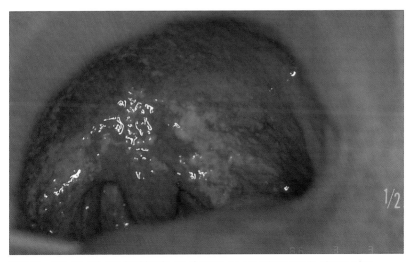

331 Candidiasis del paladar blando en el asma. La candidiasis puede afectar a las personas inmunocompetentes. Este caso corresponde a un paciente asmático que inhalaba coticosteroides, ¡sin enjuagarse después la boca!

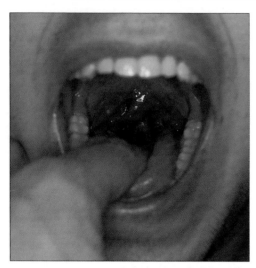

332 Amigdalitis aguda. Las bacterias y los virus pueden producir el mismo aspecto inflamado, y el cultivo es el único método seguro para diferenciarlos, a menos que exista un exantema de escarlatina en la cara.

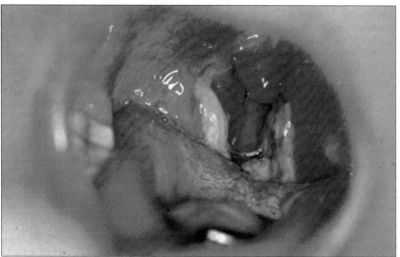

333 Difteria de las fauces: índice de sospecha alto. La membrana gris-amarillenta se forma sobre una amígdala y puede extenderse para afectar a las dos, con borde fruncido rodeado por una banda estrecha de inflamación. La difteria puede producir un aspecto similar al de cualquier otra amigdalitis, con escasa irritación. La toxina se absorbe en esa zona para lesionar órganos distantes, tales como el corazón, los nervios periféricos y los riñones. El individuo no inmune (prueba de Schick positiva) se encuentra en el grupo de riesgo, mientras que el inmune puede no mostrar efectos. Esta enfermedad es común en algunos países subdesarrollados y su incidencia está aumentando en Rusia.

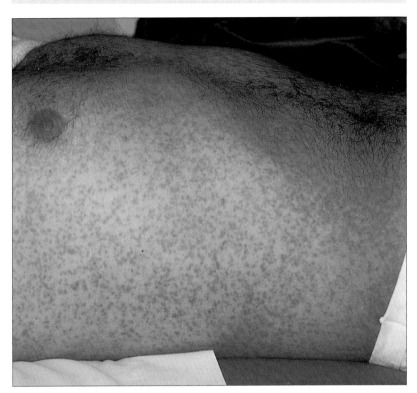

334 Ampicilina en la infección por el virus de Epstein-Barr (VEB)[60]. La faringitis de la mononucleosis, debida a una infección primaria por el virus de Epstein-Barr, suele afectar a los adolescentes de nivel socioeconómico más elevado, que han evitado el contagio durante la infancia. Puede ocurrir que se trate con ampicilina, que no proporcionará mejoría. La aparición subsiguiente de un exantema maculopapular irritativo sugiere el diagnóstico, ya que la hipersensibilidad al fármaco es más frecuente en presencia de mononucleosis infecciosa. La infección por VEB se puede asociar con linfoma de Burkitt[61] y otros linfomas en pacientes inmunocomprometidos, ciertos linfomas de células T, carcinoma nasofaríngeo indiferenciado y leucoplasia velluda oral (v. **349**).

---

[60] Epstein MA, virólogo británico nacido en 1921. Barr YM, virólogo australiano, siglo XX.
[61] Dennis Burkitt, cirujano británico, 1911-1993. Burkitt DA. Sarcoma involving the jaws in African Children. *Brit. J. Surg.*, 1958, **46**: 218-23.

LENGUA

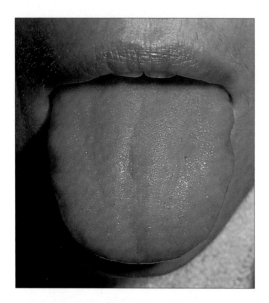

335 Lengua normal. Rosada —hemoglobina 14 g/dl—, limpia, húmeda y simétrica, con papilas fungiformes normales y algunas papilas rojas prominentes diseminadas por la parte anterior.

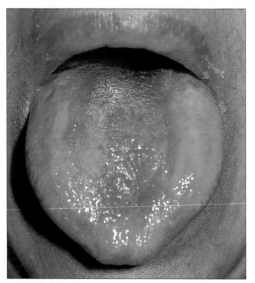

336 Lengua normal. Muchas personas consideran el aspecto de la lengua como un barómetro del medio ambiente interno. Un tapizado lingual se suele deber a sustancias chupadas, masticadas o inhaladas. El tabaco del cigarrillo o la pipa produce este color pardo característico.

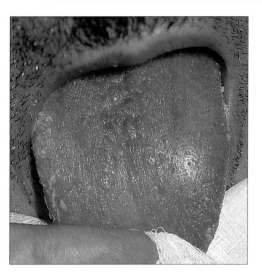

337 Lengua seca deshidratada. La deshidratación y la respiración oral pueden conducir a desecación del moco sobre la lengua.

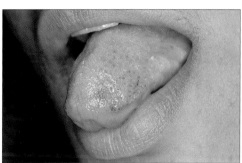

338 Lengua velluda. El color negro de la lengua se puede deber a crecimiento de *Aspergillus niger.*

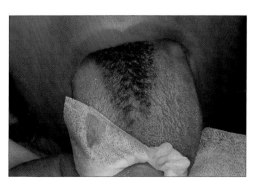

339 Lengua velluda, ¡más velluda todavía! El crecimiento de *Aspergillus niger* puede ser abundante y motivo de ansiedad para el paciente. Sólo es necesario tranquilizarlo.

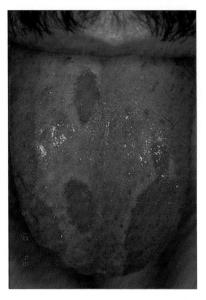

340 Lengua geográfica. Puede seguir diversos patrones, como un mapa primitivo, pero esta glositis migratoria benigna es inocua. Se observa una pérdida de las papilas filiformes en las áreas afectadas, las cuales se atrofian cuando existe una lesión de la cuerda del tímpano, que conduce la sensibilidad gustatoria de los dos tercios anteriores de la lengua.

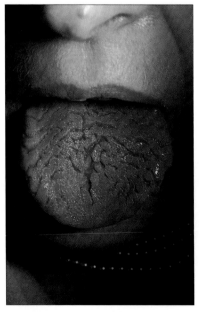

341 Lengua escrotal o fisurada. Existen fisuras profundas en la lengua, pero se trata de una variante normal.

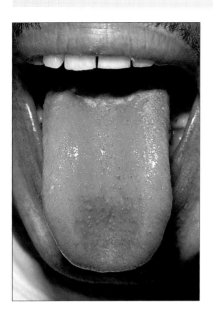

342 Atrofia de las papilas. La atrofia de las papilas filiformes puede producir este aspecto de glositis atrófica, que es normal. Compárese con **346**, claramente anormal.

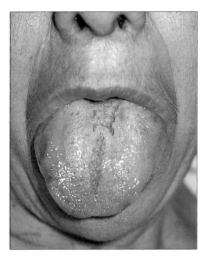

343 Lengua grande (macroglosia). La lengua puede parecer grande en una boca pequeña. La indentación producida por las piezas dentales se ve normalmente, pero debe hacernos pensar. Las causas incluyen síndrome de Down[62], cretinismo, linfangiomas y hemangiomas en los niños, y en los adultos hipotiroidismo, tumores, infiltración amiloidea y acromegalia (el diagnóstico de este paciente).

---

[62] John Langdon Haydon Down, médico inglés, 1828-91. Down JL. Marriages of consanguinity in relation to dege-neration of race. *Lond. Hosp. Clin. Lect. Rep.*, 1866, **3**: 224-36. Down JL. Observations on an ethnic classification of idiots. *Lond. Hosp. Clin. Lect. Rep.*, 1866, **3**: 259-62.

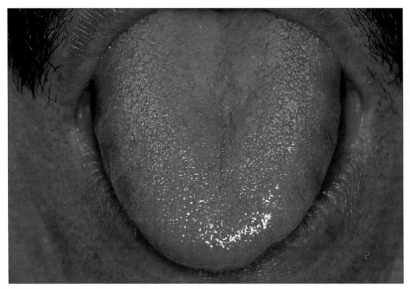

344 Macroglosia. El día de Nochebuena un ingeniero de sonido acudió a consultar con quejas de que roncaba, y presentó una grabación en cinta magnetofónica de los ruidos para demostrarlo. Tenía ronquera y letargia, facciones impasibles y lengua grande que llenaba la abertura de la boca, es decir, todas las características del **hipotiroidismo** clásico.

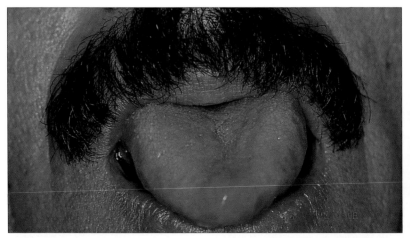

345 Macroglosia: paciente de la figura 344 tras el tratamiento. Siete meses después, tratado con tiroxina, ya no roncaba, había adelgazado y estaba activo. La lengua era menor.

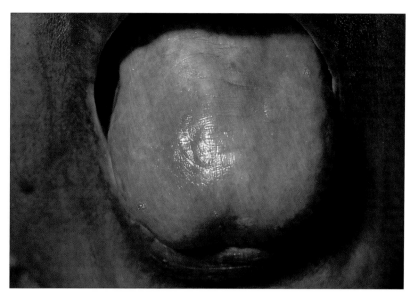

346 Glositis. El aspecto liso, desnudo y rojo es anormal y se observa en la deficiencia de hierro y vitamina B$_{12}$, la pelagra y la malnutrición.

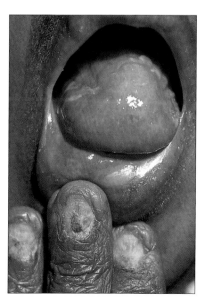

347 Glositis erosiva. El aspecto liso, desnudo y rojo se observa también en asociación con algunas enfermedades cutáneas. Las uñas han sido destruidas y existe una glositis erosiva grave e inflamación bucal en este caso de **liquen plano**.

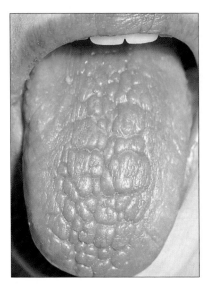

348 Lengua seca. La falta de saliva se puede deber a deshidratación por pérdida de líquido, respiración oral o déficit de secreción. El **síndrome seco** —xerostomía— es un componente del síndrome de Sjögren (*v.* **302**).

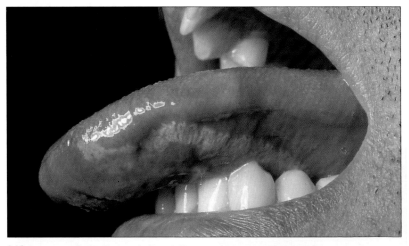

349 Lengua velluda. El virus de Epstein-Barr latente en los receptores de la mucosa paraqueratinizada de los lados de la lengua se multiplica activamente en las personas infectadas por el virus de la inmunodeficiencia humana (VIH). El epitelio aparece irregular y «velludo», con bordes blancos verticales en el margen lateral. Éste es el aspecto de la **leucoplasia velluda**. La lesión no es premaligna, pero constituye un indicio importante sobre el desarrollo futuro del síndrome de inmunodeficiencia adquirida (SIDA).

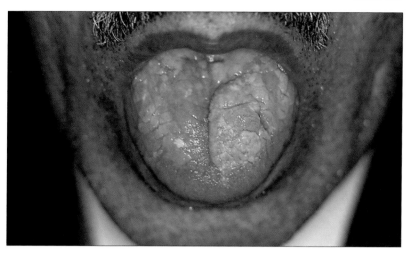

350 Lengua fisurada. Lengua fisurada con placas blancas de **leucoplasia** (*v.* **313**).

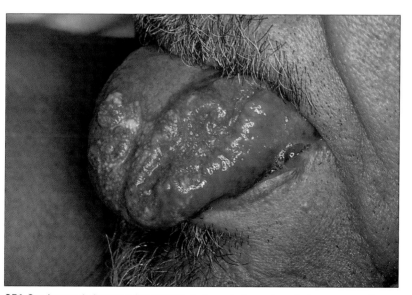

351 Carcinoma de lengua y leucoplasia. La leucoplasia puede evolucionar a un carcinoma. Este fumador de pipa y de opio presentaba una úlcera lingual dolorosa con **leucoplasia**. La biopsia confirmó el diagnóstico de **carcinoma**.

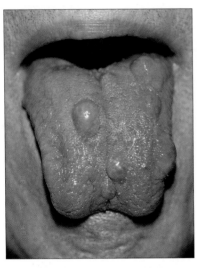

352 Hemangiomas de la lengua. Los hemangiomas pueden ser una causa de aumento de tamaño y proporcionar una pista sobre el origen de las hemorragias en otros lugares del tracto gastrointestinal.

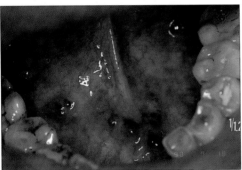

353 Telangiectasias en el suelo de la boca. Lesiones capilares circunscritas telangiectásicas maculares en la boca, que pueden asociarse con el angioqueratoma rojo cereza del escroto, un hallazgo frecuente en los ancianos.

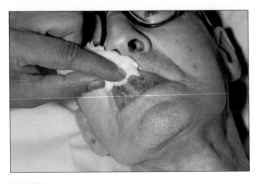

354 Telangiectasias en la boca y las mejillas (enfermedad de Osler-Weber-Rendu). Esta enfermedad cursa con telangiectasias en la lengua y las mejillas (v. 46), que no deben confundirse con lesiones capilares circunscritas telangiectásicas maculares de la boca.

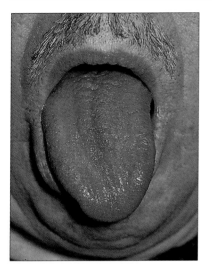

355 Lengua desviada. Desviación hacia el lado paralítico, por el efecto no antagonizado del lado normal. La lesión tipo motoneurona superior (MNS) de la lengua produce desviación ligera, mientras que las lesiones MNS bilaterales originan una lengua aparentemente espástica y pequeña. Entre sus causas se incluyen la hemiparesia profunda y, en los casos bilaterales, parálisis seudobulbar y esclerosis lateral amiotrófica.

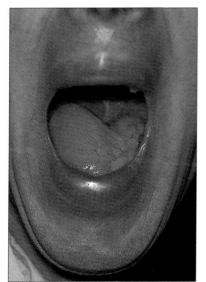

356 Lengua desviada. La lesión del hipogloso (par craneal XII) tipo motoneurona inferior produce una atrofia espectacular que se observa con la lengua apoyada en el suelo de la boca.

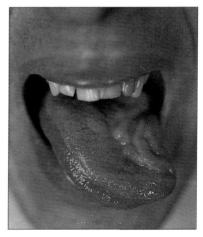

357 Desviación espectacular de la lengua. Desviación hacia el geniogloso paralizado. Las lesiones unilaterales del hipogloso tipo motoneurona inferior (MNI) se pueden deber a traumatismo, heridas por arma de fuego, lesiones troncoencefálicas, siringobulbia y tumores u otras masas en la base del cráneo (*v.* **209**). Las lesiones MNI bilaterales son una manifestación de la parálisis bulbar progresiva.

MANO

¡El darse la mano es un acontecimiento activo! Una ocasión para evaluar características físicas como perfusión periférica y gasto cardíaco, mientras se obtienen indicios de la historia social mediante observación e interrogatorio. «Veo que es usted zurdo», cuando lo más frecuente es ser diestro, proporciona la oportunidad de impresionar al paciente y ganarse así su confianza.

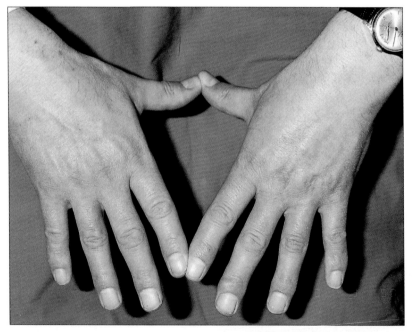

358 Hemisferio dominante. ¿Cómo puede adivinarlo? La mayoría de las personas lleva el reloj en el lado no dominante, por lo que este individuo podría ser diestro, pero suele existir una callosidad confirmadora en el lado medial del dedo corazón, donde se apoya el bolígrafo (v. **359**), y aquí asienta en el dedo medio *izquierdo*. Una contradicción, puesto que el reloj también está en ese lado. El paciente estaba acostumbrado a usar el martillo con la mano derecha, así que decidió llevar el reloj en la muñeca izquierda.

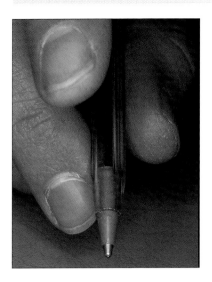

359 Sujeción del bolígrafo. Muchas veces se puede ver un callo en el lado medial de la falange distal del dedo corazón.

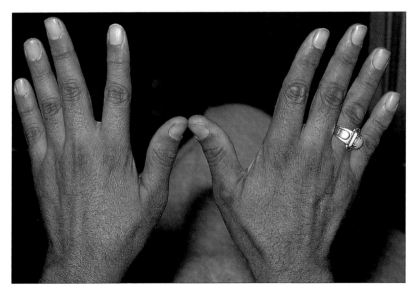

360 Profesión: sastre. Este sastre diestro usa las grandes tijeras con la mano derecha y tiene un callo sobre la articulación metacarpofalángica del pulgar y otro en la articulación interfalángica proximal del dedo anular, donde se apoyan los «ojos» del mango de las tijeras.

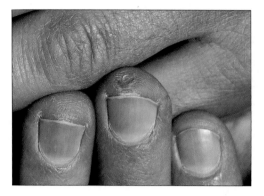

361 Profesión: guitarrista. Los dedos de la mano izquierda ejercen presión sobre las cuerdas del instrumento contra el mástil entre los trastes, para acortarlas y cambiar las notas. Existe un callo «laboral» en la punta del dedo.

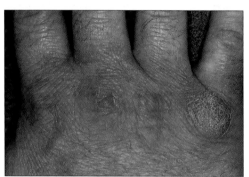

362 Aficiones: culturista. Este fanático de la forma física notó que le dolían las muñecas después de hacer 100 flexiones, por lo que apoyaba el peso del cuerpo en los puños cerrados y se le formaron callos en los nudillos.

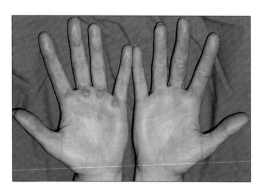

363 Deportes: remera. Esta deportista de elite muestra los callos palmares del remero. «...La diferencia entre ambas manos se debe a que yo remaba sobre todo en el lado de babor. La mano derecha se emplea como un gancho para tirar del remo, y la izquierda se usa para girarlo. Por tanto, existe más fricción en el lado izquierdo. La pala queda a la izquierda. Cuando se mira hacia la parte posterior de la embarcación, donde se sienta el timonel, el lado izquierdo es el de babor de la embarcación.» *¡Se enterará usted de muchas cosas si pregunta!*

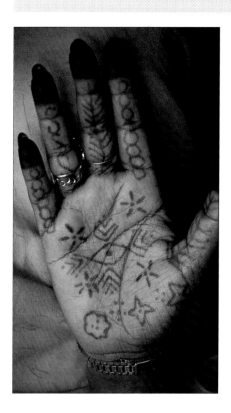

364 Colores cosméticos.
Efecto de la henna[63], un
colorante vegetal usado para
teñir el pelo y decorar la piel.
Permite formar dibujos muy
elaborados. Esta sustancia se
empleaba para aumentar la
resistencia de la piel en los
pescadores de perlas del Golfo
Arábigo, teñir el pelo de los
ancianos o como un remedio de
aplicación local contra las
cefaleas. Sobre las uñas tiñe en
vez de recubrir, por lo que es
preferida al esmalte por los
musulmanes devotos que desean
lavarse antes del rezo: la henna
produce una coloración
«permeable» al agua y permite la
limpieza antes del rezo. El tiempo
transcurrido desde la aplicación
se puede evaluar por la cantidad
de uña sin teñir que ha crecido.
En las palmas de las manos, que
pueden mancharse al teñir
el pelo, el observador inexperto
puede ver pigmentación de los
pliegues palmares y pensar en
un aumento del nivel de
hormona adrenocorticotrópica
(ACTH). Los tintes modernos,
como la parafenilendiamina, se
pueden mezclar con henna para
acelerar el proceso de secado,
con riesgo de sensibilización. La
henna no sensibiliza.

---

[63] Las hojas y los tallos jóvenes del arbusto oriental al-henna, el aligustre egipcio. «Aunque la alcanna es verde, tiñe con rapidez las uñas y otras partes de rojo duradero.» Sir Thomas Browne. *Pseud. Epid,* 1646, p. 383.

PACIENTES CON ALTERACIONES EMOCIONALES, TRASTORNOS MENTALES O ADICTOS

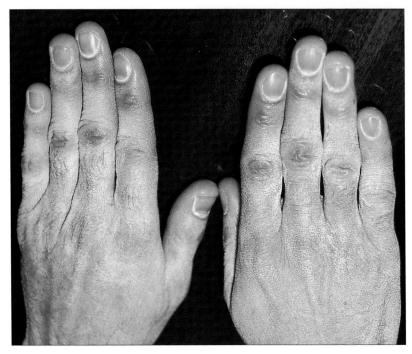

365 Manos secas desengrasadas. Un efecto de la limpieza excesiva. Varón con cólico abdominal recurrente crónico y períodos alternantes de diarrea y estreñimiento (colon irritable), pero que no mencionó las alteraciones de las manos, que aparecían secas y desengrasadas. Al abrir la puerta, utilizó un pañuelo de papel para coger el pomo. La preocupación por los gérmenes hacía que se lavase las manos cada hora y se enjuagase con un desinfectante diluido. Sus temores aumentaron con la difusión del síndrome de inmunodeficiencia adquirida (SIDA), y al volver a leer las instrucciones decidió usar el desinfectante sin diluir. Esto es una **neurosis obsesiva-compulsiva oculta**. En algunos casos las manos aparecen rojas e irritadas, y si la obsesión se extiende a la limpieza del hogar pueden formarse callos por uso de la escoba[64].

---

[64] Tarsh MJ. Obsessive compulsive neurosis—washing, cleaning and raw red hands. *Br. Med. J.*, 1990, **300**: 888.

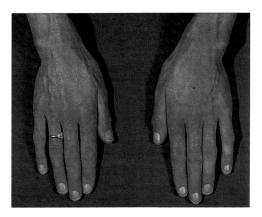

366 Anorexia nerviosa. La sensibilidad aumentada al frío se refleja en la piel seca, fría y lívida.

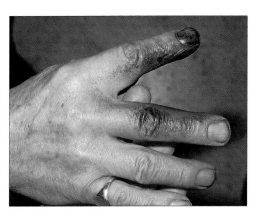

367 Adicción: nicotina. Sesenta cigarrillos diarios producen una tinción evidente; incluso 5-10 pitillos al día pueden olerse en los dedos.

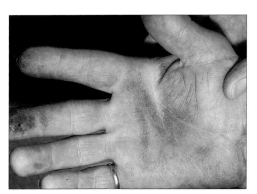

368 Adicción: nicotina. Se puede producir tinción de la palma de la mano si el cigarrillo se sostiene entre los dedos con el extremo encendido hacia la palma y el humo fluye por ella. Se observa tinción palmar similar después de emplear henna para decoración o aplicarla en la cabeza para teñir el pelo.

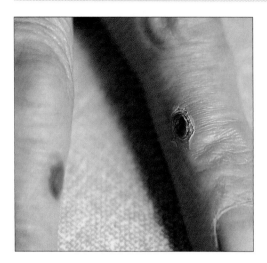

369 Quemadura por cigarrillo y su significado. Localización típica en el punto donde se sostiene el pitillo, que arde inadvertidamente, produciendo una quemadura por contacto en los dedos opuestos. Ésta es una quemadura de tercer grado. Las ampollas son comunes, ¡pero esta quemadura de grosor completo requiere anestesia! El estado de coma por alcohol o drogas constituye una causa común.

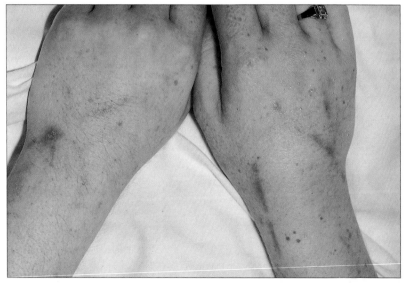

370 Adicción: tatuajes y drogas. Las punciones venosas repetidas conducen a tatuaje de la piel sobre las venas y las muñecas en un adicto a la heroína. Para no mostrar los estigmas de la adicción, ahora se usan otros lugares. Busque un hoyuelo de piel adherida por punciones repetidas de la vena femoral en la ingle. Los tatuajes decorativos se pueden asociar con contagio de infecciones e hipersensibilidad a los pigmentos.

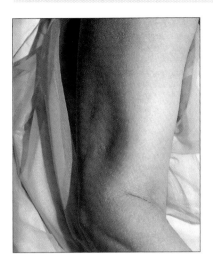

371 Problemas de la terapia. La atrofia grasa (lipoatrofia) en la zona de inyecciones repetidas de insulina puede guardar relación con una reacción alérgica local a las impurezas de esta hormona. Este trastorno se ha hecho menos común con las insulinas puras. La lipohipertrofia se debe a la acción lipogénica directa de la insulina.

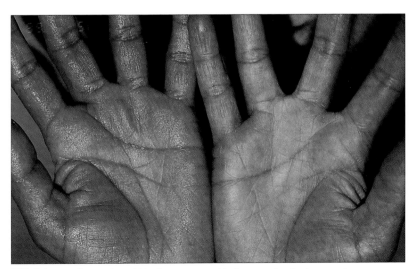

372 Palma sudorosa. Hiperhidrosis en un contable. La mano izquierda, normal pero hiperhidrótica, suda excesivamente. Durante la infancia era castigado porque el sudor borraba la tiza de su pizarrín, ¡con lo que no podía demostrar que había hecho sus sumas! Una vez graduado se sometió a una simpatectomía derecha para no tener que ofrecer a sus clientes una mano sudorosa. La sudoración excesiva puede deberse a sustancias que actúan sobre las glándulas sudoríparas, estimulación de la inervación simpática de las glándulas o hiperactividad de los centros termorreguladores, gustatorios y de la sudoración relacionada con factores mentales/emocionales.

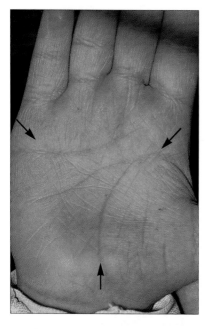

373 Mano corta y ancha. Los cambios de los patrones dermatoglíficos guardan relación con anomalías cromosómicas. Las huellas dactilares están constituidas por crestas espirales, asas y arcos. En las áreas de unión, las crestas forman deltas o trirradios. El ángulo característico producido por el trirradio axial en el centro de la palma y los otros dos pliegues demuestra la palma ancha y corta del síndrome de Down (trisomía 21), con palma muy corta y un solo pliegue transversal. En el síndrome de Klinefelter[65] (47XXY) está disminuido el número de crestas, mientras que en el síndrome de Turner[66] (45X) tiende a estar muy aumentado el recuento total de crestas.

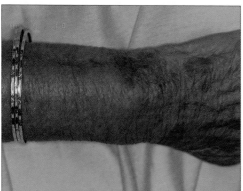

374 Hematomas y pulseras de oro. Los brazaletes de oro golpean la muñeca al mover el brazo. La falta de soporte de tejido conectivo para los vasos sanguíneos conduce a **púrpura senil** y guarda relación con las tensiones de cizallamiento. Es más frecuente en asociación con lesión solar y tratamiento con corticoides.

---

[65] Harry Fitch Klinefelter Jr, médico norteamericano nacido en 1912. Klinefelter HF, Reifenstein EC Jr, Albright F. Syndrome characterised by gynaecomastia, aspermatogenesis without A-leydigism, and increased excretion of follicle stimulating hormone. *J. Clin. Endocr.*, 1942, **2**: 615-27.

[66] Henry Hubert Turner, endocrinólogo norteamericano, 1892-1970. Turner HH. A syndrome of infantilism, congenital webbed neck, and cubitus valgus. *Endocrinology*, 1938, **23**: 566-74.

MANO PIGMENTADA

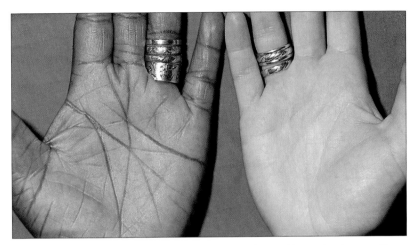

375 Palma de la mano en un sujeto africano y otro de raza blanca. La pigmentación palmar es normal en razas de piel oscura, pero no en la raza blanca. La mujer africana de la izquierda tiene la palma oscura y con pliegues pigmentados. Los pliegues aparecen pigmentados en los indios y rosados en los individuos de raza blanca.

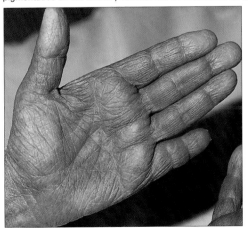

376 Síndrome de Canada-Cronkhite[67]. Pigmentación difusa de la cara volar de los dedos y las palmas de las manos, distrofia ungueal y alopecia focal (indicadores de poliposis gastrointestinal no hereditaria). La pigmentación no afecta a las mucosas. El cuadro se puede complicar con diarrea y malabsorción.

---

[67] Wilma Jeanne Canada, radióloga norteamericana, siglo XX; Leonard W. Cronkhite Jr, médico norteamericano, siglo XX. Generalised gastrointestinal polyposis. An unusual syndrome of polyposis, pigmentation, alopecia and onychotrophia. *N. Eng. J. Med.*, 1955, **252**: 1011-15.

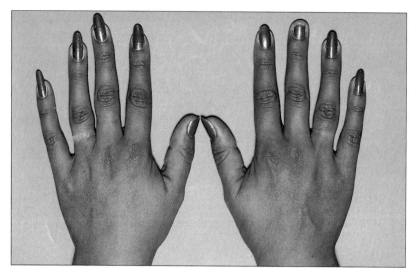

377 Chica con bronceado solar: 1. Las manos están bronceadas. Obsérvese la piel blanca bajo los anillos en ambos dedos anulares. Los nudillos son oscuros. La paciente es probablemente diestra, ¡por simple probabilidad y porque las uñas de los dedos índice y corazón son más cortas en el lado derecho!

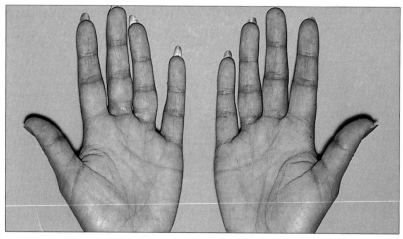

378 Chica con bronceado solar: 2. Los pliegues palmares son oscuros. La insuficiencia adrenocortical con exceso de hormona adrenocorticotrópica (ACTH) conduce a hiperpigmentación.

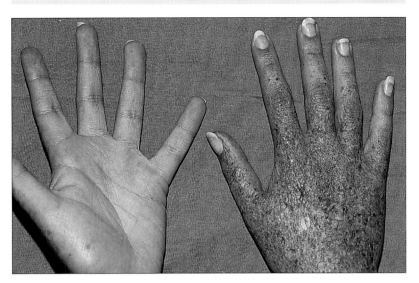

379 Xerodermia pigmentosa. Descrita por Kaposi en 1874[68], es una enfermedad autosómica recesiva, con fotosensibilidad, envejecimiento prematuro de la piel y neoplasias. En contraste con la figura **377**, el dorso de las manos está pigmentado, aunque no se han afectado las palmas. Obsérvense las efélides (pecas) y la sequedad en las superficies expuestas a la luz, que aparecen primero en la cara y las manos. Las efélides varían de color y tamaño; al principio se desvanecen, pero más tarde se hacen permanentes. Con el tiempo aparecen telangiectasias y manchas blancas atróficas. Pueden desarrollarse tumores malignos en fases precoces.

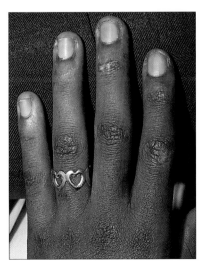

380 Dermatomiositis. Pápulas en los nudillos (pápulas de Gottron[69]) y eritema del lecho ungueal (*v.* **78**). El exantema rojo azulado (en heliotropo) de los nudillos aparece negro en la piel oscura.

---

[68] Kaposi, M, Hebra, F, On diseases of the skin including the exanthemata. Vol. 3 (Tay, W. Trans), *The New Sydenham society*, 1874: 252-8.
[69] Heinrich A Gottron, médico alemán, 1890-1974.

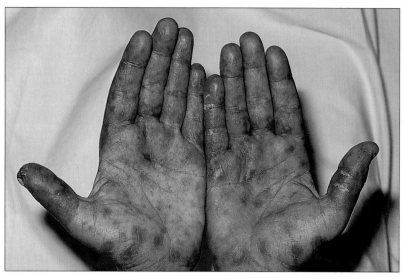

381 Eritema multiforme. Maculopápulas planas de color rojo mate con centro más oscuro (lesiones en iris), más frecuentes en los miembros.

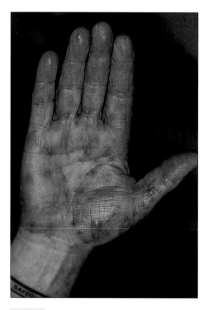

382 Varicela. Después de una operación de hernia, este paciente de 50 años presentó fiebre y más adelante un exantema máculo-pápulo-vesicular, con todas las fases visibles en una zona. Varicela en un paciente positivo para el virus de la inmunodeficiencia humana (VIH).

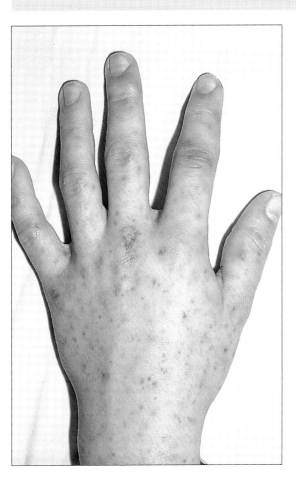

383 Vasculitis cutánea: púrpura de Henoch-Schönlein[70] o anafilactoide. Niña con dolor abdominal, artralgia y exantema purpúrico palpable que tiende a formar vesículas. Los brazos, las piernas y los tobillos se vieron afectados por una púrpura no trombocitopénica con urticación relacionada con la formación de inmunocomplejos frente a diversos estímulos. No se encontró sangre en la orina.

---

[70] Eduard Heinrich Henoch, médico alemán, 1820-1910. Henoch HH. Über den Zusammenhang von Purpura un Intestinalstörungen. *Berlin Lin. Wschr.*, 1868, **5**: 517-19. Johann Lukas Schönlein, 1792-1864. *Allgemeine und spezielle Pathologie und Therapie Würzburg.* Etilinger, 1832.

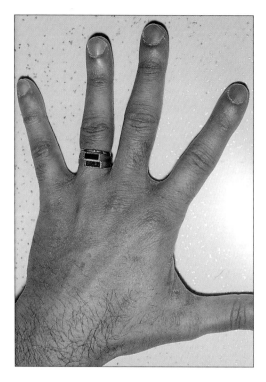

384 Sarna. Abogado con un exantema pruriginoso. Las membranas interdigitales y los pliegues de las muñecas pueden albergar el ácaro de la sarna *Sarcoptes scabiei*, que produce surcos visibles en la superficie anterior de la muñeca y entre los dedos. Una vesícula en la base del pulgar corresponde al final de un surco. El parásito deposita sus huevos en los surcos y muere. Las larvas emergen de los huevos a los 3-4 días y se abren camino hasta la superficie. En el 85% de los pacientes varones los ácaros se localizan en las manos y las muñecas, y el 30-40% en los codos, los pies, los tobillos y los genitales. En las mujeres se afectan principalmente las palmas de las manos y los pezones.

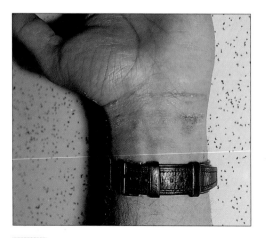

385 Sarna. Las lesiones asientan en los pliegues, *no* bajo la correa del reloj.

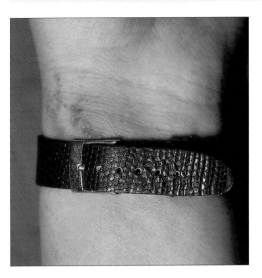

386 Alergia al níquel de la hebilla de la correa del reloj. La sarna mostrada en la figura **385** no se debe confundir con la **dermatitis alérgica por contacto** junto a la hebilla de níquel. El níquel es un sensibilizador común, sobre todo en las mujeres, que desarrollan hipersensibilidad a las joyas o broches de los vestidos. Este metal puede estar presente incluso en los detergentes.

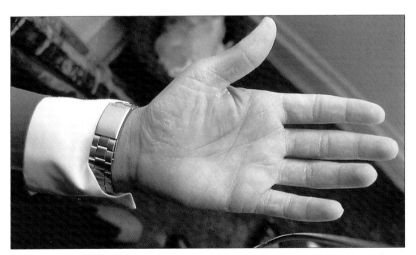

387 Hiperqueratosis palmar. El hombre no puede actuar en ausencia de fricción con el medio ambiente. La fricción de baja intensidad produce hiperqueratosis con formación de callosidades, liquenificación y pigmentación, mientras que la fricción súbita de alta intensidad origina ampollas. La hiperqueratosis puede guardar relación con enfermedad o heredarse con carácter autosómico dominante, en forma de **queratodermia palmar difusa** o **tilosis**. Es difusa, lisa, uniforme y puede fisurarse. La queratodermia adquirida que aparece en épocas avanzadas de la vida puede guardar relación con el carcinoma gástrico o bronquial.

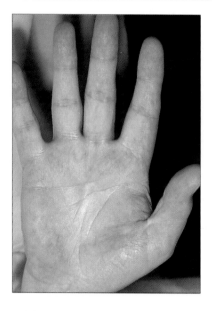

388 Eritema palmar: palma húmeda rosada. El eritema palmar con exageración del color rosado normal puede carecer de significado patológico y se observa en las embarazadas y las pacientes que toman estrógenos. También se ve en la tirotoxicosis y en la hepatopatía crónica. El fruncimiento ligero de la palma se debe a una **contractura de Dupuytren**[71] leve. La sudoración refleja el nerviosismo del paciente después de explicarle la técnica de biopsia hepática.

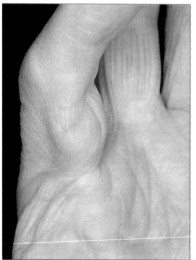

389 Contractura de Dupuytren. Deformidad en flexión de la articulación interfalángica proximal por acortamiento y engrosamiento de la fascia palmar. Afecta al 2-6% de la población y se hace más frecuente al aumentar la edad. Puede tener carácter familiar.

---

[71] Baron Guillaume Dupuytren, cirujano francés, 1777-1835. Dupuytren G. De la rétraction des doigts par suite d'une affection de l'aponéurose palmaire. Operation chirurgicale, qui convient dans le case. *J. Univ. Hebd. Méd. Chir. Prat.* (París), 1833, **5**: 271-3.

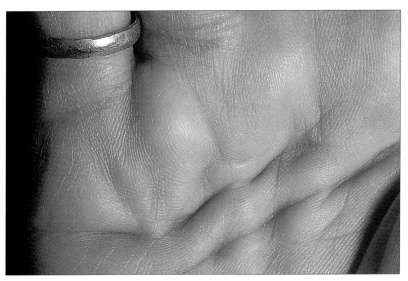

390 Contractura de Dupuytren. Nódulos palpables en la palma de la mano.

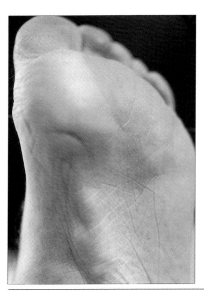

391 Nódulos plantares y contractura de Dupuytren. Los nódulos se pueden palpar también en la planta del pie y asociarse con almohadillas en los nudillos y enfermedad de Peyronie[72]. La frecuencia está aumentada entre los pacientes alcohólicos (cirrosis alcohólica) y diabéticos, que pueden presentar ademas dedos en gatillo y manos rígidas (**quiropatía diabética,** *v.* **402).**

---

[72] François de la Peyronie, médico francés, 1678-1747. Fibrous thickening and curving of the shaft of the penis. De la Peyronie F. Sur quelques obstacles, qui s'opposent a l'éjaculation naturelle de la semance. *Mém. Acad. Chir.* (París), 1743, **1**: 425.

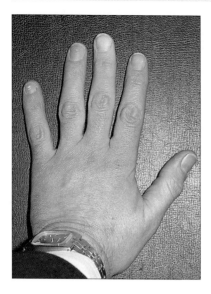

392 Síndrome de Raynaud[73]**: color blanco.** Caso primario, sin enfermedad subyacente. El frío y/o la emoción producen vasospasmo intermitente de las arteriolas en las regiones periféricas de los miembros. Inicialmente, la zona se pone blanca.

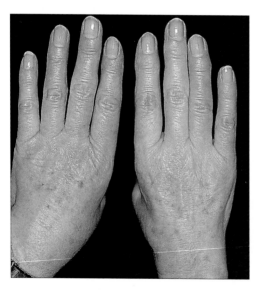

393 Síndrome de Raynaud: color azulado. Caso primario, sin enfermedad subyacente. La zona afectada se vuelve azul después de haberse vuelto blanca.

---

[73] AG Maurice Raynaud, médico francés, 1834-1881. *De l'asphyxie locale et la gangrene symetrique des extremities.* París, 1862. (Tesis.)

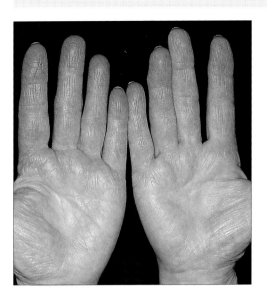

394 Síndrome de Raynaud: color rojo. Caso primario, sin enfermedad subyacente. La parte afectada se pone roja después de azul, y más tarde se normaliza.

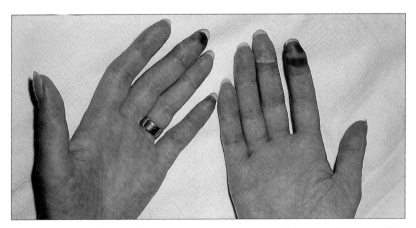

395 Fenómeno de Raynaud y gangrena. Síndrome de Raynaud grave que ha progresado a la gangrena digital. El paciente desarrolló más tarde esclerosis sistémica. Cuando se asocia a una enfermedad subyacente, el síndrome de Raynaud se denomina «fenómeno de Raynaud» o «síndrome de Raynaud secundario». Las causas a considerar incluyen enfermedades autoinmunitarias (p. ej., dermatomiositis, lupus eritematoso sistémico, artritis reumatoide y esclerosis sistémica progresiva), factores laborales (p. ej., máquinas que vibran), síndromes de compresión nerviosa en el estrecho torácico superior y la muñeca, arteriopatías (como tromboangeítis obliterante), fármacos (p. ej., ergotamina) y gammapatías y crioglobulinemias.

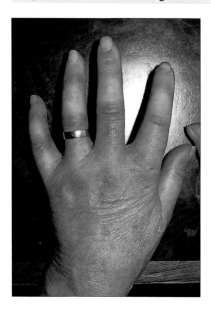

396 Esclerosis sistémica progresiva (ESP). El fenómeno de Raynaud puede preceder en muchos años a la aparición de la enfermedad subyacente. Éste es un fenómeno de Raynaud secundario a esclerosis sistémica en el que existen alteraciones de la ESP constantes (piel rígida y reabsorción de la falange terminal del dedo índice) y cambios vasospásticos intermitentes.

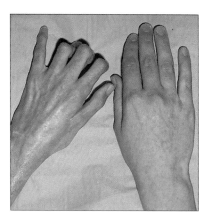

397 Morfea localizada de la mano. La morfea lineal puede afectar a un brazo o una pierna; cuando afecta a ambos suele ser ipsolateral. La esclerosis local se puede extender hacia abajo hasta el hueso y en este caso se han desarrollado contracturas.

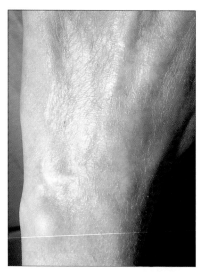

398 Textura de la piel en la morfea localizada del miembro superior. La piel muestra una superficie brillante cérea.

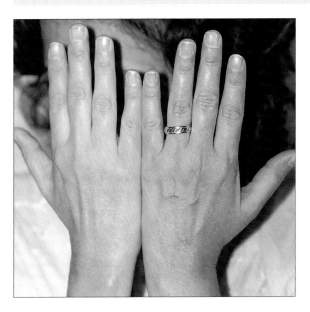

399 Obstrucción venosa en el brazo. La mano izquierda aparece roja en comparación con la derecha y las venas están llenas: ambas manos se encuentran por encima del nivel del corazón. Esta mujer tenía metástasis axilares de un carcinoma de mama, con obstrucción venosa del brazo.

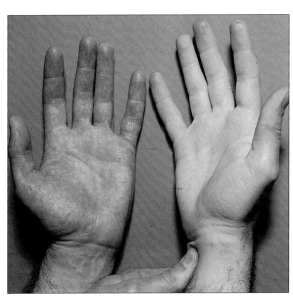

400 Obstrucción arterial en el brazo. En contraste con la figura **399**, aunque el brazo afectado es el mismo, la diferencia de color se invierte en la obstrucción arterial. Las manos se encuentran también por encima del nivel del corazón y el lado afectado está blanco por obstrucción embólica arterial parcial, debida a un aneurisma de la subclavia.

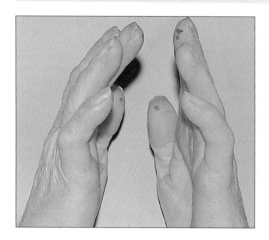

401 Contractura de los meñiques. Deformidad congénita común, evidente desde el nacimiento, no relacionada con parálisis nerviosa y carente de significado, pero que debe diferenciarse de otras anomalías de la mano.

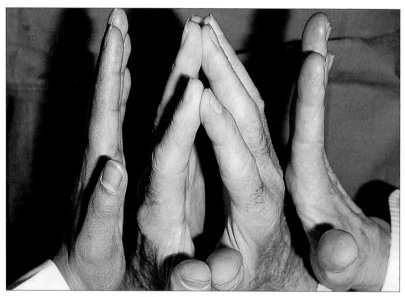

402 Signo de la oración. El paciente (centro) es incapaz de juntar las palmas de las manos y oponer las superficies palmares de los dedos. La piel tiene un aspecto céreo seco. La mano de la izquierda es de un estudiante de 22 años, y la de la derecha, de una enfermera de 55. La **quiropatía diabética** en la diabetes mellitus insulinodependiente (DM1D) de tipo 1 de larga evolución se caracteriza por piel tensa, restricción articular y esclerosis de las vainas tendinosas: tenosinovitis estenosante. Son comunes los dedos en gatillo.

ATROFIA DE LOS MÚSCULOS PEQUEÑOS DE LA MANO

Es posible evaluar indicios importantes en cuestión de segundos.

- **Examine el dorso de las manos.** ¿Existe alguna causa o indicio local, como deformidad por artritis reumatoide o quemaduras? La siringomielia cursa con anestesia.
- **Dé la vuelta a las manos.** ¿Se debe la atrofia unilateral a una lesión en el brazo o la bilateral a una lesión en el cuello o una neuropatía periférica? ¿La atrofia es simétrica o asimétrica? ¿Afecta a la eminencia tenar o a la hipotenar, con distribución correspondiente al nervio cubital o al mediano? ¿Existe deformidad postural característica de las lesiones del mediano, del cubital o de ambos?
- **Examine los ojos.** ¿Existe síndrome de Horner? Eso sitúa la lesión en el cordón inferior del plexo braquial (C8/D1).
- **Observe la cara** En caso de atrofia tenar, ¿tiene el paciente acromegalia o hipotiroidismo? ¿Presenta manifestaciones de distrofia miotónica: calvicie frontal, cataratas y atrofia del esternocleidomastoideo?
- **Examine los pies.** El pie cavo sugiere atrofia muscular peroneal (las manos se afectan más tarde). ¿Existe pie equino unilateral o bilateral? En ese caso, el trastorno se debe a enfermedad de la motoneurona o polineuritis.

FORMA DE LA MANO

Depende de la presencia de:
- Atrofia.
- Hipertrofia de los tejidos blandos.
- Deformidad ósea.
- Postura causada por desequilibrios musculares, que puede ser fija o tetánica.
- Trastornos nerviosos: el **nervio mediano** inerva la parte medial y los músculos tenares, así como los lumbricales primero y segundo; el **nervio cubital** inerva la región cubital y los músculos hipotenares, así como los lumbricales tercero y cuarto y todos los interóseos (inervación segmentaria D1). La lesión de cualquiera de esos nervios produce una postura característica, debida a falta de estabilización de la articulación metacarpofalángica por los lumbricales, lo que permite la hiperextensión de la articulación por los músculos extensores. Así comienza la mano en garra, que se completa por flexión de las articulaciones interfalángicas al desarrollarse contractura de los flexores. Eso conduce a postura en garra de los dedos afectados, un buen indicio visual.

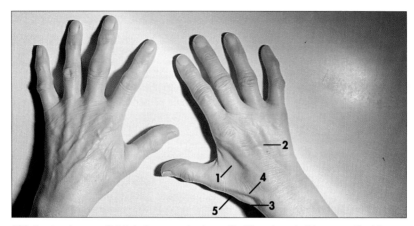

403 Anatomía superficial de la mano. La depresión (1) está producida por atrofia del **músculo primer interóseo dorsal**; están atrofiados todos los interóseos entre los metacarpianos. Eso conduce a formación de canales dorsales (2) y se debe a una artropatía local o bien a una lesión periférica del nervio cubital. No se debe considerar como atrofia la **tabaquera anatómica** (3), una depresión limitada por los tendones de dos músculos: el extensor largo del pulgar (4) y el extensor corto del pulgar (5). El suelo de la tabaquera está constituido por el hueso escafoides. Los osteofitos menores en las articulaciones interfalángicas distales (**nódulos de Heberden**[74]) se deben a enfermedad articular degenerativa. El signo físico mostrado aquí es la **atrofia muscular unilateral de los interóseos inervados por el nervio cubital (D1).**

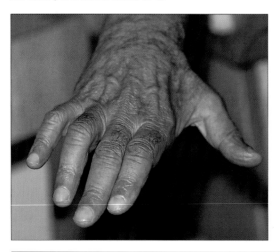

404 Mano en garra parcial por parálisis del nervio cubital. Existen canales dorsales que reflejan la atrofia de los interóseos y extensión ligera de las articulaciones metacarpofalángicas del meñique y el anular, debido a paresia de los lumbricales tercero y cuarto.

---

[74] Sir William Heberden, médico inglés, 1710-1801. Heberden W. *De Nodis Digitorum.* En: *Commentarii De Morborum Historia Et Curatione.* Londres, Payne, 1802.

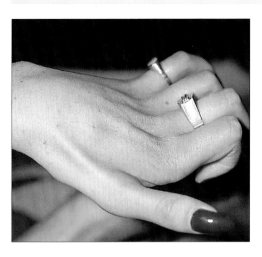

405 Mano en garra («main en griffe»). La paciente sufrió una herida de bala al dispararse el arma que estaba limpiando un amigo. La contractura de los flexores largos de los dedos paralizados (nervios mediano y cubital), con acción sin oposición de los extensores largos en ausencia de estabilización por los lumbricales (nervios mediano y cubital), conduce a extensión de las articulaciones metacarpofalángicas y flexión de las interfalángicas. Parálisis del cubital y el mediano por lesión del cordón inferior del plexo braquial, que provoca mano en garra completa.

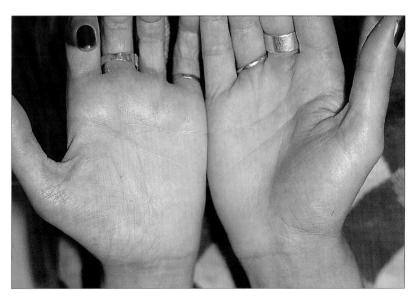

406 Mano en garra. La misma paciente de **405** muestra palma plana de simio con ligera flexión de los dedos. Las articulaciones metacarpofalángicas están algo extendidas y el pulgar rotado hacia afuera, por lo que se sitúa en el mismo plano que los otros dedos. Compárese con la mano derecha.

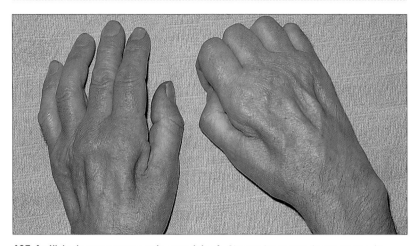

407 Análisis de una postura más compleja: 1. Observe las manos de una en una. La izquierda muestra canales dorsales por atrofia de los interóseos y parálisis cubital. Busque una extensión ligera de las articulaciones metacarpofalángicas del meñique y el anular para confirmar la **parálisis del nervio cubital**. En la mano derecha, la atrofia de los interóseos produce un cuadro de parálisis cubital con flexión del pulgar y los demás dedos.

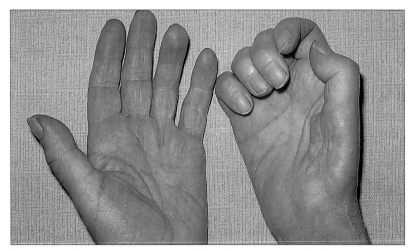

408 Análisis de una postura más compleja: 2. Gire las manos. La izquierda muestra una ligera flexión de los dedos anular y meñique y cierto aplanamiento hipotenar, lo que confirma la sospecha de **mano en garra parcial** o **cubital**. En la mano derecha se observa atrofia tenar e hipotenar, lo que sugiere parálisis de los nervios cubital y mediano; puesto que los extensores largos no parecen actuar, quizá exista además una parálisis del nervio radial.

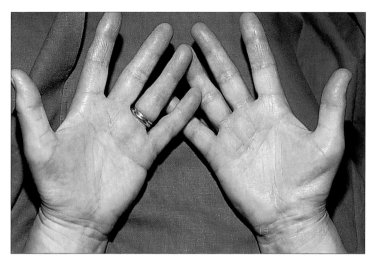

409 Caso breve de examen. Se puede considerar a nivel elemental o avanzado, y la solución se encuentra en las notas a pie de página. Mujer de mediana edad, casada, con piel seca y fina de aspecto céreo. ¿Qué puede deducirse a partir de estos datos?[75] Atrofia evidente de ambas eminencias tenares que afecta al abductor corto del pulgar. ¿Qué podemos añadir ahora?[76] Por tanto, ¿qué debemos buscar?[77] Por ahora tenemos piel seca cérea, extensión limitada y signo de la oración positivo. Cuando la mujer intenta hiperextender los dedos, la tensión de los tejidos causa blanqueamiento de los dedos. Podría sufrir diabetes. ¿Alguna otra cosa?[78] Existe un síndrome del túnel del carpo, que constituye la mitad del diagnóstico. ¿Cuál es la causa?[79] ¿Podría usted relacionar todos los hallazgos? ¿Ha notado usted algo en la periferia? ¡Observe las muñecas![80]

---

[75] La sequedad y la ausencia de sudor podrían deberse a edad avanzada o a neuropatía periférica. ¿Sugiere diabetes mellitus el aspecto seco y céreo?

[76] La diabetes mellitus y la atrofia del abductor corto del pulgar en ambos lados sugieren lesión bilateral del nervio mediano.

[77] La cicatriz por liberación del túnel carpiano. Una lesión bilateral del túnel del carpo con esta intensidad debe llamar la atención y probablemente habrá sido operada. ¡Aquí está! Esto completa el diagnóstico de síndrome del túnel del carpo a nivel elemental.

[78] Los pacientes con quiropatía diabética desarrollan tenosinovitis estenosante, para la que se puede hacer una liberación quirúrgica de la vaina. Se debe buscar la cicatriz, que podría estar en la palma de la mano. Existe una en la mano derecha, en la base de las articulaciones metacarpofalángicas de los dedos corazón y anular. ¡Otra posibilidad confirmada!

[79] ¿Embarazo? La paciente es demasiado mayor; ¿artritis reumatoide o enfermedad articular inflamatoria? No existen tumefacción ni deformidad; ¿acromegalia? Las manos son demasiado delicadas; ¿mieloma o infiltración amiloidea? Quizá, pero constituye una posibilidad rara (el síndrome del túnel del carpo idiopático en personas mayores debe llevar siempre a la búsqueda de alguna forma de amiloidosis, sobre todo la secundaria a mieloma); ¿hipotiroidismo? Podría ser; ¿asociación a enfermedad articular degenerativa? Es posible.

[80] ¡Vitíligo! ¿Asociación a otras enfermedades autoinmunitarias? Existe un dato en favor de hipotiroidismo, que era el diagnóstico principal. Esta mujer padece dos enfermedades autoinmunitarias: diabetes mellitus insulinodependiente (con quiropatía) e hipotiroidismo. También presenta anemia perniciosa y tiene una hermana hipotiroidea. ¡La asociación entre enfermedades autoinmunitarias es frecuente!

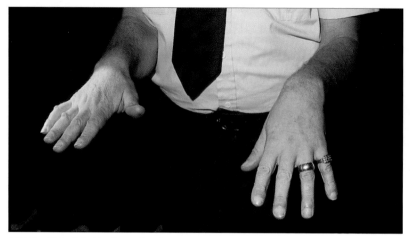

410 Parálisis del sábado noche: 1. La presión de la cabeza de alguien en la cama, las muletas o el quedarse dormido con el brazo sobre el borde de una silla después de una salida nocturna conduce a **parálisis del nervio radial** por compresión en el surco del nervio radial (canal de torsión). Ello provoca mano péndula.

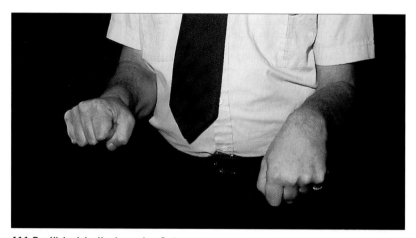

411 Parálisis del sábado noche: 2. También provoca incapacidad para extender los dedos o la muñeca al cerrar el puño, por paresia del supinador largo y los extensores de la muñeca y los dedos. Existe pérdida de sensibilidad en la zona de la base del pulgar y el primer interóseo dorsal. La pérdida de sensibilidad pura y las parestesias con esa distribución se pueden deber a bandas apretadas en la muñeca —quiralgia parestésica—. Si se produce desviación radial de la muñeca con la extensión, debida a paresia del cubital posterior, la alteración radica en el nervio interóseo posterior puramente motor.

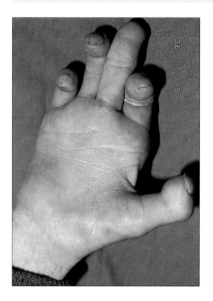

412 Mano de simio trófica (v. 406). La destrucción de la pulpa subcuticular y la falange terminal con cambios tróficos extensos de los dedos refleja la mano anestésica de la **lepra tuberculoide**. En este caso, la anestesia, la sequedad y la parálisis muscular agravada por el uso indebido han conducido a lesiones por traumatismos menores repetidos en las puntas de los dedos en garra.

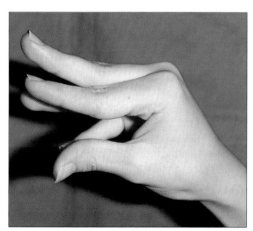

413 Espasmo del carpo: mano de comadrón. Palidez y tetania. Esta chica sufrió un mareo en el colegio, se asustó y comenzó a hiperventilar. El mareo estaba relacionado con una anemia ferropénica. Los dedos están flexionados por las articulaciones metacarpofalángicas, con el pulgar abducido y las puntas de los otros dedos aproximadas. El espasmo del carpo se puede deber a hipocalcemia[81], alcalosis respiratoria con descenso del calcio ionizado en suero o hipomagnesemia.

---

[81] La hipocalcemia se puede deber a: falta de hormona paratiroidea (PTH) en el hipoparatiroidismo hereditario o adquirido; deficiencia grave de magnesio con supresión de la secreción de PTH; ineficacia de la PTH en casos de insuficiencia renal crónica, deficiencia de vitamina D o defecto metabólico; insensibilidad de los órganos terminales en el seudohipoparatiroidismo, o inundación de PTH en casos de hiperfosfatemia, lisis tumoral e insuficiencia renal aguda.

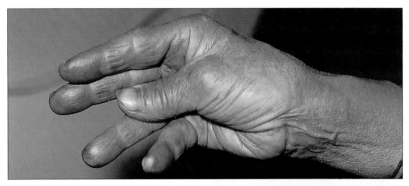

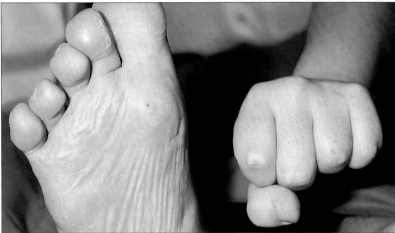

414 (a) Signo de Trousseau[82]. Una prueba para tetania latente como causa de espasmo del carpo. La coloración oscura y las venas distendidas se deben a isquemia del antebrazo por constricción durante tres minutos con el manguito de un esfigmomanómetro. El pigmento palmar es henna. El **signo de Chvostek** de la tetania latente se puede provocar mediante golpeteo del nervio facial que causa un espasmo de la cara. Es fácil de explorar pero inespecífico, ya que se encuentra en el 5% de las personas normales. **(b) Los cuartos metacarpiano y metatarsiano son cortos.** El callo en la planta del pie se debe a transferencia anormal del peso. Estos hallazgos sugieren **seudohipoparatiroidismo**, pero se pueden encontrar en el hipoparatiroidismo idiopático. Las anomalías somáticas comprenden talla baja, cuello corto y metacarpianos y metatarsianos cortos. Existe insensibilidad de los órganos terminales a la hormona paratiroidea. Se puede asociar a hipotiroidismo.

---

[82] Armand Trousseau, médico francés, 1801-67. Observó que un paciente sometido a sangrías por un proceso reumático desarrolló tetania al aplicarle el torniquete en el brazo. *Clin. Med. Hôtel Dieu* (París), 1861, **2**: Baillière París.

ESCRITURA A MANO

La escritura a mano constituye un signo físico y proporciona numerosos indicios, por ejemplo la escritura fonética de una persona disléxica o el cambio gradual con el tiempo en la deficiencia de dopamina.

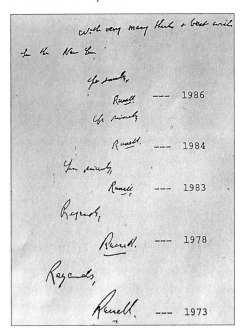

415 Felicitaciones de Navidad y Año Nuevo. La escritura era grande en 1973. A lo largo de los trece años siguientes, las palabras se hacen cada vez más pequeñas y las letras menos redondeadas. En 1983 apareció rigidez y el paciente se jubiló en 1986, época en la que las letras se hacían más pequeñas hacia el final de la frase. Compárese la «e» de «very» al principio y la de «year» al final. Micrografía por acinesia en un caso de **enfermedad de Parkinson**.

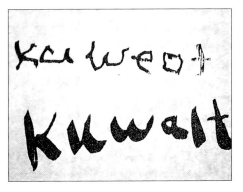

416 Temblor debido a intoxicación por mercurio. El mercurio frotado sobre el cuero cabelludo como tratamiento para la calvicie produjo intoxicación, que se manifiesta por ataxia y temblor. La paciente exhibe temblor fino al escribir su nombre y su país de origen. El temblor ha desaparecido después de dos años con tratamiento.

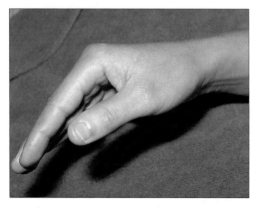

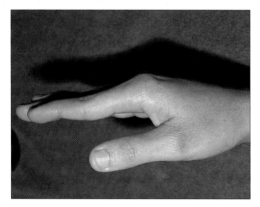

417 Temblor de hacer píldoras. La mano se flexiona por la articulación metacarpofalángica y se extiende por la muñeca con una frecuencia de 1-2 ciclos por segundo; las imágenes muestran el ciclo de movimiento. El temblor de la **enfermedad de Parkinson** aparece primero en reposo y es inhibido por el movimiento, mientras que aumenta con la concentración en una tarea física o mental. Empeora con la ansiedad. El temblor en reposo puede estar causado por ansiedad, tirotoxicosis o alcohol, y también existe un temblor esencial benigno. El temblor con los movimientos puede ser esencial o causado por enfermedad cerebelosa, además de por deficiencia de dopamina.

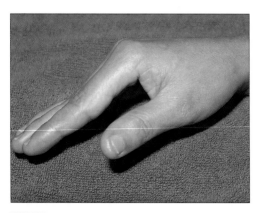

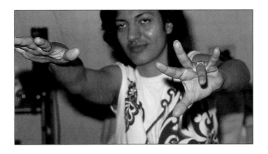

418 Corea reumática o de Sydenham[83]. Produce movimientos variables involuntarios cuando se pide al paciente que mantenga los brazos extendidos y quietos. Obsérvense la flexión de los dedos, la desviación de la cabeza y la pronación de la mano. Los movimientos son imprevisibles, vivos, súbitos, sin finalidad y se acompañan de muecas. Esta enfermedad comienza varios meses después de una infección estreptocócica, afecta a los niños y los adolescentes y es más común en las mujeres que en los varones. Se desarrolla de forma insidiosa y puede ser generalizada. Se resuelve a lo largo de semanas.

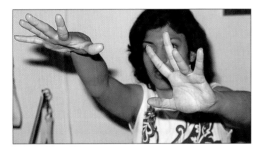

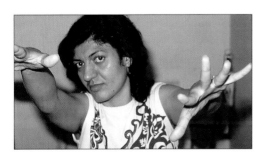

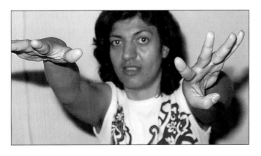

[83] Corea, del griego «baile». El baile de San Vito era probablemente una manifestación histérica que se extendió por Europa durante el siglo XV (coreomanía o locura del baile) y más tarde se asoció a una enfermedad conocida por ese nombre. Sydenham escribió en 1686... *in quae chorea Sancti Viti vulgo appellatur...*

MANO INFLAMADA

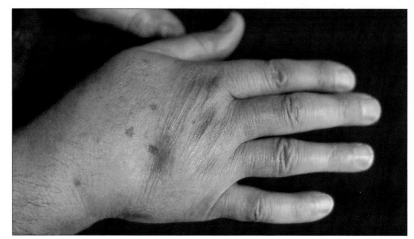

419 Manos hinchadas, con pérdida de vello que muestra aspecto de césped segado.
Este hombre tenía las manos hinchadas y estaba preocupado por la pérdida de vello en el
dorso. La falta de tiroxina conduce a alopecia y un aspecto curioso de césped segado. Sufría
hipotiroidismo severo; el edema reflejaba el aumento de permeabilidad capilar y desapareció
tras ocho semanas de tratamiento con tiroxina.

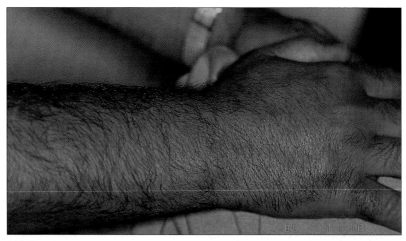

420 Hipotiroidismo. El vello volvió a crecer después de seis meses de tratamiento con
tiroxina (v. **344** y **345**)

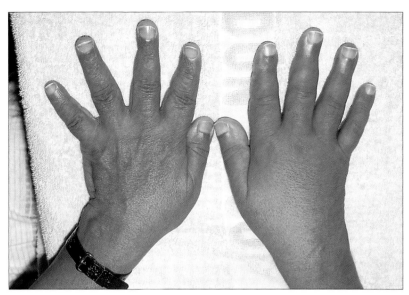

421 Brazo hemipléjico. La combinación de postura pendiente y falta de masaje muscular de los linfáticos puede hacer que el brazo inmóvil se hinche. Lo mismo sucede cuando los linfáticos están bloqueados por metástasis o son eliminados quirúrgicamente.

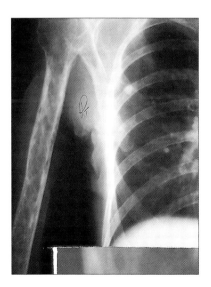

422 Osteoporosis por desuso. La falta de uso puede conducir a osteoporosis. En este caso se aprecian cambios quísticos óseos que afectan al húmero pero no a las costillas. El margen esclerótico de los quistes es distinto a las áreas en sacabocados del mieloma. Si estas alteraciones aparecen en la radiografía de una persona mayor con fiebre, neumonía y velocidad de sedimentación globular (VSG) elevada, el observador inexperto puede caer en la trampa de una asociación de ideas (VSG alta y lesiones óseas) que conduce a un diagnóstico erróneo. La lesión ósea del mieloma parece hecha con un sacabocados, sin ninguna esclerosis en el margen (*v.* **590**).

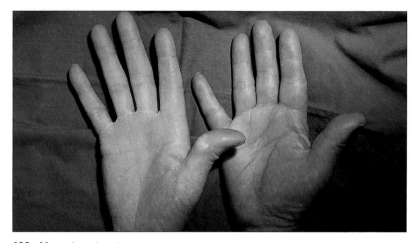

423a Mano de artista: larga y delgada. Mano normalmente proporcionada (derecha) y un caso de aracnodactilia con dedos finos en el síndrome de Marfan. El paciente medía 188 cm de alto y de niño odiaba al dentista, ya que tenía la boca pequeña y no podía abrirla mucho. Al odontólogo le resultaba difícil trabajar y le hacía daño.

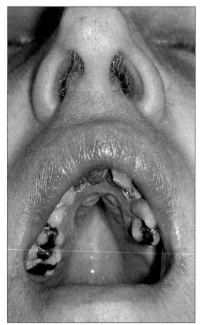

423b Síndrome de Marfan: paladar ojival o «en bóveda de catedral». A los 43 años de edad, el paciente había desarrollado un aneurisma abdominal, seguido al año siguiente por aneurismas arteriales poplíteos bilaterales. Sus hijos estaban afectados y su padre falleció por rotura de aneurisma a los 52 años. La herencia autosómica dominante de una mutación en el cromosoma 15 conduce a cambios de la fibrilina, que afectan al esqueleto, el ojo y el sistema cardiovascular, en particular a los tejidos aórticos que contienen elastina. Aumentan la talla corporal (en relación con los familiares no afectados y con la población en general) y la longitud de los miembros (en relación con el tronco). El hábito corporal, la deformidad torácica (**559**), el paladar ojival (**423b**) y los miembros largos son marcadores clínicos, mientras que la subluxación del cristalino quizá se vea sólo en la exploración con lámpara de hendidura. La dilatación de la aorta ascendente se puede complicar con aneurisma, insuficiencia valvular o disección. Es posible el neumotórax espontáneo.

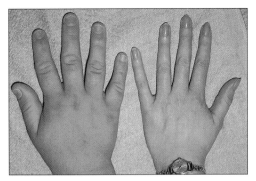

424a Mano femenina acromegálica y control normal. La necesidad de guantes más grandes en la acromegalia se debe al exceso de tejido blando que llena los espacios entre los nudillos y aumenta el grosor de los dedos.

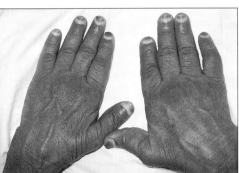

424b Mano aumentada de tamaño: tejidos blandos. Aspecto tosco, con pérdida de definición, comparable a la mano edematosa del hemipléjico. Las uñas muestran restos de henna, aplicada al final del Ramadán dos meses antes.

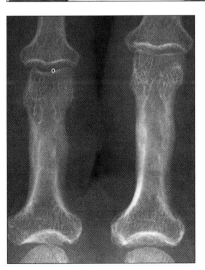

425 Huesos en la mano acromegálica. El aumento de tamaño se debe en parte a la formación de penachos en las falanges, aumento del grosor de la corteza y ensanchamiento del espacio articular.

DEFICIENCIA DE VITAMINA D

Los grupos de mayor riesgo de deficiencia de vitamina D —inmigrantes asiáticos y ancianos— son aquellos con ingesta escasa de la vitamina y niveles bajos de 25-hidroxi vitamina D. La deficiencia de vitamina D se puede deber a:

- Síntesis deficiente en la piel por falta de luz solar, agravada por la pigmentación cutánea y la malabsorción relacionada con una alta proporción de harina purificada en la dieta y, *sobre todo*, por la cuantía en que la dieta es vegetariana.
- Interferencia metabólica con la 25-hidroxilación en casos de hepatopatía crónica y aumento del catabolismo de la vitamina D en pacientes bajo tratamiento con anticonvulsivantes.
- Enfermedad renal que interfiere con la 1-alfa hidroxilación en el riñón[84].

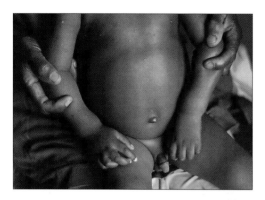

426 Muñecas inflamadas.
Este niño camina con dificultad. Las muñecas muestran tumefacción bilateral de la epífisis distal del radio.

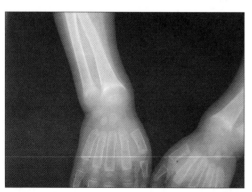

427 Muñecas inflamadas: radiografía. La expansión clínicamente visible de la articulación se debe al aumento de osteoide no calcificado en la epífisis ensanchada, con forma de copa, de la extremidad distal del radio. El **raquitismo por deficiencia de vitamina D** afecta al esqueleto en crecimiento.

---

[84] Henderson JB y cols. Asian osteomalacia is determined by dietary factors when exposure to u/v radiation is restricted. A risk factor model. *Quart. J. Med.*, 1990, **76** (261): 923-33.

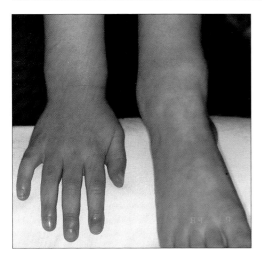

428 Muñeca y tobillo inflamados. Chica joven inmigrante del sudeste asiático que vivía en una ciudad del norte de Inglaterra. El tobillo y la muñeca aparecen hinchados inmediatamente por encima de la línea articular, y se observa una segunda prominencia por encima del pliegue de la muñeca y de los maléolos (raquitismo por deficiencia de vitamina D).

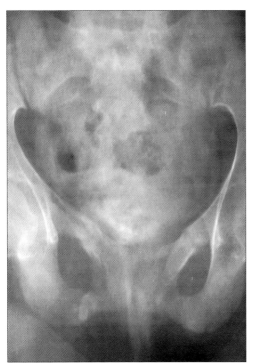

429 Deficiencia de vitamina D. Anciana con dolor al caminar y sobre todo al subir escaleras. La osteomalacia del esqueleto maduro conduce a debilidad de los músculos de la cintura pélvica y formación de las zonas de Looser, que en este caso se observan en las ramas púbicas como una fractura en cinta (área de desmineralización) y muchas veces se ven a lo largo del borde medial del fémur.

OTROS NÓDULOS EN LA MANO

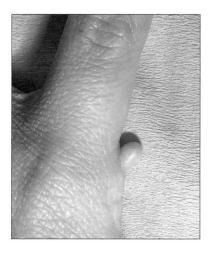

430 Dedo accesorio. Mujer con doce dedos: una curiosa anomalía que oscila desde apéndices rudimentarios hasta dedos supernumerarios completos.

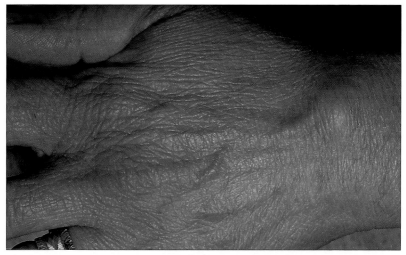

431 Ganglión. Las personas pueden preocuparse por un nódulo sobre la articulación de la muñeca, que quizá aparezca y desaparezca o disminuya con la presión firme. Se trata de un quiste de la membrana sinovial y se cura con un golpe con la biblia familiar. Se forma en la cara anterior de la muñeca, y en caso de artritis reumatoide quizá pueda ser desplazado desde la palma hasta los tendones de los flexores (**ganglión palmar compuesto**).

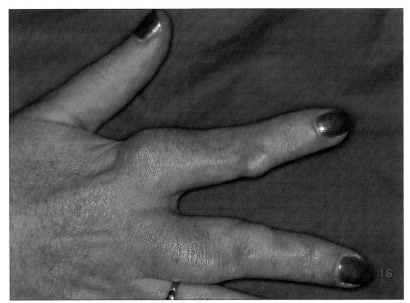

432 Enfermedad de Ollier (encondromatosis). La presencia de hemangiomas y los nódulos producidos por islotes de cartílago expandidos[85] se deben diferenciar del cuadro originado por crecimiento asimétrico a causa de islotes de cartílago que distorsionan la placa de crecimiento[86]. En la falange terminal adoptan el aspecto de un quiste óseo solitario.

[85] Síndrome de Maffucci. Angelo Maffucci, patólogo italiano, 1845-1903. Di un caso encondroma et angioma multiple. *Mov. Med. Chir.*, 1881, **3**: 399.
[86] Síndrome de Ollier. Louis Xavier Edouard Leopold Ollier, cirujano francés, 1830-1900. Ollier LXEL. De la dyschondroplasie. *Bull. Soc. Chir. Lyon.*, 1899-1900, **3**: 22-7.

ARTROSIS DE LA MANO

En la mano, la artrosis afecta a las articulaciones interfalángicas distales, interfalángicas proximales, carpometacarpiana del pulgar y metacarpofalángicas, por orden descendente de frecuencia.

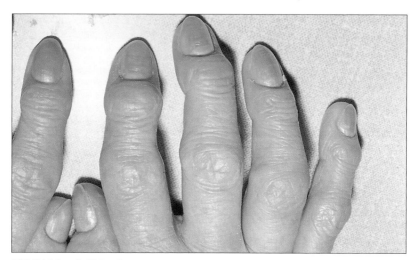

433 Nódulos de Heberden. Existen osteofitos en el dorso de las articulaciones interfalángicas distales, que se conocen como nódulos de Bouchard[87] en las articulaciones interfalángicas proximales. Se deben diferenciar de los nódulos reumáticos (*v.* **448**), los tofos (*v.* **463**) y los quistes sinoviales (*v.* **435**).

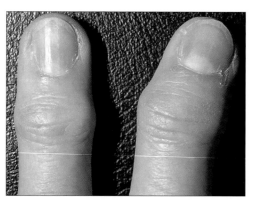

434 Nódulos de Heberden. Nódulos clásicos en un varón. La artrosis afecta la mano con una incidencia de 4:1 entre varones y hembras. La cifra es de 6:4 para la base del pulgar y de 1:4 para la muñeca. La desviación de la articulación se debe a pérdida asimétrica de cartílago.

---

[87] Charles Jacques Bouchard, médico francés, 1796-1881.

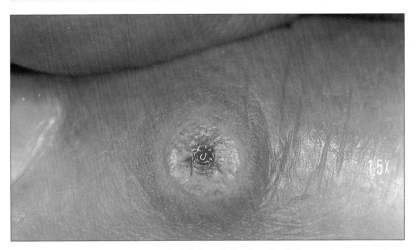

435 Quiste mucoso sobre la articulación interfalángica distal. Estos quistes se pueden formar alrededor de la articulación artrósica precoz y asociarse a dolor, que mejora cuando el líquido sinovial viscoso se libera al romperse el quiste.

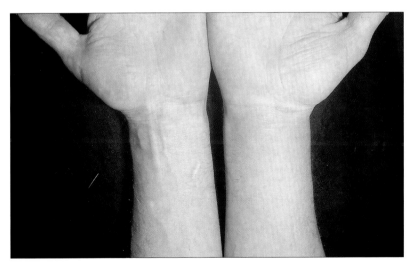

436 Reumatismo palindrómico: «que corre hacia atrás». Varón de 40 años con crisis agudas recurrentes de dolor en una o ambas muñecas y manos, que cedían en uno o dos días, sin anomalías sanguíneas ni sistémicas asociadas. El diagnóstico diferencial debe establecerse con la artritis reumatoide, la gota, la seudogota y las enfermedades del colágeno. La artritis reumatoide puede aparecer más tarde.

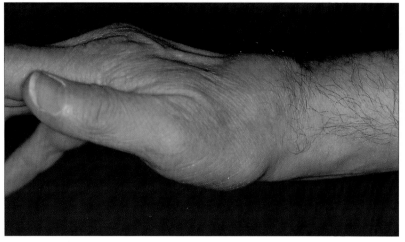

437 Engrosamiento sinovial en la muñeca: artritis reumatoide. Muñeca tumefacta y sinovial engrosada con deformidad característica, que suele ser mayor en el lado cubital. La tenosinovitis puede conducir más tarde a rotura de tendones.

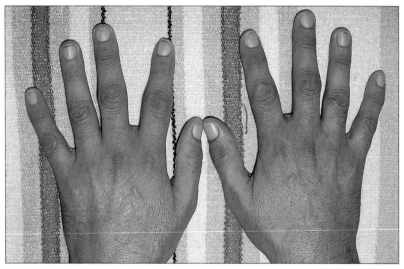

438 Poliartritis de las manos. Distribución de la artritis reumatoide precoz con afectación de las articulaciones interfalángicas proximales y metacarpofalángicas. El dedo índice tiene una forma fusiforme característica.

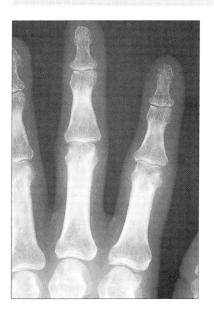

439 Dedos en huso. Desde el punto de vista radiológico existe tumefacción de tejidos blandos y se ha producido rarefacción del hueso periarticular.

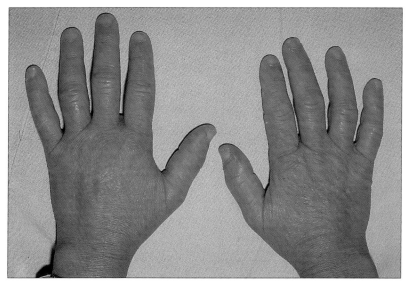

440 Poliartritis de los dedos: lupus eritematoso sistémico. Tumefacción de todas las articulaciones interfalángicas con forma en huso menos marcada.

DEFORMIDADES CLÁSICAS DE LA MANO EN LA ARTRITIS REUMATOIDE

La desestructuración articular y la inestabilidad de los ligamentos laterales conduce a deformidades típicas.

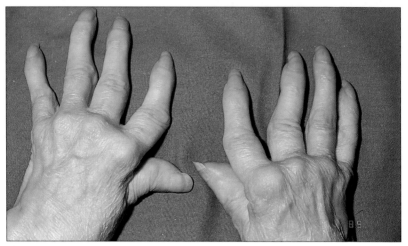

441 Desviación cubital reumatoide y subluxación de las articulaciones metacarpofalángicas. La afectación de las articulaciones metacarpofalángicas conduce a desplazamiento volar con subluxación.

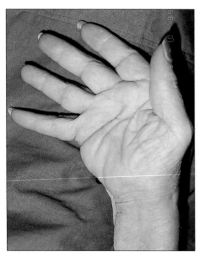

442 Desviación cubital de los dedos. La afectación de las articulaciones metacarpofalángicas conduce a desviación cubital a medida que la fuerza de prensión empuja los tendones hacia el lado cubital. La unión entre los tendones extensores hace que el empuje sobre el quinto tendón extensor se transmita a todos los otros dedos y traccione de ellos en la misma dirección.

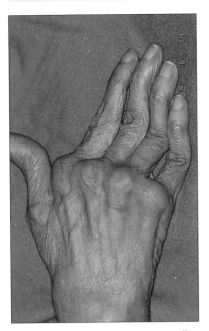 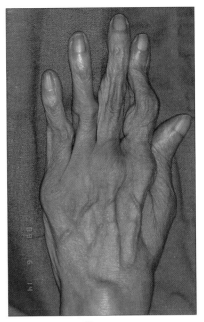

443 Desviación cubital: dedos en cuello de cisne. La desviación cubital se asocia a atrofia de los interóseos por dolor y desuso, lo que conduce a deformidad en cuello de cisne de los dedos (*v.* **445**).

444 Dedo en ojal[88]**.** La falta de soporte de los ligamentos laterales conduce a inestabilidad de la articulación interfalángica proximal, como se observa en el dedo índice: la lengüeta central se debilita y las lengüetas laterales se deslizan hacia abajo, de modo que los extensores se convierten en flexores de la articulación interfalángica proximal y la extensión se concentra en la articulación interfalángica distal. Los dedos medio, anular y meñique muestran deformidad en cuello de cisne.

---

[88] Mecanismo de la deformidad en ojal. Si la inflamación conduce a debilidad de la lengüeta central de la inserción del extensor en la base de la falange media, la articulación interfalángica proximal puede sobresalir entre las expansiones laterales de los tendones de los extensores, como un botón a través de su ojal, y los extensores actúan como flexores de la articulación.

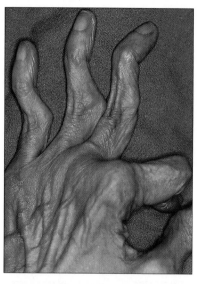

445 Dedo en cuello de cisne[89].
Deformidad inversa a la deformidad en ojal, con subluxación de las lengüetas laterales hacia arriba. Una vez fija la deformidad, la flexión puede ser imposible.

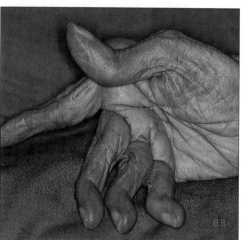

446 Deformidad en Z del pulgar. La deformidad del pulgar en la artritis reumatoide conduce a hiperextensión de la articulación interfalángica del mismo modo que en **443**, produciendo un «pulgar de autoestopista».

---

[89] Hiperextensión de la articulación interfalángica proximal con flexión de la distal. La subluxación hacia adelante de la articulación metacarpofalángica conduce a tensión del músculo intrínseco, lo que hace a su vez que la articulación metacarpofalángica se flexione con la extensión del dedo. Pero si se produce una destrucción de la placa volar de la articulación interfalángica proximal, la hiperextensión ocurre aquí. La articulación interfalángica distal está flexionada debido a que el efecto del tendón profundo extendido supera al del tendón del extensor largo, dos de cuyas lengüetas laterales forman cuerdas de arco a través de las articulaciones interfalángicas proximales.

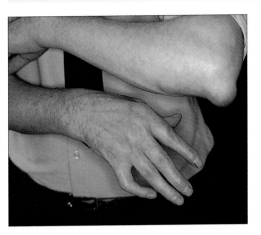

447 Bursitis olecraniana, nódulos y mano reumatoide. Paciente muy fumador con artritis reumatoide seropositiva. Las manifestaciones consisten en bursitis olecraniana, nódulos reumatoides a lo largo del borde cubital subcutáneo, engrosamiento sinovial en la muñeca, desviación cubital de los dedos y subluxación precoz del quinto dedo. La sinovitis reumatoide de la bolsa puede actuar como puerta de entrada para la infección sistémica. Compárese con **460**.

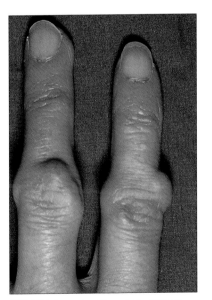

448 Nódulos subcutáneos. Constituyen un marcador diagnóstico de artritis reumatoide y se encuentran hasta en el 30% de los pacientes. Se suelen ver sobre los puntos de presión y las prominencias óseas. Pueden existir en los dedos, las tuberosidades isquiáticas (*v.* **648**) o el occipucio. A veces se ulceran.

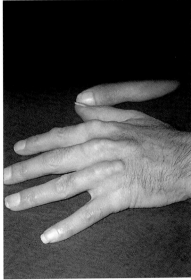

449 Nódulos tendinosos. Los nódulos subcutáneos de la artritis reumatoide no se deben confundir con nódulos tendinosos debidos a **xantomas** en las hiperlipidemias.

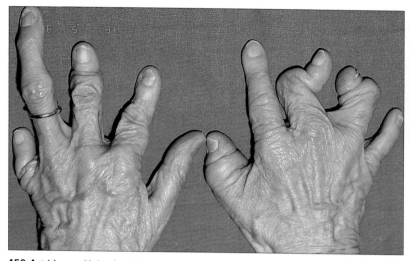

450 Artritis psoriásica (artritis mutilante). Monja con 11 pares inmaculados de zapatos ortopédicos hechos a medida, que no usaba por miedo a que se estropeasen. Artritis seronegativa de larga evolución y alteraciones ungueales, pero no exantema cutáneo. La onicólisis —separación entre la uña y el lecho ungueal— se observa en el borde de las uñas y como gotas de aceite en el índice, así como en el anular y el pulgar derechos.

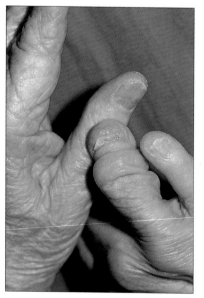

451 Dedo en gemelos y mancha salmón en la uña. La destrucción articular asimétrica conduce a telescopaje de los dedos.

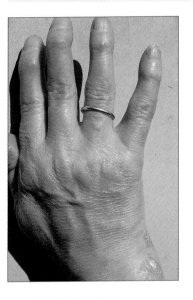

452 Tumefacción digital distal y psoriasis. La artritis psoriásica se suele manifestar como inflamación interfalángica terminal con alteraciones ungueales coexistentes, picado y onicólisis, y una placa de psoriasis en la muñeca. Pueden coexistir nódulos de Heberden y psoriasis, lo que en ocasiones causa confusión. Otras manifestaciones pueden ser oligoartritis, sacroileítis y tumefacción de un solo dedo.

DEDO INFLAMADO

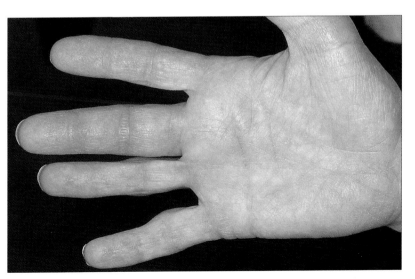

453 Dedo en salchicha. Se debe a tumefacción de las vainas tendinosas y todas las articulaciones del dedo. Se puede observar un aspecto similar en la artritis reactiva.

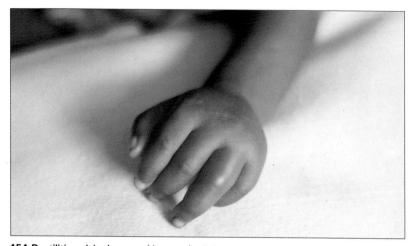

454 Dactilitis: crisis drepanocítica aguda. El infarto de la médula ósea en los carpianos, los tarsianos o las falanges conduce a dolor intenso y edema en esta hemoglobinopatía: síndrome de la mano y el pie.

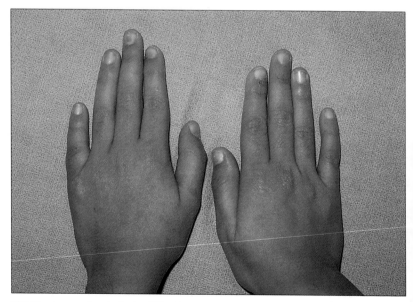

455 Consecuencias de la dactilitis. Meñique izquierdo corto. En la edad adulta, la deformidad residual puede hacer sospechar hemoglobinopatía. Compárese con **778**.

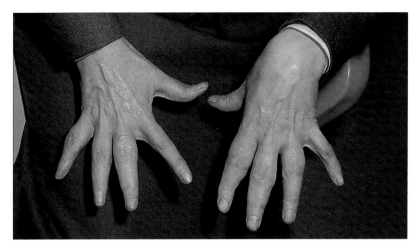

456 Quistes óseos sarcoideos en los dedos de las manos. Mujer con una placa de color rojo-azulado mate en la cara y tumefacción marcada, pero indolora, de los dedos. Presenta quistes óseos y lupus pernio por sarcoidosis.

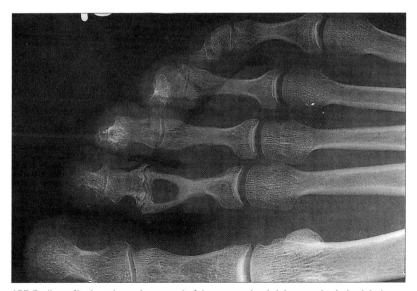

457 Radiografía de quistes óseos en la falange proximal del segundo dedo del pie. Quiste óseo solitario en un dedo. Aunque el encondroma puede imitar un quiste óseo en el dedo, la presencia de hemangiomas confirma el diagnóstico de enfermedad de Ollier.

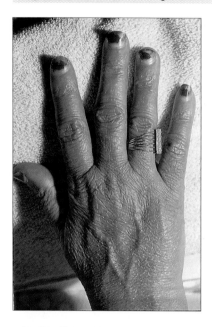

458 Mano inflamada en el hiperparatiroidismo. Esta mujer se presentó con dolor epigástrico y atribuyó a traumatismo la tumefacción del lado cubital de la mano, puesto que se la había cogido con la puerta del automóvil un mes antes. Tenía una úlcera duodenal.

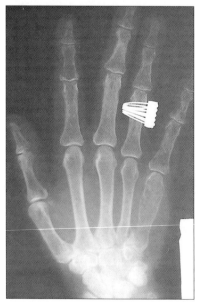

459 Radiografía de la mano mostrada en 458. Además de condrocalcinosis de las rodillas, en la mano existían osteoporosis, quistes óseos en la quinta articulación metacarpiana y erosiones subperiósticas en el meñique y el índice. Se extirpó un adenoma paratiroideo.

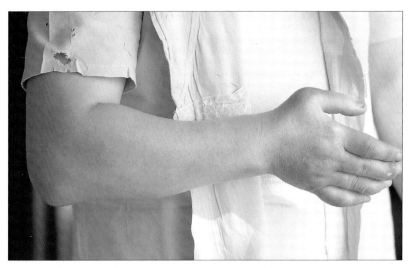

460 Gota de la mano: tofos en el codo. El tofo del codo imita una bursitis olecraniana, los dedos tienen forma de salchichas y la deformidad de la base del pulgar se debe a osteoartritis, pero se observan tofos en los dedos (*v.* **463**).

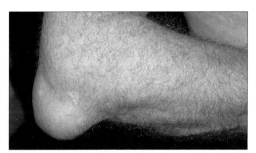

461 Bolsa olecraniana. Un amigo cirujano de este jugador de rugby sudafricano retirado le dijo que era mejor extirparle quirúrgicamente la bolsa olecraniana. Él se negó y su esposa, una enfermera, estuvo de acuerdo.

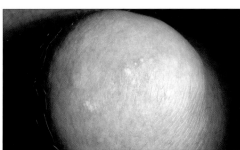

462 Primer plano del codo mostrado en la figura 461. El examen cuidadoso de la piel muestra el urato del tofo que se ve a través de la piel. La bursitis olecraniana puede tener origen traumático o deberse a infección (y la primera forma se puede complicar con la segunda), así como guardar relación con gota o sinovitis reumatoide.

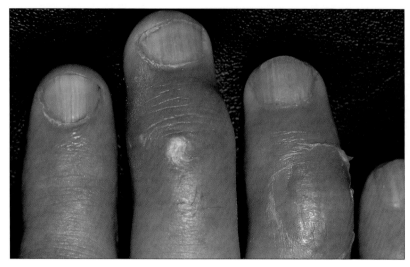

463 Tofos gotosos en los dedos. Calor, enrojecimiento, dolor, inflamación y un exudado con descamación postinflamatoria son signos que se confunden fácilmente con infección.

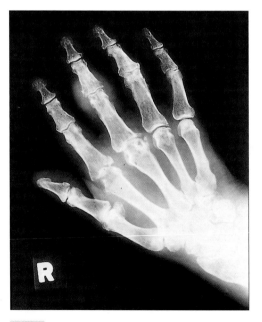

464 Radiografía de mano con gota tofácea. Inflamación de los tejidos blandos con tofos radiotransparentes y erosiones en sacabocados sin osteoporosis yuxtaarticular, lo que confirma el diagnóstico de gota tofácea.

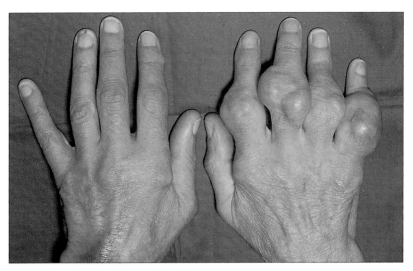

465 Tofos en las manos. Tumefacciones sobre las falanges proximales de la mano derecha. El color amarillo marfil del urato se aprecia a través de la piel sobre el tofo del meñique.

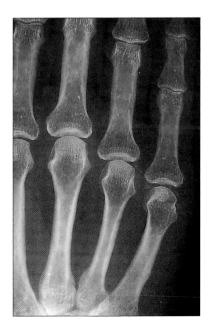

466 Condrocalcinosis de la mano. La calcificación observada en el espacio de la quinta articulación metacarpofalángica proporciona un indicio sobre la presencia de gota, seudogota, hiperparatiroidismo, enfermedad de Wilson, hemocromatosis o artropatía degenerativa (*v.* **21**)

UÑA

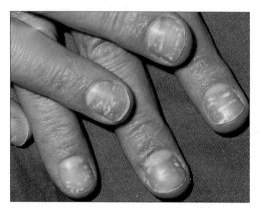

467 Leuconiquia punteada.
Las marcas blancas de la uña
son comunes y pueden ser
puntiformes, estriadas e incluso
completas. Es posible la relación
con traumatismos, pero en
general no se encuentra ninguna
causa. Deben distinguirse del
color blanco por infección
micótica y del relacionado con
hipoalbuminemia.

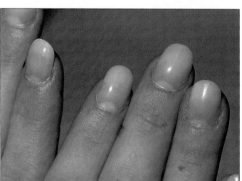

468 Uñas blancas. El
observador inexperto no debe
caer en la trampa de
diagnosticar uñas blancas,
cuando en realidad se trata de
uñas falsas, usadas para
disimular el hábito de morderse
las naturales.

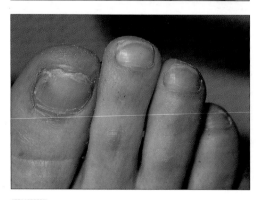

**469 Pies de la misma
paciente.** La joven de la
figura **468** compensaba el no
poderse morder las uñas de las
manos arrancándose las de los
pies.

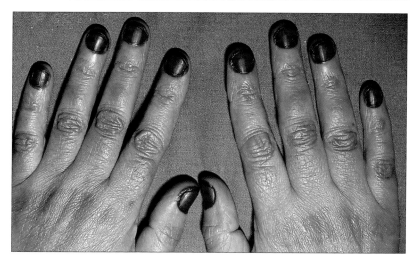

470 Henna en las uñas. La henna, aplicada recientemente, tiñe la piel y las uñas. El color desaparecerá de la piel al poco tiempo, pero el de las uñas permanecerá hasta que crezcan de nuevo (v. **364**).

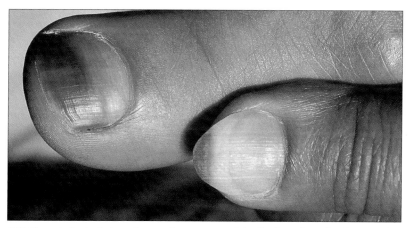

471 El crecimiento de las uñas usado como un reloj: uña de ex fumador. Las uñas de las manos crecen 1-2 mm a la semana y las de los pies algo menos. El colorante se aplicó en ambas uñas aproximadamente el mismo día. Se puede observar un aspecto idéntico (tinción por nicotina) *después* de abandonar el tabaco (uña de ex fumador[90]).

---

[90] Verghese A. Images in clinical medicine—Quitter's nail. *N. Eng. J. Med.*, 1994, **330**(14): 974.

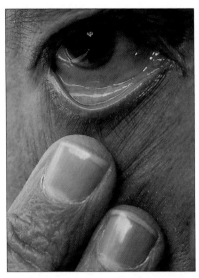

472 Uña brillante debida a ictericia obstructiva. Éste es el signo del rascado crónico. La persona con prurito usa los extremos de las uñas para frotarse, y al cabo de unas cuatro semanas el tercio distal de las uñas aparece pulimentado como un espejo —la línea del tejado de las casas se refleja en el ojo de este paciente y en la punta de sus uñas—, mientras que la parte proximal permanece mate. El diagnóstico puede oscilar desde prurito senil hasta sarna, y comprende neoplasias malignas, colestasis, diabetes mellitus y neurodermatitis. La combinación de prurito crónico e ictericia indica colestasis.

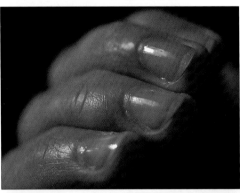

473 Uñas brillantes: barniz transparente. En contraste con **472**, las uñas a las que se ha aplicado un barniz transparente tienen un brillo que se extiende hasta la cutícula e incluso la supera.

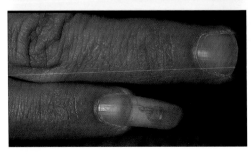

474 Dedo «auricular». Uña usada para limpiarse los oídos.

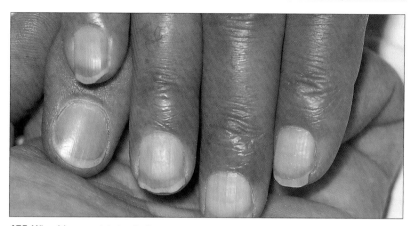

475 Uñas blancas. A la izquierda se muestra una uña normal. La opacidad del lecho ungueal blanco oscurece la lúnula. Existe una banda distal de color rosado normal.

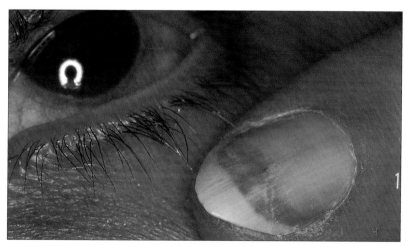

476 Uña bipartita: paciente diabético con glaucoma. Cuando la zona blanca es más ancha que la mostrada en la figura **475**, la banda distal rosada proporciona el aspecto de una uña en dos mitades o **uña de Terry**[91]. La asociación con cirrosis es débil. Esta anomalía se puede encontrar en la cuarta parte de los pacientes hospitalizados, así como en casos de cirrosis, insuficiencia cardíaca congestiva o diabetes mellitus, y en los ancianos. La banda rojiza se debe a telangiectasia distal[92].

---

[91] Terry R. White nails in hepatic cirrhosis. *Lancet*, 1954, i: 757-9.

[92] Holzberg M, Walker HK. Terry's nails. Revised definition and new correlations. *Lancet*, 1984, i: 896-9.

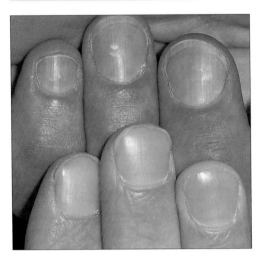

477 Palidez del lecho ungueal. Compárese el lecho ungueal normal (con leuconiquia punteada) y el pálido de un paciente con anemia intensa (Hb 9 g/dl; *v.* **10, 11,** que muestran la mucosa bucal del mismo paciente).

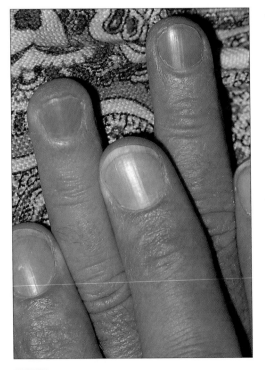

478 Uñas grises. El cambio de color de las uñas se puede deber a tinción o barniz, o reflejar la pigmentación por argiria o melanina. Este paciente sufría melanomatosis diseminada y desarrolló un tinte grisáceo.

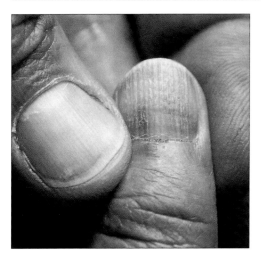

479 Cromoniquia y fármacos.
Mujer sometida a quimioterapia por linfoma, cuyas uñas cambiaron de color durante el tratamiento. Tal cambio es frecuente durante la terapia citotóxica. Los fármacos citotóxicos detienen el crecimiento de la uña, por lo que se forma una depresión; las crestas y los nodulitos desaparecen en la zona de unión.

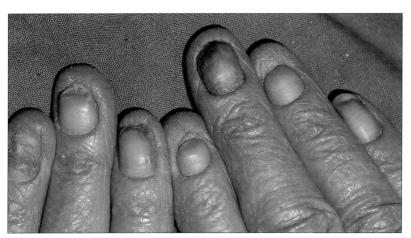

480 Síndrome de las uñas amarillas[93]. Mujer de 70 años con infecciones respiratorias recidivantes y edema de los pies. Las uñas de color amarillo-verdoso están engrosadas, muestran curvatura transversal excesiva, han perdido la cutícula y crecen lentamente. La onicólisis se puede extender a la placa ungueal, con caída consiguiente de la uña, pero quizá vuelva a crecer. Es frecuente la asociación con edema de los miembros inferiores, bronquitis crónica, derrame pleural y bronquiectasias[94]. Se han descrito casos con recuperación completa espontánea.

---

[93] Samman PD, White WF. The yellow nail syndrome. *Brit. J. Derm.*, 1964, **76**: 53.
[94] Emerson P. Yellow nails, lymphoedema and pleural effusions. *Thorax*, 1966, **21**: 247.

Lecho ungueal

El lecho ungueal puede reflejar vasculitis en la artritis reumatoide (*v.* **485**) e infartos en la esclerosis sistémica progresiva (*v.* **486**), así como asas capilares dilatadas (*v.* **502**) en otras enfermedades del colágeno, por ejemplo el lupus eritematoso sistémico y la dermatomiositis[95].

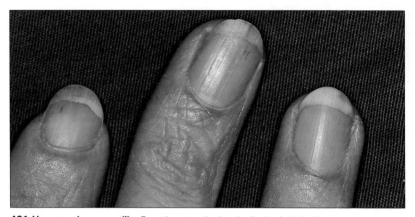

481 Hemorragias en astilla. Estas hemorragias longitudinales bajo la uña se pasan por alto con facilidad si no se miran de cerca.

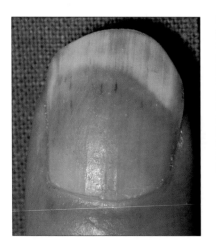

482 Primer plano de hemorragias en astilla. Pueden ser pocas o numerosas y se encuentran en el 26-56% de las personas normales como un resultado del traumatismo. Son más frecuentes en la mano derecha, en los trabajadores manuales y en casos de psoriasis. Su frecuencia disminuye con la duración del ingreso de los pacientes. Las hemorragias en astilla se pueden observar en enfermos con endocarditis bacteriana, aunque faltan con frecuencia, y en los que tienen vías arteriales permanentes[96].

---

[95] Samitz MH. Cuticular changes in dermatomyositis. *Arch. Dermatol.*, 1974, **11**: 866.
[96] J.B. Young y cols. Splinter haemorrhages: fact and fiction. *J. Roy. Coll. Phys. Lond.*, 1988, **22**: 4, 240.

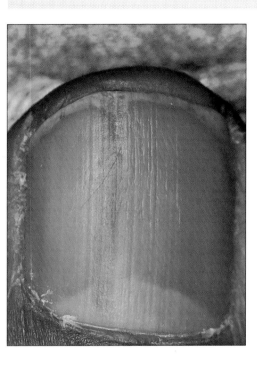

483 Nevo lineal o de la unión de la matriz ungueal. Las bandas pigmentadas son comunes en personas de piel oscura.

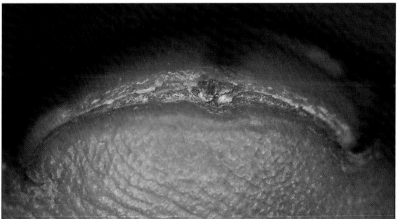

484 Nevo lineal de la uña en imagen frontal. En las personas blancas, la banda puede producirse por un nevo de la unión de la matriz ungueal, con potencial de malignidad, o un melanoma. El nevo lineal puede ser más oscuro con insuficiencia adrenocortical.

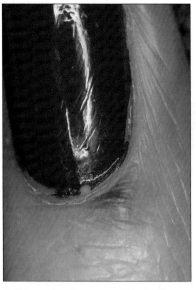

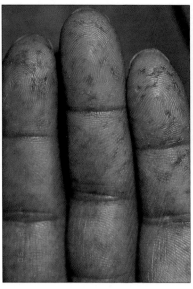

485 Laca de uñas y vasculitis. Lesión vasculítica precoz de la base de la uña en la artritis reumatoide. Puede progresar a través de un ciclo hasta el infarto.

486 Infarto de los pulpejos de los dedos. Infartos completos de los pulpejos en la esclerodermia en diferentes fases, algunos como áreas rojas, otros oscuros y deprimidos y otros secos o necrosados (la llamada «Rattenbiss nekrose», necrosis en mordedura de rata).

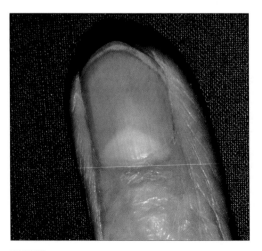

487 Lúnula triangular en ángulo agudo. Este raro trastorno autosómico dominante (**síndrome uña-rótula**) combina alteraciones esqueléticas, rótulas pequeñas o aplásicas, distrofia ungueal, lúnulas triangulares y varias anomalías renales, entre ellas glomerulonefritis.

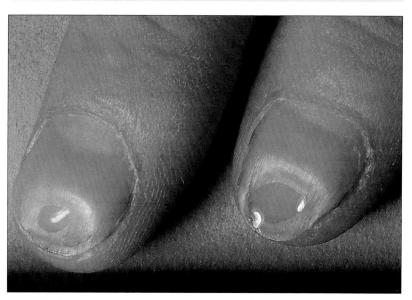

488 Coiloniquia: uñas en cuchara. El aplanamiento de la uña puede incluso contener una gota de líquido. Las uñas planas o en cuchara pueden ser normales en los niños pequeños. Se asocian a déficit de hierro. Pueden verse como manifestación de un trastorno del crecimiento de las uñas en casos de enfermedad grave.

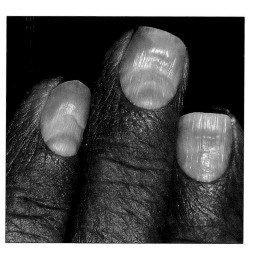

489 Coiloniquia de la enfermedad grave. Este varón sufre síndrome de Stevens-Johnson recidivante.

ACROPAQUÍAS DE LOS DEDOS DE LAS MANOS

El término «acropaquía» describe el cambio producido por un aumento del volumen tisular en la base de la uña, que se convierte en esponjosa a la presión, al mismo tiempo que cambia el ángulo formado por la placa ungueal y el eje longitudinal del dedo (*v.* **490**). Se aprecia mejor por la sensación originada por el rebote de la uña sobre un lecho ungueal anormalmente esponjoso. A medida que progresa el trastorno, el dedo adquiere la forma de un palillo de tambor (*v.* **491, 492**).

Las acropaquías se observan en casos de:

- Enfermedad pulmonar supurativa crónica.
- Enfermedad pulmonar fibrosante.
- Carcinoma bronquial.
- Mesotelioma.
- Enfermedad cardíaca (endocarditis bacteriana y cardiopatía cianótica).
- Enfermedad intestinal inflamatoria crónica y hepatopatía.
- Acropaquía tiroidea.

La causa sigue siendo oscura. Muchas de estas enfermedades se asocian a cortocircuitos arteriovenosos. Una hipótesis atractiva afirma que los fragmentos de megacariocitos no se descomponen en plaquetas dentro de los pulmones y se alojan en el lecho capilar vascular digital. Los factores de crecimiento plaquetarios estimulan el crecimiento vascular y se producen las acropaquías[97]. Esto explicaría también el hecho de que las acropaquías suelan ser menos marcadas en los dedos de los pies, dada la mayor probabilidad de que los fragmentos se descompongan durante el recorrido más largo hasta los pies.

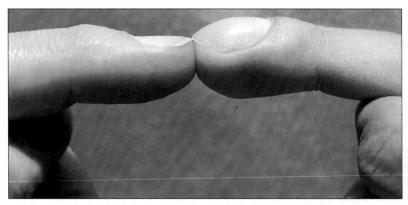

490 Acropaquía de uña de la mano y una uña normal (izquierda) (vista lateral).

---

[97] Dickinson AJ, Martin JF, Megakaryocytes and platelet clumps as the cause of finger nail clubbing. *Lancet,* 1987, **ii:** 1434-5.

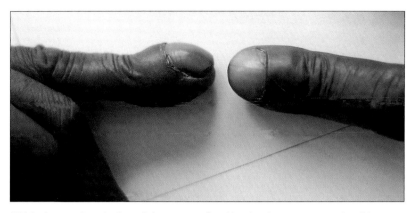

491 Imágenes dorsal y lateral de acropaquías. Abombamiento y aumento de tejidos en los extremos de los dedos de un paciente con endocarditis bacteriana.

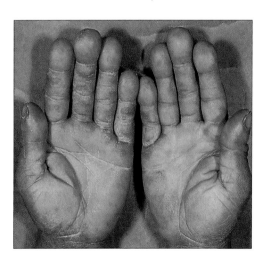

492 Acropaquías (vista palmar). Clásicos dedos en palillo de tambor hipocráticos.

En los tres ejemplos mostrados aquí no existen indicios sobre la causa. La presencia de acropaquías plantea la pregunta... ¿Cuál es la razón? El diagnóstico diferencial se puede estrechar con preguntas pertinentes:

- ¿Fuma?
- ¿Tiene tos?
- ¿Tiene esputos purulentos o diarrea?
- ¿Padece una enfermedad hepática?
- ¿Le han dicho que tiene usted un soplo cardíaco?

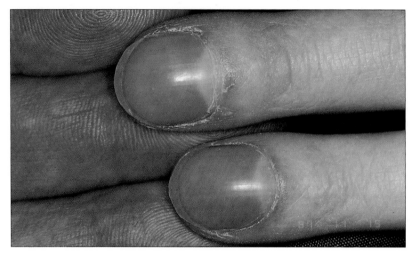

493 Acropaquías y control normal. Uñas cianóticas jóvenes fotografiadas en 1987 (v. la fecha). Es más probable una causa respiratoria que cardíaca, que habría sido corregida quirúrgicamente en un sujeto de esta edad. El paciente era un joven con fibrosis quística.

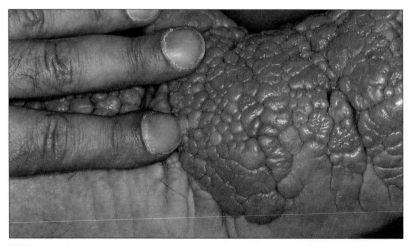

494 Acropaquías y mixedema pretibial. Las acropaquías y el mixedema pretibial son extremos. El aspecto de la parte inferior derecha es más típico (*v.* **742-745**). Se trata de un caso de **acropaquidermia tiroidea** con dedos en palillos de tambor y enfermedad tiroidea autoinmune.

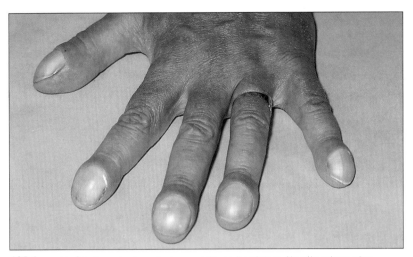

495 Acropaquías. Fumador importante con dolor en las piernas. No sólo existen uñas abombadas sino que los dedos han adquirido aspecto de palillos de tambor.

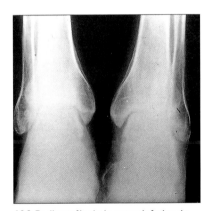

496 Radiografía de la parte inferior de las piernas del paciente mostrado en la figura 495. La reacción perióstica de la **osteoartropatía pulmonar hipertrófica** dibuja la corteza y se ve mejor justo por encima de los maléolos. Se asocia a carcinoma bronquial y enfermedad pulmonar supurativa.

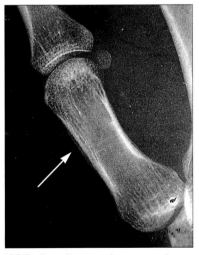

497 Radiografía: se ve lo que se sabe buscar. Una vez apreciado el cambio, resulta fácil reconocer incluso los pequeños grados de **reacción perióstica** (flecha).

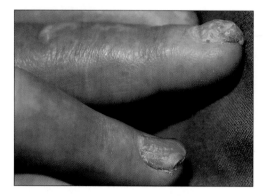

498 Seudoacropaquía: lesión cutánea limitada en la esclerodermia generalizada progresiva. La uña crece sobre el extremo de la falange terminal reabsorbida. Esto no es una acropaquía.

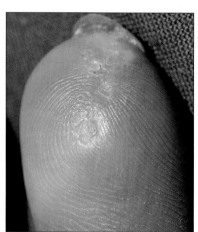

499 Seudoacropaquía (superficie palmar). Calcinosis en la punta del dedo, con ulceración y extrusión de material.

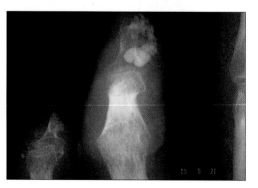

500 Seudoacropaquía (radiografía del dedo). Reabsorción de la falange terminal y calcinosis subcutánea en la **esclerodermia cutánea limitada**. La calcinosis se puede encontrar en pacientes con lupus eritematoso sistémico o dermatomiositis.

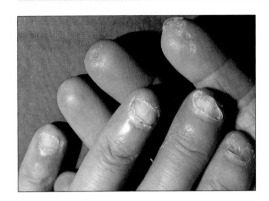

501 Eritema periungueal: síndrome CREST. Este paciente presentaba **C**alcinosis, fenómeno de **R**aynaud, afectación **E**sofágica, e**S**clerodactilia y **T**elangiectasias, particularmente marcadas en el área periungueal. Los dedos tienen forma de salchicha.

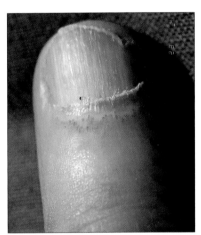

502 Eritema periungueal. El primer plano muestra asas capilares dilatadas.

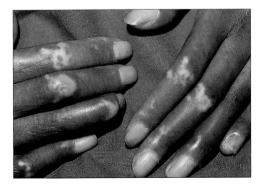

503 Manos en la esclerodermia cutánea difusa. La piel es fría, indurada, hipopigmentada, tensa y brillante, y existen úlceras sobre las articulaciones interfalángicas proximales.

243

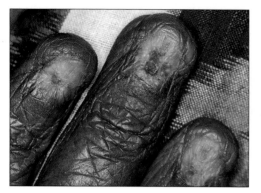

504 Pterigión y atrofia de las uñas. La cutícula crece hacia adelante sobre la uña y puede conducir a atrofia ungueal total, o a que sólo quede un resto pequeño. La epidermis del pliegue ungueal dorsal se funde con el lecho de la uña, una anomalía observada en casos de isquemia digital y **liquen plano** intenso.

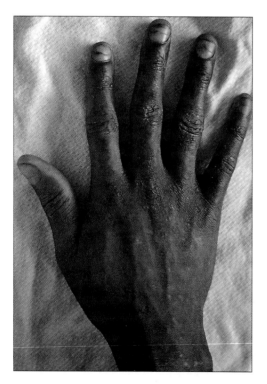

505 Líneas de Beau[98] (líneas de parada del crecimiento en casos de enfermedad sistémica). Las cicatrices de viruela en la mano y las crestas transversales de las uñas se deben a detención temporal del crecimiento durante la época de la enfermedad grave. Un crecimiento alrededor de 0,5-1,2 mm semanales sitúa la enfermedad unas 10 semanas antes. La enfermedad febril aguda o cualquier enfermedad grave puede conducir a detención del crecimiento y formación de una línea o depresión ungueal.

---

[98] Honoré Simon Beau, médico francés, 1806-65.

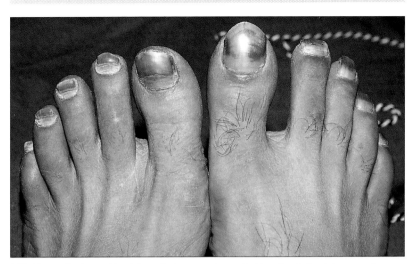

506 Líneas de detención del crecimiento: enfermedad local unilateral. Las agresiones regionales en un miembro pueden conducir a líneas de detención del crecimiento unilaterales. Este paciente presentó una embolia arterial de la pierna izquierda, y el émbolo se eliminó 20 semanas antes de la fotografía. Las uñas de los pies crecen entre la mitad y la tercera parte que las uñas de las manos. También se afectó el crecimiento del pelo.

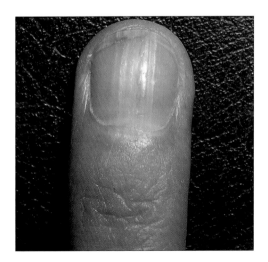

507 Formación de crestas y nódulos en la uña. Este aspecto es más común en personas de edad avanzada. Tiene una importancia dudosa, como un cambio asociado con la artritis reumatoide[99].

[99] Hamilton, Eric. Nail studies in rheumatoid arthritis. *Ann. Rheum. Dis.*, 1960, **19**: 167.

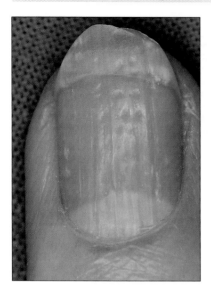

508 Picaduras de la uña. Se observan en pacientes con alopecia areata, psoriasis y dermatitis, y las picaduras son más grandes en las infecciones micóticas. Se pueden encontrar picaduras menores en personas sanas.

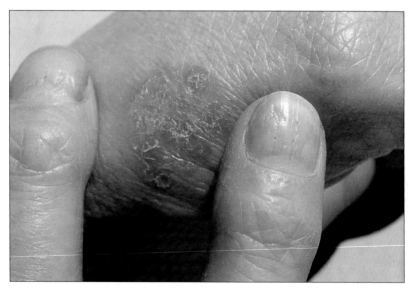

509 Picaduras ungueales en la psoriasis. Las picaduras pueden ser escasas, en sólo algunas uñas o generalizadas. Se deben a caída de las partes más débiles de la queratina ungueal, que se desprenden al azar.

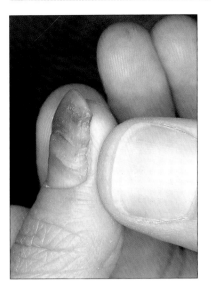

510 Onicólisis. Separación entre la uña y su lecho. En la psoriasis puede afectar al borde libre (*v.* **511**) o comenzar en el centro de la uña y manifestarse por manchas amarillentas conocidas como «gotas de aceite» (*v.* **450**). Aunque representa una lesión clásica de la psoriasis, la onicólisis se puede encontrar en casos de traumatismo, infección micótica, fenómeno de Raynaud, enfermedad tiroidea, reacciones a fármacos y síndromes de las uñas amarillas.

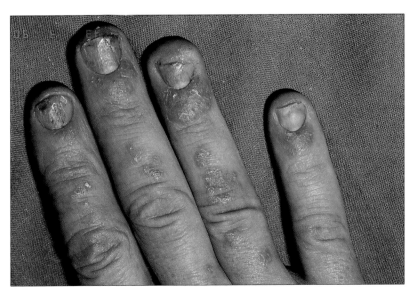

511 Cambios ungueales en la psoriasis. Placas cutáneas, picaduras ungueales, onicólisis y manchas salmón. Los cambios de las uñas pueden preceder al exantema cutáneo.

247

CUELLO

Existen muchos procesos que pueden conducir a cambios en la postura del cuello. Entre ellos se incluyen:

- Desequilibrio de los músculos oculares.
- Contractura muscular, como en el tortícolis, la enfermedad de Parkinson o el espasmo doloroso por desplazamiento de las carillas articulares, tétanos o meningismo secundario a irritación por sangre o infección.
- Pérdida de movilidad por fusión ósea.

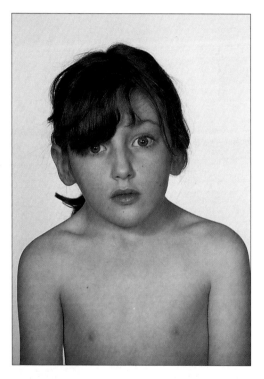

512 *Pterigium colli.* El **síndrome de Turner**[100] se caracteriza por *pterigium colli,* aumento del ángulo portador del codo, amenorrea, falta de crecimiento y asociación con coartación aórtica (fenotipo XO).

---

[100] Henry Hubert Turner, endocrinólogo norteamericano, 1892-1970. Turner HH. A syndrome of infantilism, congenital webbed neck, and cubitus valgus. *Endocrinology,* 1938, **23**: 566-74.

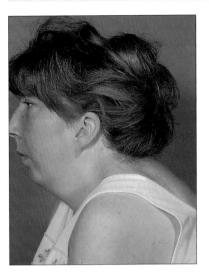

513 Cuello corto. El **síndrome de Klippel-Feil**[101] se caracteriza por una anomalía congénita en la que la fusión de las vértebras cervicales superiores produce un cuello anormalmente corto. Pueden existir trastornos por presión de la médula espinal o las raíces nerviosas cervicales.

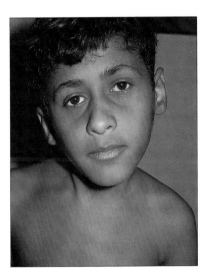

514 Tortícolis. Este tortícolis **congénito** está producido por contracción del músculo esternocleidomastoideo izquierdo con asimetría facial. El tortícolis **espasmódico** se debe a movimientos distónicos que causan desviación de la cabeza respecto a la posición neutra. El tortícolis **ocular** tiende a compensar el desequilibrio de los músculos oculares.

---

[101] Andre Feil, neurólogo francés nacido en 1889. Maurice Klippel, neurólogo francés, 1858-1942. Klippel M, Feil A. Un cas d'absence des vertèbres cervicales avec cage thoracique remantant jusqua'a la base de crâne (cage thoracique cervicale). *Nouv. Icon. Salpêt.*, 1912. **25**: 223-50.

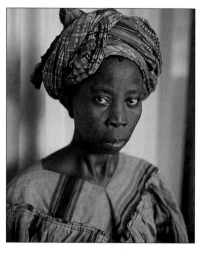

515 Rigidez del cuello por espasmo muscular. Con la paciente sentada, obsérvese la tensión de los esternocleidomastoideos que debe ser antagonizada por los trapecios. Ésta es la rigidez muscular del **tétanos ambulatorio** precoz.

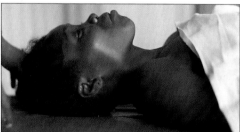

516 Rigidez del cuello por espasmo muscular. Retracción cervical espasmódica y **tétanos intenso**. El cuello está rígido. Obsérvese el hueco entre la camilla y la parte posterior del cuello. Los esternocleidomastoideos tensos son evidentes.

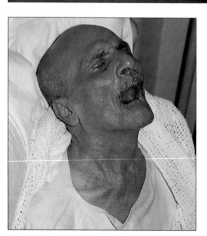

517 Rigidez del cuello debida a meningismo. Se puede producir retracción en casos de inflamación meníngea debida a irritación por sangre o meningitis aguda o crónica, o en los trastornos de los ganglios basales. Si la anomalía se encuentra en asociación con coma, se deben considerar las posibilidades de cetoacidosis diabética, lesiones del cuarto ventrículo, aumento marcado de la presión intracraneal y tuberculosis.

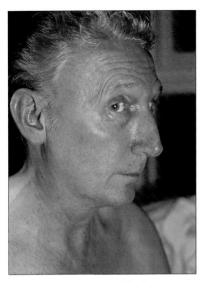

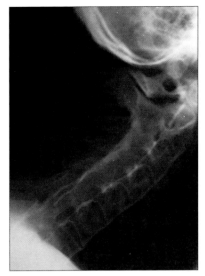

518 Cuello rígido por fusión ósea. La frase «buenas tardes» atrae la atención del paciente, pero sólo giran los ojos, puesto que el cuello está fundido por espondilitis anquilosante.

519 Radiografía del cuello: espondilitis anquilosante. Una entesiopatía inflamatoria ha conducido a formación de sindesmofitos y osificación con fusión a lo largo del ligamento vertebral anterior: la llamada **columna en caña de bambú.**

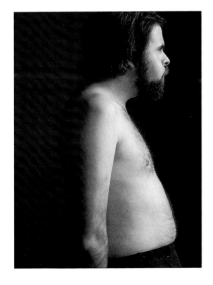

520 Espondilitis anquilosante. La incapacidad del cuello rígido puede hacer que el sujeto en bipedestación sea incapaz de alinear el eje visual con la horizontal, a pesar de la extensión completa de las articulaciones occipito-atlanto-axoideas. La expansión costal es mínima debido a fusión de las articulaciones costovertebrales. El abdomen prominente guarda relación con la necesidad de respiración diafragmática, no con un exceso de peso.

INFLAMACIÓN DE LA LÍNEA MEDIA DEL CUELLO

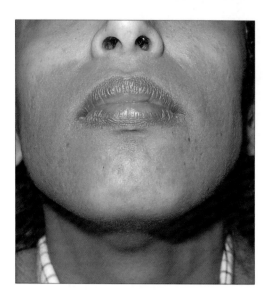

521 Submentoniana. Nódulo bajo el mentón y exantema perioral. El ganglio linfático submentoniano es una estructura de la línea media inmediatamente anterior al hueso hioides y se debe diferenciar de un seno tirogloso (*v.* **522**).

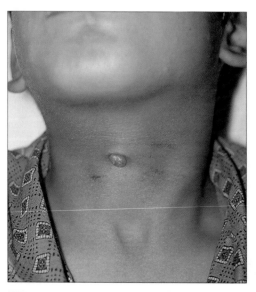

522 Seno tirogloso. El quiste y el seno son restos del conducto tirogloso. El quiste se mueve con la deglución y la protrusión de la lengua y puede aparecer en cualquier punto desde la base de la lengua, alrededor del hioides, hasta la base del cuello.

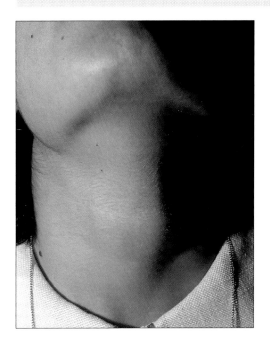

523 Tiroides en la línea media. El aspecto de esta tumefacción en la línea media es el de un quiste tirogloso e incluso se puede mover con la protrusión de la lengua. Antes de extirpar un aparente quiste tirogloso es importante comprobar que no representa el único tejido tiroideo del paciente. La gammagrafía con yodo radiactivo demostró que no existía otro tejido tiroideo funcionante, confirmando el tiroides en la línea media.

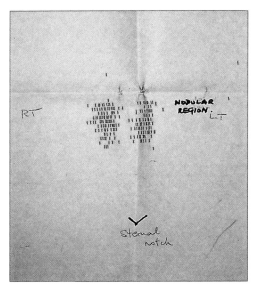

524 Tiroides en la línea media: captación de yodo[131]. El tiroides en la línea media de la figura **523** se confirma mediante una gammagrafía con yodo radiactivo.

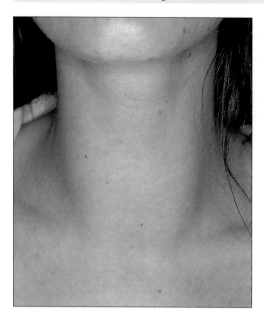

525 Tiroides normal. Se mueve con la deglución.

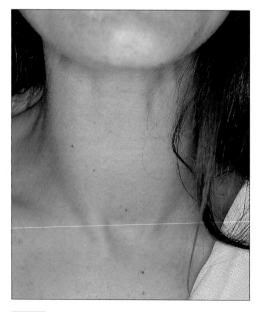

526 Tiroides normal durante la deglución. La glándula se mueve debido a que está unida al cartílago tiroides.

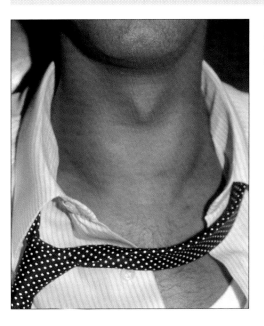

527 Glándula tirotóxica aumentada de tamaño. El tiroides resulta muy evidente cuando está agrandado.

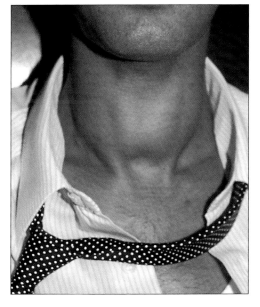

528 Glándula tirotóxica aumentada de tamaño durante la deglución. La glándula aumentada de tamaño se puede evaluar durante la deglución. La inflamación quizá se descubra durante la consulta por otro problema no relacionado.

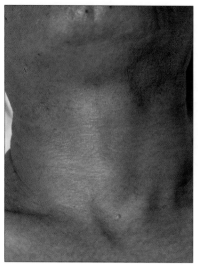 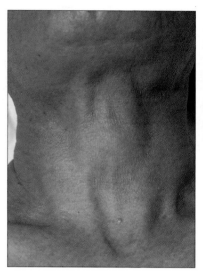

529 Carcinoma medular del tiroides y ganglios adheridos. Este paciente se quejaba de dolor ciático reciente. Al examinar la pierna y evaluar su elevación en extensión, una mirada a la cara descubrió el tiroides y el ganglio de la izquierda, al moverse con la deglución (v. **530**).

530 Carcinoma medular del tiroides y movimiento con la deglución. El tiroides y el ganglio del lado izquierdo se mueven con la deglución. Carcinoma medular del tiroides.

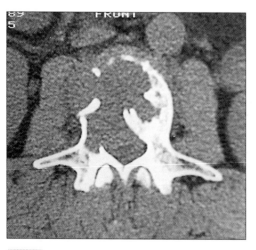

531 Tomografía computarizada de una vértebra lumbar del paciente mostrado en la figura 530. Se ven metástasis en la columna lumbar.

DIAGNÓSTICO DIFERENCIAL DE LAS TUMEFACCIONES DE LA REGIÓN LATERAL DEL CUELLO

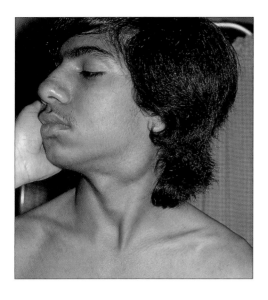

532 Quiste branquial.
Tumefacción lisa e indolora que sobresale por detrás del tercio superior del músculo esternocleidomastoideo. El diagnóstico diferencial comprende adenopatía metastásica, neurofibroma y lipoma. El aumento de tamaño del sáculo laríngeo —laringocele— entre los cartílagos tiroides e hioides se puede ver en músicos que tocan instrumentos de viento.

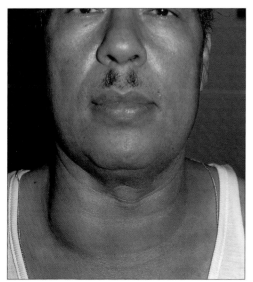

533 Aneurisma de la carótida derecha. La pulsación en el cuello puede ser arterial o venosa. La pulsación arterial se puede deber a una angulación de la carótida, frecuentemente en el lado derecho, o un aneurisma carotídeo. El saco aneurismático predispone a la formación de trombos con embolias consiguientes.

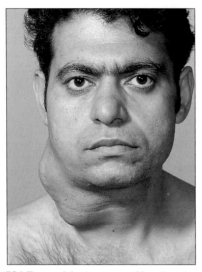

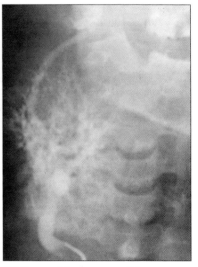

534 Tumor del cuerpo carotídeo. Es más profundo que el quiste branquial, situado por detrás del esternomastoideo y en sus dos tercios inferiores.

535 Tumor del cuerpo carotídeo (angiograma). El tumor es sólido y está situado en la bifurcación de la carótida común. No varía de tamaño y no siempre es pulsátil. Puede percibirse un soplo. Puede desplazarse de un lado a otro, pero no en sentido vertical.

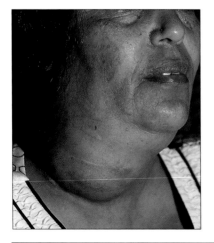

536 Higroma quístico[102]. Se trata de una tumefacción linfangiomatosa, fluctuante, multilocular y con transiluminación brillante. Está predispuesto a las infecciones recurrentes. Los episodios han sido tratados usando un hierro al rojo (las marcas de quemadura se pueden ver como cicatrices horizontales en el cuello).

---

[102] Cystic hygroma. *Lancet*, 1990, 335 8688: 511-12.

INFECCIÓN

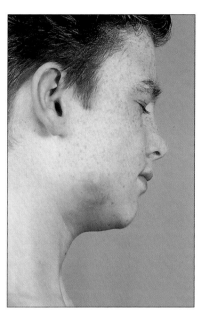

537 Enfermedad por arañazo de gato.
Celulitis cervical con adenopatías regionales
supurativas dos semanas después de un
arañazo de gato. Se debe al microorganismo
Bartonella henselae, un bacilo gramnegativo.
La angiomatosis bacilar cutánea en los
individuos VIH-positivos es clínicamente
similar al sarcoma de Kaposi y está
relacionada con los gatos, con *Bartonella
henselae* y con *B. quintana*.

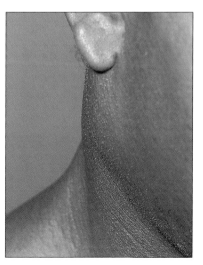

**538 Vértice del triángulo anterior y
tuberculosis.** El aumento de tamaño de un
ganglio linfático en la cadena cervical
superior se debe diferenciar de la
tumefacción alrededor de la oreja, debida,
por ejemplo, a un quiste sebáceo o un
tumor. El ganglio linfático se localiza en el
borde superior del esternocleidomastoideo.

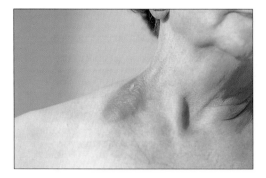

539 Absceso frío: absceso en botón de camisa. La formación de senos, la ulceración incipiente y el color lívido son típicos del absceso frío cervical, en el que el material caseoso superficial comunica con una acumulación más profunda a través de la fascia cervical.

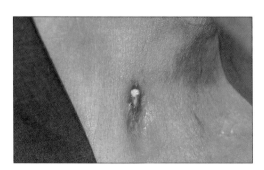

540 Material caseoso en el orificio del seno. La presión sobre el absceso puede expulsar material caseoso a través del seno.

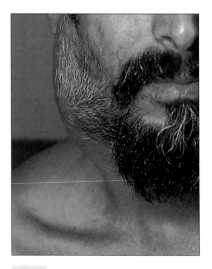

541 Linfoma. Historia de seis semanas con fiebre, pérdida de peso y una tumefacción en el cuello. La enfermedad de Hodgkin[103] se suele presentar con agrandamiento del tejido linfático —frecuentemente, los ganglios del cuello o las axilas— y las consecuencias físicas de tal expansión, con deterioro de la función del sistema inmunitario. Los síntomas inespecíficos dependientes de las células B, como pérdida de peso y sudoración nocturna, pueden indicar un pronóstico más negativo.

---

[103] Thomas Hodgkin, médico inglés, 1798-1866. Hodgkin T. On some morbid appearances of the absorbent glands and spleen. *Med. Chir. Tr.* (Londres), 1832, **17**: 68-114.

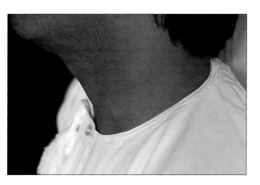

542 Crisis epiléptica. Este paciente consultó por enuresis nocturna de reciente aparición, y mientras estaba sentado en la consulta sufrió una crisis epiléptica de gran mal. Se había visto el nódulo del cuello, pero su significado quedó claro al encontrar más adelante muchos nódulos subcutáneos pequeños en la exploración. Se tomo una biopsia del nódulo cervical (*v.* **543**).

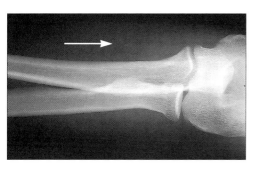

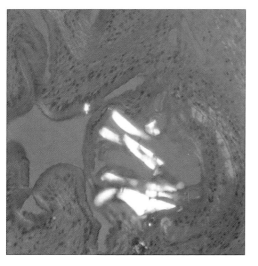

543 Ganchos quitinosos en la biopsia y radiografía de un nódulo palpable calcificado en el brazo. Ganchos quitinosos de un escólex vistos con luz parcialmente polarizada. El diagnóstico es de **cisticercosis cerebral**, una infección por la fase larvaria de *Taenia solium* que parasita normalmente a los cerdos. Entre los nuevos epilépticos de áreas donde habita *T. solium*, sólo alrededor del 20% tienen tales nódulos. Los nódulos se pueden observar en el examen radiológico. El quiste calcificado se ve junto al cúbito. Éste es un caso de cisticercosis muscular. La cisticercosis también puede afectar al ojo.

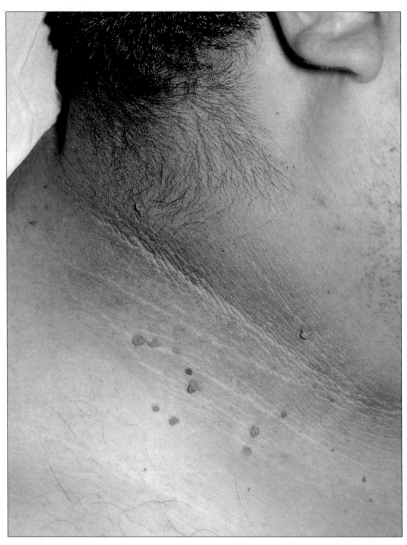

544 Acantosis nigricans. Hay engrosamiento pardo aterciopelado, con excrecencias verrucosas en la piel de las manos y los pliegues cutáneos de axilas, ingles y cuello, así como en las uniones mucocutáneas. Es benigno si se asocia con obesidad, diabetes mellitus, acromegalia y síndrome de ovarios poliquísticos —un marcador clínico de resistencia a la insulina e hiperinsulinismo—. Es maligno en el grupo de edad más avanzada, donde afecta a los labios, la cara y las manos y puede indicar un adenocarcinoma subyacente.

DISTENSIÓN VENOSA DEL CUELLO

El análisis detallado de las ondas venosas: a (contracción auricular), c (transmitida desde la carótida) y v (cierre de la tricúspide y por tanto llenado auricular) y los cambios de presión reflejados por ellas, conlleva en primer lugar la capacidad de ver la columna de sangre. Los prerrequisitos son:

- Iluminación con luz oblicua.
- Paciente relajado, tendido en un ángulo que permita el llenado de las venas.
- Una vena que oscile con la respiración y un latido cardíaco que varíe con la presión hepática.

Si el observador sabe dónde mirar, notará el cambio de la columna venosa con la respiración y la compresión hepática, y diferenciará entre un nervio, las venas yugulares interna y externa y la pulsación arterial, mediante observación y palpación y por la cronología del pulso venoso.

Distensión venosa con fluctuación libre

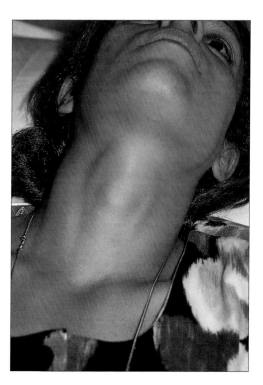

545 Vena yugular interna.
Proporciona el mejor manómetro para evaluar la presión venosa. Es recta, comunica sin válvulas con la aurícula derecha y refleja el aumento de la presión auricular derecha. Ocupa una posición medial y profunda respecto al músculo esternocleidomastoideo, y discurre hacia arriba desde detrás de la articulación esternoclavicular hasta el ángulo de la mandíbula. En las personas normales, la altura vertical desde la parte superior de la columna hasta el ángulo esternal suele ser inferior a 3 cm, mientras que la aurícula está situada 5 cm por debajo del ángulo, por lo que la columna de sangre mide 8 cm. En esta mujer la presión está elevada y la columna sube 10 cm por encima del ángulo esternal.

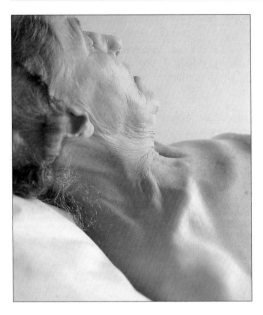

546 Vena yugular externa.
Ocupa una posición superficial respecto al esternocleidomastoideo y discurre oblicua a él; esta vena se ve con más facilidad que la yugular interna, pero tiende a formar acodaduras y puede confundir al observador inexperto.

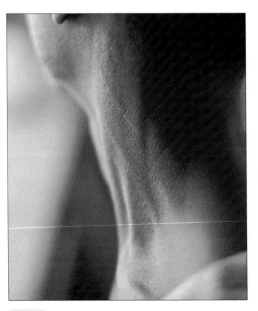

547 Nervios hipertróficos.
Nervio auricular mayor hipertrofiado a través del músculo esternocleidomastoideo en la **lepra tuberculoide**. El ángulo que forma el nervio con el músculo es muy distinto al de la vena yugular externa. Se pueden encontrar nervios engrosados en neuropatías hipertróficas, sarcoidosis, neoplasias, reticulosis y amiloidosis. La neurofibromatosis y el efecto de un traumatismo pueden conducir también a engrosamiento de los nervios.

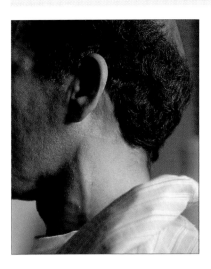

548 Insuficiencia tricuspídea. Este paciente presentaba insuficiencia cardíaca e incompetencia tricuspídea funcional por dilatación del anillo valvular. La parte superior de la columna venosa en la yugular externa está por encima del ángulo mandibular.

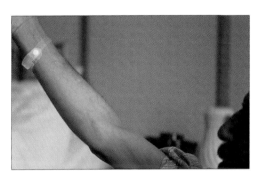

549 Frente de presión en el brazo del mismo paciente. La parte superior de la columna venosa se puede visualizar manteniendo el brazo por encima de la cabeza (*v.* **550**). Aquí las venas están vacías.

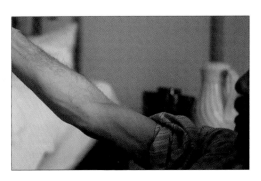

550 Frente de presión en el brazo del paciente de las figuras 548 y 549. Al bajar lentamente el brazo se llena la vena y se hace visible la parte superior de la columna.

Distensión venosa fija

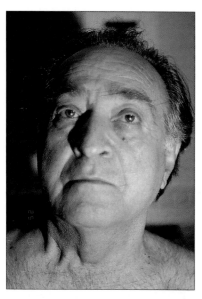

551 Obstrucción mediastínica parcial antes de la radioterapia. Las grandes adenopatías metastásicas por carcinoma bronquial obstruyen el drenaje venoso en el lado derecho del cuello. No se transmiten pulsaciones.

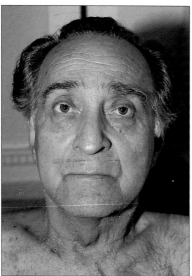

552 Obstrucción mediastínica parcial después de la radioterapia. Nótense la cicatriz de mediastinoscopia derecha y las marcas de lápiz para radioterapia. La cara es algo más fina que en **551** y refleja la consunción por enfermedad maligna progresiva.

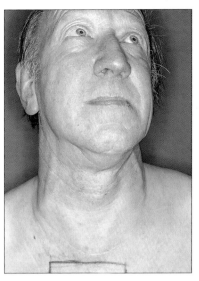

553 Obstrucción mediastínica superior con distensión de las venas cervicales. Cuando el bloqueo del retorno venoso desde la cabeza y el cuello se hace bilateral, aparece el cuadro de obstrucción mediastínica superior. Al principio se observa distensión venosa fija bilateral. Existe una cicatriz en la escotadura supraesternal debida a una antigua operación sobre el tiroides.

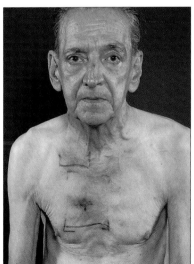

554 Plétora de la obstrucción mediastínica superior. La plétora con sufusión ocular acompaña a la ingurgitación venosa.

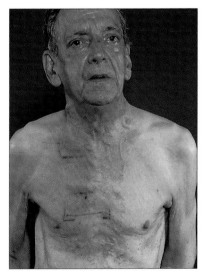

555 Obstrucción mediastínica superior. La obstrucción ha aumentado a pesar de la radioterapia sobre el mediastino, la plétora es marcada y se ven venas colaterales en el tórax.

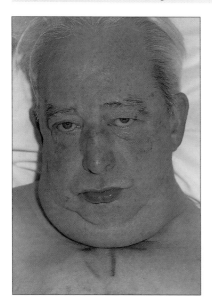

556 Inyección conjuntival en la obstrucción mediastínica superior. La cara aparece inflamada y cianótica. Existe inyección conjuntival por ingurgitación venosa.

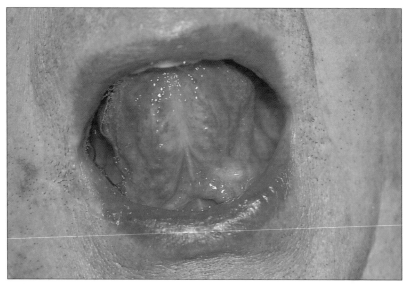

557 Distensión de las venas de la superficie inferior de la lengua en la obstrucción mediastínica inferior. También se ven venas distendidas debajo de la lengua.

TÓRAX

La profesión puede ser relevante para la enfermedad torácica. Los indicios quizá sean abundantes.

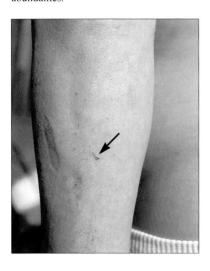

558 Tatuaje del minero de carbón. Varón con tos y disnea. La implantación intradérmica de carbón en un paciente que había trabajado como minero hacía muchos años proporciona un indicio sobre la causa de su enfermedad pulmonar fibrosa (flecha).

La forma a la inspección y la desigualdad de movimientos a la palpación son referencias útiles que señalan hacia la enfermedad subyacente.

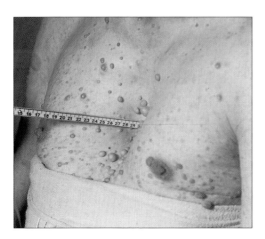

559 Pectus excavatum. Se trata de una anomalía congénita. Puede causar desplazamiento del latido de la punta con aumento de tamaño aparente del corazón en la radiografía de tórax. Quizá se oiga un soplo, que carece de significado. La piel muestra múltiples neurofibromas (neurofibromatosis de tipo 1; v. 40). Deben explorarse las manos en busca de aracnodactilia y el paladar (423a, 423b) para descubrir signos de síndrome de Marfan.

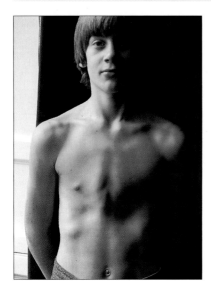

560 Pectus carinatus. Se conoce también como tórax de pichón y es común. La prominencia del esternón puede ser congénita o una consecuencia del asma o el raquitismo durante la infancia. El surco —de Harrison[104]— en la parte inferior del tórax puede estar causado por desplazamiento hacia adentro de las costillas bajo la acción de los músculos accesorios de la respiración durante las crisis asmáticas.

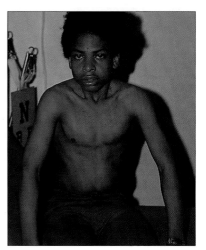

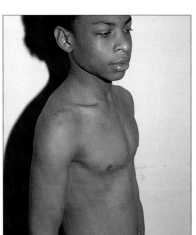

562 Asma bronquial aguda. Este chico necesita agarrarse con las manos a la camilla para fijar la cintura escapular, y utiliza los pectorales y esternocleidomastoideos como músculos accesorios de la respiración. Las alas de la nariz se mueven al mismo tiempo. Otros patrones de respiración dependen de cambios del ritmo y la frecuencia. El aumento de la frecuencia es siempre importante, pero se debe considerar con precaución. Puede que la respiración superficial se deba a dolor, que las respiraciones suspirantes reflejen acidosis y que la hiperventilación con jadeo se deba al estrés. La imposibilidad de permanecer en decúbito sugiere edema pulmonar y la respiración con los labios fruncidos indica obstrucción del flujo aéreo. La apnea puede acompañar a la disfunción del tronco del encéfalo.

561 Asma bronquial crónica. Este niño con asma bronquial crónica muestra una musculatura pectoral prominente y tórax de pichón precoz.

[104] Edwin Harrison, médico inglés que trabajó en el St. Marylebone Infirmary, Londres, 1779-1847.

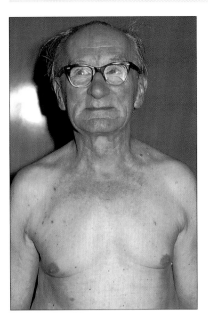

563 Tórax en tonel. El aumento de volumen del tórax conduce a este aspecto y guarda relación con el mayor volumen de los pulmones enfisematosos. Las costillas se elevan hasta la horizontal, adoptando una posición inspiratoria, con respiración diafragmática y expansión pobre. Las áreas de matidez cardíaca y hepática pueden estar disminuidas por los pulmones voluminosos.

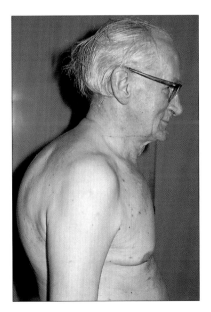

564 Tórax en tonel (imagen lateral). El aumento del diámetro anteroposterior conduce al tórax en tonel. Este paciente presenta también cifosis por acuñamiento de las vértebras dorsales, una anomalía que puede ser marcada en las mujeres menopáusicas («joroba de la viuda»).

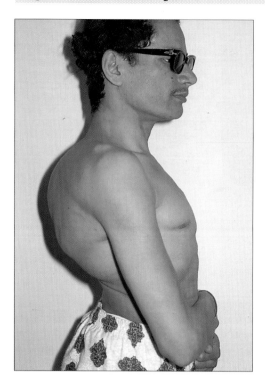

565 Joroba[105]. Existe pérdida de altura vertical de la columna dorsal con angulación por colapso vertebral debido a osteomielitis tuberculosa.

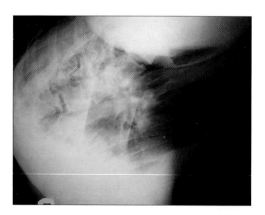

566 Joroba (radiografía de tórax). En la radiografía de tórax lateral, la angulación aguda de la columna por colapso vertebral reduce la capacidad vital y la reserva respiratoria.

---

[105] Del latín *gibbus, gibbosus*, joroba, jorobado.

TÓRAX ASIMÉTRICO

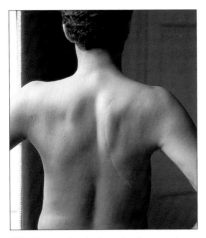

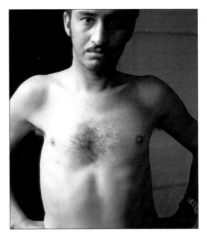

567 Toracoplastia. Las cicatrices pueden proporcionar indicios de enfermedades previas. La deformidad debida a toracoplastia por tuberculosis puede ser mínima vista desde atrás.

568 Toracoplastia. Sin embargo, el colapso del vértice pulmonar por empuje de la parrilla costal se ve claramente en la región axilar derecha con el paciente de frente.

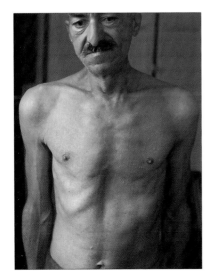

569 Fibrosis pulmonar y depresión de la parrilla costal. Existen aplanamiento de la pared torácica izquierda y disminución de la expansión. La escoliosis de la columna con su componente rotatorio hace que sobresalga parte del tórax, mientras que la porción anterior aparece aplanada en la parte de la convexidad. Si no existe escoliosis, el aplanamiento puede indicar enfermedad pulmonar unilateral de larga evolución, generalmente fibrosis pulmonar, en vez de colapso. Suele existir desviación mediastínica.

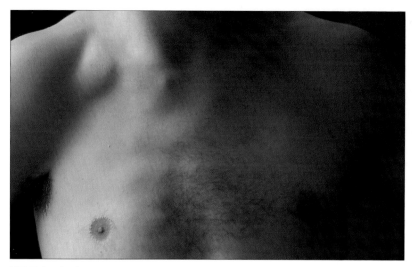

570 Falta de desarrollo congénita del músculo pectoral mayor: 1. El aplanamiento evidente se puede deber a cambios en los músculos de la pared torácica. En este caso, el pectoral mayor es rudimentario desde el nacimiento.

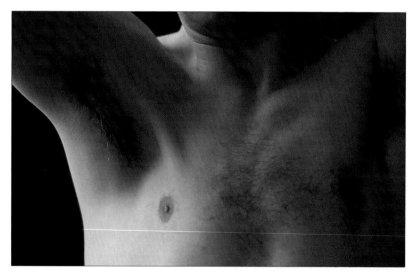

571 Falta de desarrollo congénita del músculo pectoral mayor: 2. Al abducir el brazo sólo se ve un pequeño fascículo del músculo.

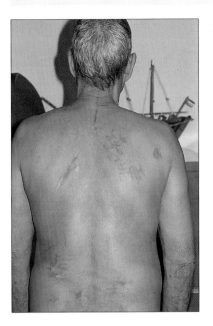

572 Tratamiento del dolor de espalda.
Éste no es un tatuaje decorativo. Se puede
deducir la presencia de dolores en la región
lumbar y los hombros tratados mediante
contrairritación.

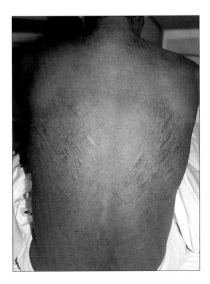

573 Flagelación religiosa. Las cicatrices
de este musulmán chiíta reflejan
autoflagelación en un período de penitencia
religiosa[106] durante el Moharram, el primer
mes del año musulmán. La dirección
diagonal se debe a la orientación del látigo
cuando se hace pasar por encima de cada
hombro.

---

[106] En memoria del asesinato de Alí, primo y cuñado de Mohammed, y su hijo Hussain.

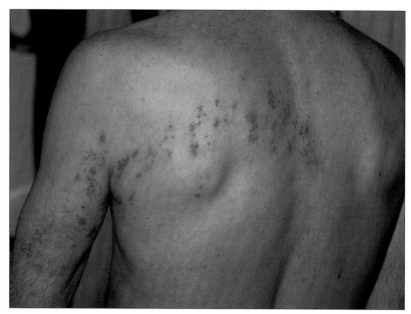

574 Herpes zóster (zona[107]). La infección infantil por el virus de la varicela-zóster se puede reactivar en personas de mediana edad con inmunidad debilitada, en pacientes con enfermedades malignas y en casos de inmunosupresión (inducida por fármacos o por el virus de la inmunodeficiencia humana). En este caso se ha afectado el tercer dermatoma dorsal. El proceso inflamatorio tiene su origen en la infección latente del ganglio de la raíz dorsal. El dolor y la hiperalgesia aparecen primero en el área inervada por la raíz afectada y se siguen más adelante de un exantema vesicular que dibuja el dermatoma. Si se produce diseminación retrógrada hasta las células del asta anterior, puede aparecer debilidad muscular en el mismo segmento. El diagnóstico es fácil en el tronco y la cara, y más difícil en los miembros, donde quizá no se aprecie inmediatamente la distribución anatómica. Es posible establecer la distribución de las disestesias, lo que permite establecer el diagnóstico antes de que aparezca el exantema típico.

---

[107] Latín *cingulus, cingulum,* cinturón, *cingere,* cintura; árabe *hizzam al nari,* «cinturón de fuego»; noruego, «un cinturón de rosas del infierno».

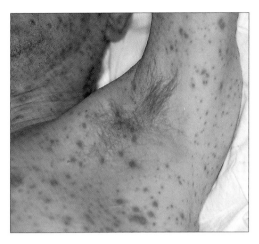

575 Varicela. Este actor estuvo trabajando una larga temporada en Broadway, Nueva York, en la década de los 80. Desarrolló una varicela grave durante una estancia hospitalaria para reparación de una hernia en la década de 1990. Las vesículas llenas de líquido sobre una base roja se entremezclan con máculas y pápulas correspondientes a la fase inicial de la erupción. En el adulto, la enfermedad puede provocar una alteración sistémica grave, y su curso es más prolongado en el huésped inmunocomprometido por el virus de la inmunodeficiencia humana.

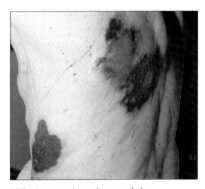

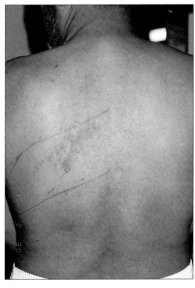

576 Herpes zóster hemorrágico (púrpura fulminante). Puede aparecer hacia el sexto día de exantema y constituye una complicación grave que se observa también en la varicela. En este caso es imitado por hemorragia de las lesiones de zona en un paciente bajo anticoagulación con warfarina.

577 Hiperestesia y pigmentación postherpéticas. Una vez resuelto el exantema, pueden quedar cicatrices con hiperalgesia residual. Las marcas hechas con un alfiler dibujan el cuarto dermatoma dorsal.

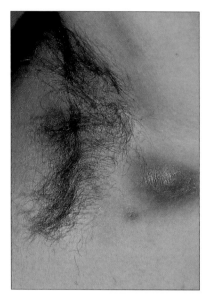

578 Axila: hidradenitis supurativa.
Proceso inflamatorio crónico de las glándulas apocrinas en la piel con folículos pilosos. Puede afectar a las axilas y la piel perineal, y se debe con frecuencia a infección por anaerobios. A veces se asocia con enfermedad de Crohn y se complica con artropatía inflamatoria o piodermia gangrenosa.

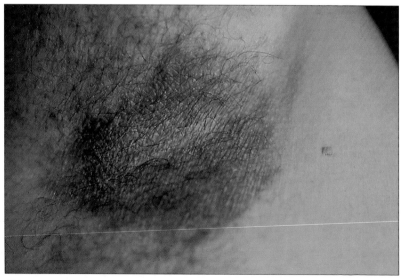

579 Eritrasma de la axila. La pigmentación de las axilas o las ingles se puede deber a infección cutánea superficial por *Corynebacterium*.

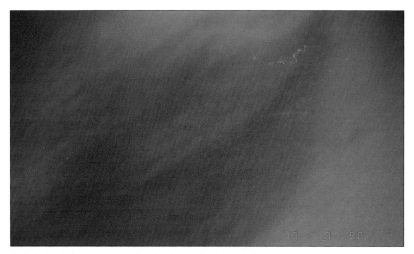

580 Axila de la figura 579 iluminada con luz ultravioleta. El examen bajo luz ultravioleta muestra la característica fluorescencia rojo-coral. En los climas cálidos puede conducir a prurito refractario.

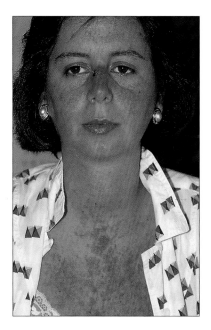

581 Exantema por fotosensibilidad en la cara y la V del escote. El baño durante un día soleado condujo a eritema cutáneo en las áreas expuestas a la luz. La relación entre exantema y luz solar se aprecia con facilidad, puesto que se han afectado las mejillas, como en la quemadura solar, y la V del escote. La paciente sufre **lupus eritematoso sistémico** y la exposición a la luz solar provocó el exantema en esas zonas. Se ha realizado una biopsia cutánea. A veces existe edema facial.

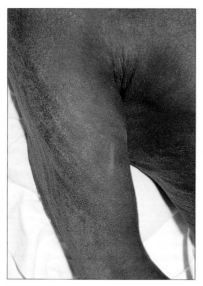

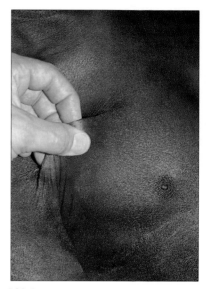

582 Pérdida de peso. La pérdida de peso reciente se aprecia con facilidad en la piel de la parte superior del tronco y los brazos.

583 Pérdida de peso en el tórax: pliegue cutáneo. La piel es fláccida, se pellizca con facilidad y forma pliegues. En presencia de deshidratación, el pliegue puede persistir debido a la pérdida de turgencia de los tejidos.

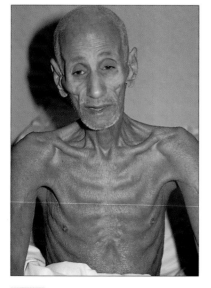

584 Pérdida de peso. La radiografía de tórax puede ser el dato más útil por sí solo cuando se estudia la causa de la pérdida de peso. La grasa subcutánea desaparece en los casos de larga evolución y los huesos se hacen visibles. Este anciano ingiere una dieta insuficiente, pero sus ojos conservan el brillo, en contraste con el aspecto del sujeto con caquexia (*v.* **141**). Siempre existe riesgo de úlceras por presión.

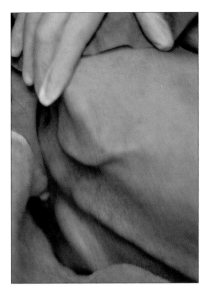

585 Pérdida de peso y prominencias óseas. Si el estado general es malo, el paciente permanece inmóvil y el peso del cuerpo se concentra sobre las prominencias óseas, la piel se rompe debido a la combinación de presión y fuerza de arrastre, junto con las anomalías de la sensibilidad y la circulación. Es importante saber que una úlcera por decúbito[108] puede formarse en cuestión de horas (incluso mientras el paciente espera en el servicio de urgencias tendido sobre una camilla dura).

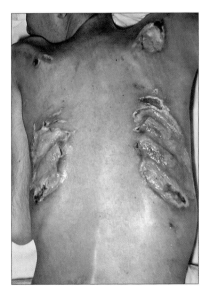

586 Úlceras por presión sobre las costillas y las escápulas. Las úlceras por decúbito pueden llegar a exponer el hueso. Estas úlceras se deben a negligencia; obsérvense los puntos donde se han producido. Deben examinarse siempre las áreas de riesgo —sacro, trocánteres, cóndilos mediales, fémures, talones y maléolos— en cualquier paciente debilitado, sobre todo si el personal de enfermería es insuficiente. Es posible detectar el signo inicial de enrojecimiento antes de que se rompa la piel.

---

[108] Del latín *decumbere, decumbent,* permanecer tendido.

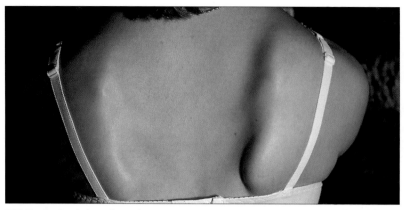

587 Escápula alada unilateral. Si es prominente en reposo y con el brazo en abducción, debe considerarse la posibilidad de paresia de la porción media del trapecio por lesión del nervio espinal. Si aparece con la flexión del brazo hacia adelante, por ejemplo al apoyarse contra una pared con los brazos extendidos, lo que resalta la escápula alada unilateral, puede deberse a lesión infecciosa aislada del nervio del serrato anterior (C5, 6, 7), como en el herpes zóster motor. En caso de enfermedad muscular, como la distrofia facioscapulohumeral, el borde medial inferior de la escápula sobresale primero, debido a que la base de la palanca (a la que está conectado el brazo) no permanece fija cuando el brazo se separa del cuerpo.

TUMEFACCIONES DE LA PARED TORÁCICA

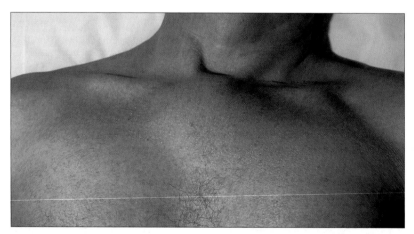

588 Tumefacción del manubrio esternal y diagnóstico diferencial. Si la tumefacción asienta en los tejidos subcutáneos puede ser un lipoma, y si está en el esternón, un tumor óseo o plasmacitoma. Si hay pulsación interna será por aneurisma aórtico erosionante.

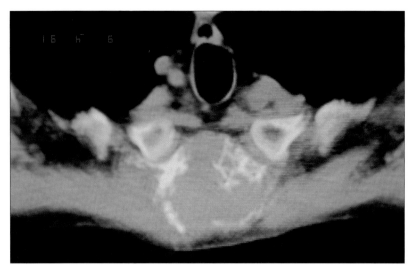

589 Plasmacitoma (tomografía computarizada). La imagen revela una lesión lítica solitaria expansiva, característica de plasmacitoma.

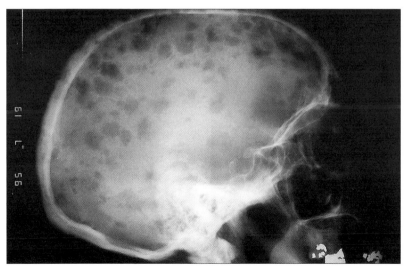

590 Mieloma (radiografía de cráneo). Lesiones líticas, similares pero múltiples, del mieloma diseminado.

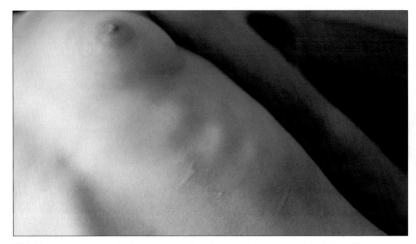

591 Uniones costocondrales aumentadas de tamaño. La expansión de la unión costocondral refleja una anomalía del crecimiento, debida a fracaso de la mineralización en la deficiencia de vitamina D con osteoide expandido, lo que produce el llamado **rosario raquítico** o **acromegalia.** Puede servir como marcador biológico de un exceso previo o actual de hormona del crecimiento[109].

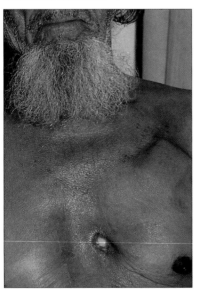

592 Fístula torácica. Cuando se debe a un empiema descuidado (*empyema necessitatis*), un seno con drenaje en cualquier lugar de la pared torácica puede estar precedido por una tumefacción que sobresale al toser. En este caso se ha producido infección tuberculosa de los ganglios de la cadena mamaria interna, con abertura al lado del esternón. La salida de material caseoso produce una situación comparable a la del absceso del cuello (*v.* **539**). Este paciente tiene una marcapasos en la región superior del tórax.

[109] Ibbertson N y cols. The acromegaly rosary. *Lancet,* 1991, **337** (8734): 154-6.

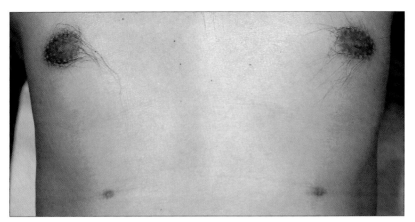

593 Ingeniero electrónico japonés con pezones accesorios bilaterales. Los pezones accesorios pueden aparecer en cualquier lugar a lo largo de una línea que discurre desde el hombro hasta la cadera. En el siglo XX se les da poca importancia. En el pasado eran un estigma de brujería y se empleaban para confirmar la acusación de embrujamiento, puesto que demostraban que el acusado daba de mamar a un espíritu maligno[110] que actuaba como canal de comunicación con Satán. En los juicios por brujería de Salem, Massachusetts, durante 1692-3, fueron acusados 56 hombres y 148 mujeres[111]. Los pezones accesorios se encuentran en el 2,5% de las personas, y algunos de los acusados fueron condenados a muerte por tal prueba confirmatoria[112].

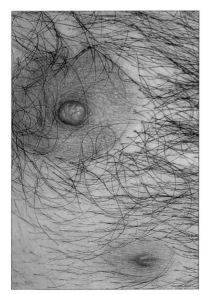

594 Pezón accesorio. Los pezones extra varían desde una simple mácula pigmentada hasta un pezón completo con su areola.

---

[110] Espíritu maligno: un demonio que supuestamente acompaña y obedece a una bruja.

[111] Demos JP. Underlying themes in witchcraft of seventeenth century New England. *American Historical Review*, LXXXIV (1979): 317-46.

[112] Si tiene usted uno, no se le ocurra viajar en el tiempo hasta el siglo XVII, puesto que el riesgo de perecer quemado en una hoguera sería grande.

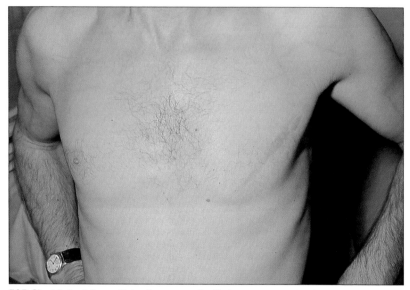

595 Cicatriz torácica unilateral en un varón. Paciente con una cicatriz de mastectomía. Es importante apreciar la posible relación de tal cicatriz con el cuadro actual. El cáncer de mama es infrecuente en los varones, pero su frecuencia es mayor en los fenotipos XXY.

GINECOMASTIA (AUMENTO DE TAMAÑO BENIGNO DE LA MAMA MASCULINA)

La ginecomastia puede ser unilateral o bilateral y se debe a un cambio de la relación entre estrógenos libres y andrógenos libres.

- Ocurre fisiológicamente en la pubertad y en los ancianos al disminuir la función de las células de Leydig.
- En la seudoginecomastia por obesidad («ginosidad») o tumor no existe un verdadero aumento del tejido glandular.
- Los estrógenos, administrados de forma deliberada o inadvertidamente; la digital, que actúa como una sustancia similar a los estrógenos, y los fármacos, que causan supresión de la testosterona, como la espironolactona y la cimetidina, o que tienen un efecto antiandrogénico, pueden conducir al desarrollo de un exceso de tejido glandular.

En la mayoría de los casos, la causa es un fármaco, un exceso de estrógenos o una disminución de los niveles de testosterona. El aumento de estrógenos se puede deber a tumor testicular o bronquial, carcinoma suprarrenal o hepatopatía.

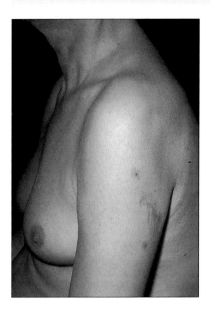

596 Ginecomastia. La presencia de dos nevos arácneos en el brazo sugiere el diagnóstico de cirrosis hepática.

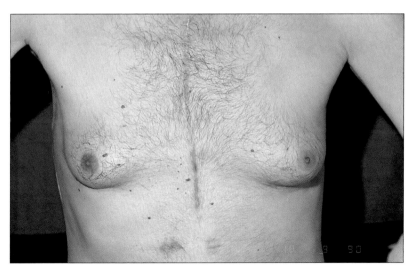

597 Ginecomastia con una cicatriz esternal. Ginecomastia y una esternotomía media reciente. Enfermedad cardíaca tratada con digoxina y diuréticos (entre ellos **espironolactona**) que han provocado aumento de tamaño de las mamas.

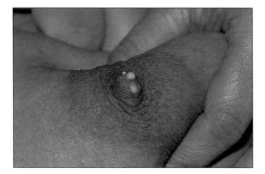

598 Galactorrea. Descarga de leche en ausencia de parto. Puede ocurrir en ambos sexos y constituye una manifestación de hiperprolactinemia.

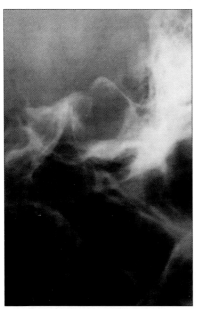

599 Radiografía de la fosa hipofisaria del varón mostrado en la figura 598. Este paciente presenta galactorrea relacionada con un tumor hipofisario, que ha causado agrandamiento de la silla turca.

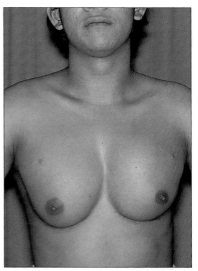

600 Disnea en un joven. Un paciente joven muy alterado ingresó en el departamento de urgencia con disnea. La radiografía de tórax mostró sombras en «alas de murciélago» bilaterales sobre las zonas medias. Se administraron diuréticos con muy buen resultado. Cedió la hiperventilación. En la visita a la sala por la mañana, el médico encargado descubrió con asombro que las imágenes «pulmonares» se debían a prótesis mamarias en un trasvestí muy nervioso con hiperventilación.

ABDOMEN

La exploración del abdomen comienza con una mirada al tórax y la palpación de las fosas supraclaviculares, seguidas por palpación del abdomen mientras se observa la expresión facial. Se pueden descubrir otros indicios evidentes; por ejemplo, las marcas del cinturón indicarán el cambio de peso en los últimos meses en los casos en los que no exista un registro.

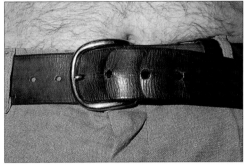

601 Marcas del cinturón y su significado. Este hombre es gerente de construcción en una plataforma petrolífera del Mar del Norte, un trabajo sedentario durante la mitad del día, mientras que se pasa el resto de las veinticuatro horas caminando por la plataforma. Se aflojaba el cinturón para sentarse y se lo apretaba para hacer las rondas, de modo que las dos marcas con la misma intensidad reflejan las posturas sentado y de pie. La segunda pareja de marcas refleja la pérdida deliberada de peso tras el examen de salud periódico de la compañía, pero al dejar el trabajo en la plataforma, el paciente pasaba el día entero sentado y apenas necesitaba apretarse el cinturón para caminar.

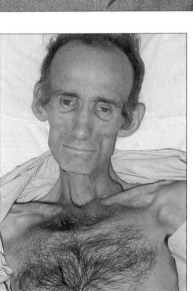

602 Signo de Troisier[113]. Adenopatía en el triángulo supraclavicular izquierdo por metástasis de un carcinoma gástrico o testicular. Es fácil pasarla por alto cuando tiene un tamaño pequeño y se esconde tras la cabeza de la clavícula.

---

[113] Charles Emile Troisier, médico francés, 1848-1919.

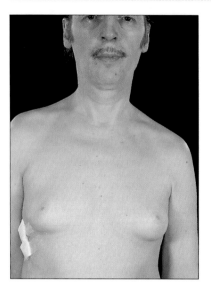

603 Tórax con ginecomastia. Es aconsejable observar el tórax mientras se examina el abdomen. La ginecomastia, los nevos arácneos en la barbilla y la parte superior izquierda del tórax y el apósito por toma de biopsia hepática indican un problema abdominal: cirrosis del hígado.

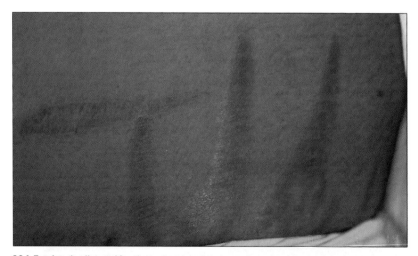

604 Estrías de distensión. Estas cicatrices lineales se forman en la piel dañada por fuerzas de estiramiento en áreas con aumento de volumen importante y rápido. Son comunes en adolescentes en muslos y áreas lumbosacras, en la región inferior del abdomen, en las mamas durante el embarazo (estrías gravídicas) y en los hombros de levantadores de peso jóvenes. También se encuentran en el síndrome de Cushing y en pacientes tratados con esteroides sistémicos. Las estrías son elevadas y rojizas, pero después se hacen lisas y lívidas.

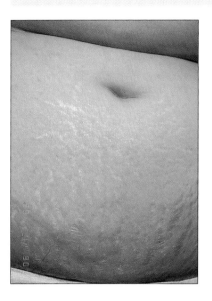

605 Estrías gravídicas. Por último, las estrías se convierten en blanquecinas.

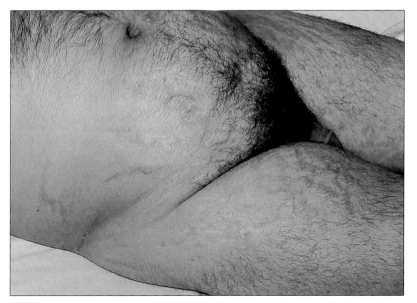

606 Estrías en el síndrome de Cushing. Las estrías pueden ser muy evidentes y afectar incluso a la cara. Si son por tratamiento corticosteroideo aparecen en la zona de aplicación.

291

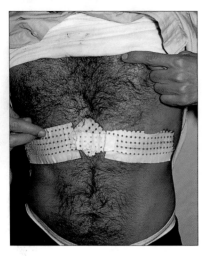

607 Dolor abdominal: «¡Me duele aquí!»
Automedicación moderna. El parche de belladona usado como contrairritante dibuja la irradiación de un cólico vesicular desde el epigastrio a lo largo de los bordes costales.

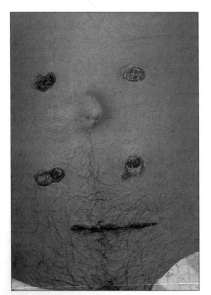

608 Dolor abdominal: «¡Me duele aquí!»
Cauterización como contrairritante. La zona de cauterización puede ser la estándar usada para el dolor abdominal, sin valor localizador.

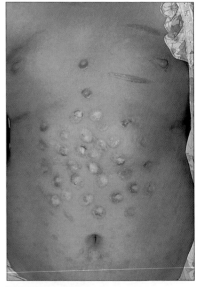

609 Dolor abdominal y cicatrices abdominales. Las cicatrices de cauterización antiguas y recientes (*v.* **608**) indican una larga historia de molestias recurrentes.

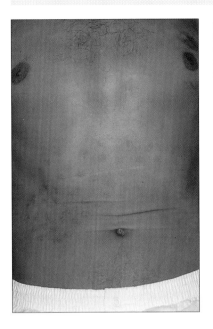

610 Dolor en el hipocondrio derecho: cauterización y litiasis biliar. A veces, las cicatrices de la cauterización indican directamente el punto de dolor máximo en el cólico hepático.

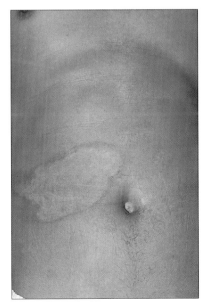

611 Cicatriz en el hipocondrio derecho y bolsa de agua caliente. El uso del calor como contrairritante puede conducir a quemaduras.

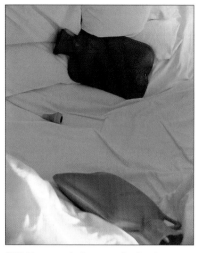

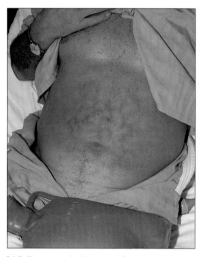

612 Examen de la cama 1: sin el paciente. El dolor en sitios específicos tiene ciertas características. La zona de apoyo está elevada[114] y se ven dos bolsas de agua caliente como fuente de calor, una en la zona lumbar y otra ya usada[115].

613 Examen de la cama 2: eritema térmico. El paciente ha vuelto del cuarto de baño. La aplicación de calor ha durado tanto que se observa un eritema térmico[116] en el epigastrio.

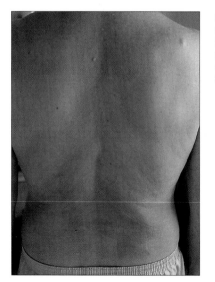

614 Examen de la cama 3: espalda. Cuando el dolor se irradia a la espalda, otra fuente de calor conduce a eritema en la zona lumbar. Ésta es una historia característica de **dolor retroperitoneal y carcinoma de páncreas.**

---

[114] El paciente prefiere estar incorporado: el dolor mejora con el abdomen flexionado.

[115] Esto sugiere que el dolor del abdomen se irradia a la espalda. El dolor aumenta con el decúbito y mejora al incorporarse.

[116] Enrojecimiento por calor: un cambio cutáneo inducido por la aplicación crónica de calor; se observa en las piernas por el calor radiante de una hoguera, así como por aplicación de una almohadilla calorífera. La pregunta es «¿por qué sentía frío el individuo?» Quizá careciese de calefacción por falta de medios económicos o tuviese una sensibilidad excesiva al frío, por lo que se acercó demasiado al fuego para calentarse; un signo importante de hipotiroidismo.

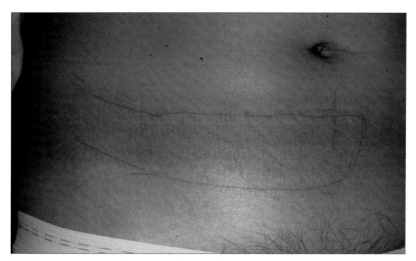

615 Dolor abdominal e hiperestesia (un error). El dolor en la fosa ilíaca derecha se puede deber a irritación peritoneal, pero también puede preceder al exantema del herpes zóster. El área de hipersensibilidad (undécimo dermatoma dorsal) se puede delimitar con un instrumento punzante.

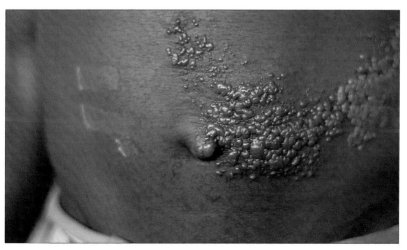

616 Herpes zóster. El exantema desarrollado se limita a un dermatoma (décimo dorsal), se para en la línea media y afecta a la mitad de la pequeña hernia umbilical. El ombligo normal está invertido. La eversión se puede deber a hernia o aumento de la presión intraabdominal por líquido, gas, víscera o tumor. Esta pequeña debilidad central es común en los niños africanos con deficiencia de proteínas y se puede hacer aparente también en caso de ascitis.

OMBLIGO

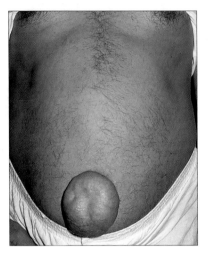

617 Hernia umbilical (irreductible).
Aunque evidente desde el punto de vista clínico, puede causar confusión cuando se ve en la radiografía simple de abdomen como una sombra circular con gas en el centro de la placa.

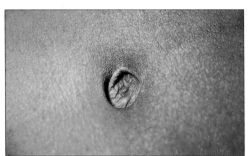

618 Hernia umbilical (paciente en decúbito). El líquido de ascitis puede llenar una pequeña hernia umbilical (*v.* **619**).

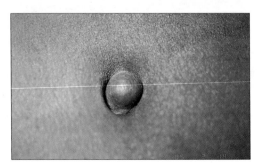

619 Hernia umbilical llena de líquido ascítico (paciente en bipedestación). La hernia mostrada en **618** se hace evidente cuando el sujeto se pone de pie.

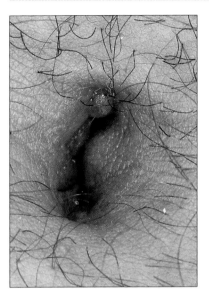

620 Exudado umbilical. Suele reflejar mala higiene y se puede deber a un uraco permeable o al tejido de granulación de un **seno pilonidal**.

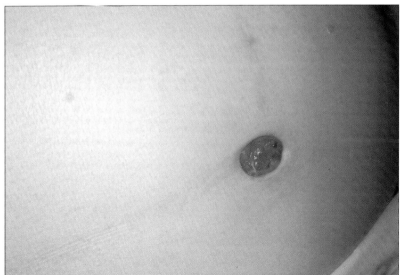

621 Metástasis umbilical. Los tumores abdominales primarios (estómago o colon) pueden dar lugar a nódulos secundarios en la profundidad del ombligo. Es frecuente que tales nódulos se palpen antes de verse.

297

DISTENSIÓN ABDOMINAL

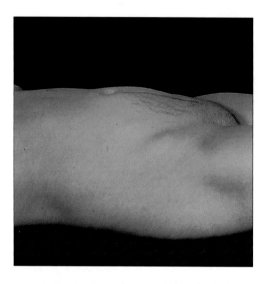

622 Proptosis abdominal:
1. Ésta es una causa frecuente de tumefacción abdominal transitoria y sensación de distensión, que pueden desaparecer después de la emisión de gas. La proptosis puede aparecer con rapidez y obligar al uso de prendas sueltas. Se trata de un signo físico poco reconocido y que se busca rara vez.

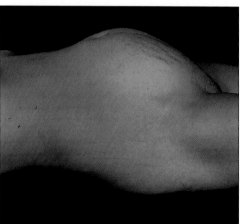

623 Proptosis abdominal:
2[117]. «Ahora, enséñeme lo que le pasa...» Es frecuente que el paciente pueda demostrar el cambio de contorno abdominal durante la exploración, usando una combinación de descenso del diafragma y aumento de la lordosis lumbar. Casi siempre se trata de una manifestación de «estrés». Cuando tiene carácter crónico constituye el mecanismo de la seudociesis.

---

[117] Un delicioso artículo que bien merece una visita a la biblioteca. Álvarez WC. Hysterical type non gaseous abdominal bloating. *Arch. Int. Med.* 1949, **84**: 217-45.

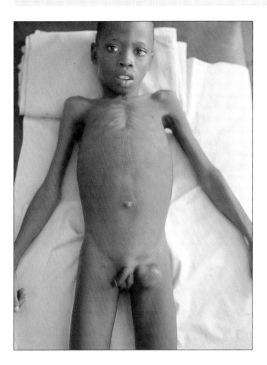

624 Plenitud abdominal.
Eversión del ombligo y distensión con algunas venas abdominales superficiales dilatadas. La tumefacción de la ingle izquierda está situada por debajo del ligamento inguinal y se debe diferenciar entre adenopatía o aneurisma y hernia, variz o absceso del psoas. El dato diferencial entre los dos grupos es la protrusión con la tos y la posibilidad de reducción. Si este niño con **tuberculosis** abdominal tiene un absceso tuberculoso que se ha extendido desde la región ilíaca, se encontrará otra tumefacción por encima del ligamento inguinal y existirá fluctuación entre las dos tumefacciones. A continuación se debe explorar la columna.

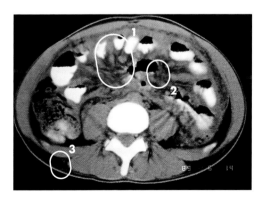

625 Peritonitis tuberculosa (tomografía computarizada del abdomen). Esta imagen del abdomen muestra un engrosamiento característico de la pared abdominal y el mesenterio, que se abre en abanico desde su raíz. El aspecto es similar al de la cera que desciende en gotas por el lado de una vela (1). También existe infiltración «focal» (2) de la grasa mesentérica —compárese con la grasa de la pared abdominal (3)—. El aspecto es muy indicativo de linfoma, pero en este contexto se debe considerar siempre la posibilidad de tuberculosis.

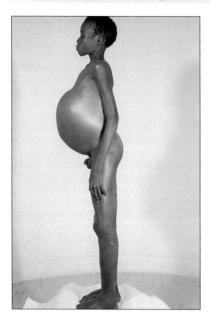

626 Ascitis marcada debida a tuberculosis. Varón emaciado con edema periférico y vientre tenso lleno de líquido. Obsérvense las venas del cuello y búsquese pulso paradójico para excluir una pericarditis constrictiva.

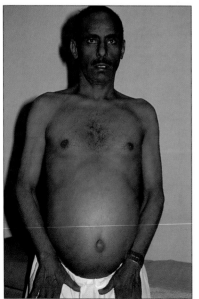

627 Ascitis por cirrosis hepática. Escleróticas amarillentas, abdomen distendido y hernia umbilical llena de líquido. Existe ginecomastia poco importante. Entre los demás signos a buscar se incluyen uñas pulimentadas, uñas blancas, eritema palmar, marcas de rascado, nevos arácneos, edema, signo de Troisier y distensión venosa y de la vesícula biliar.

VENAS DILATADAS EN EL TRONCO

La dilatación de las venas del tronco se puede deber a bloqueo o compresión de la cava, hipertensión portal o trombosis de la porta. Las consecuencias posibles incluyen varices, esplenomegalia, venas colaterales superficiales dilatadas o hemorroides resistentes al tratamiento.

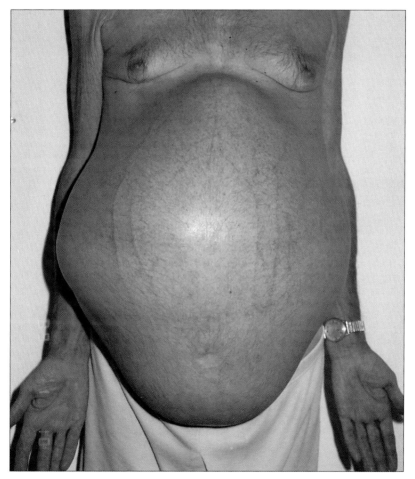

628 «Ascitis» y venas dilatadas. Paciente bebedor importante (40 unidades al día) con ascitis resistente de larga evolución, eritema palmar y venas abdominales dilatadas. La dirección del flujo se muestra en las figuras **629-631**.

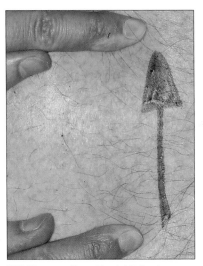

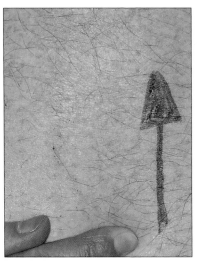

629 Venas y dirección del flujo: 1. La dirección del flujo de las venas mostradas en la figura **628** se puede determinar colocando los dedos juntos y separándolos después mientras presionan sobre la vena.

630 Venas y dirección del flujo: 2. La vena no se llena al eliminar la presión del dedo superior.

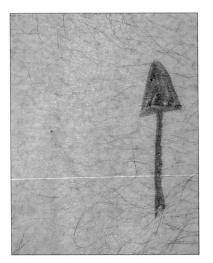

631 Venas y dirección del flujo: 3. Al soltar la presión del dedo inferior, el flujo se establece hacia arriba. Esto sugiere obstrucción de la cava inferior, en vez de colaterales por hipertensión portal, situación en la que la sangre procedente de la rama izquierda de la porta llega al ombligo a través de venas paraumbilicales; el flujo se establece entonces hacia fuera del ombligo. La «ascitis» de este paciente (v. **628**) era de hecho un gran quiste del apéndice, lo que explica el curioso perfil del abdomen.

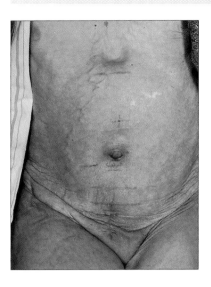

632 Metástasis paraaórticas. Provocan compresión de la cava inferior con formación de canales venosos colaterales.

La observación del abdomen del paciente con iluminación oblicua puede mostrar sombras características.

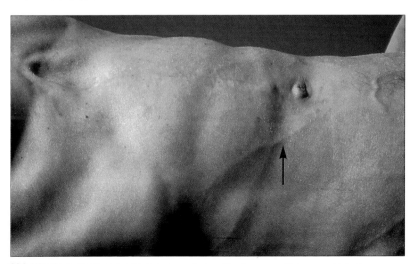

633 Hígado enorme con nódulos secundarios. Carcinoma esofágico y metástasis hepáticas. Se puede ver una extensa red venosa colateral en el abdomen inferior, que cortocircuita la cava obstruida. El borde del hígado agrandado (flecha) se encuentra justo por arriba del ombligo, a ambos lados de la línea media.

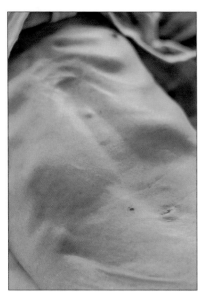

634 Abdomen escafoideo. Este término se aplica a la concavidad abdominal observada en casos de pérdida de peso y deshidratación, a veces con rigidez de la pared que no muestra excursiones respiratorias. Existe una metástasis en la línea media que se mueve con la respiración. La hernia epigástrica a través de la línea media tiene un aspecto similar, pero no se desplaza.

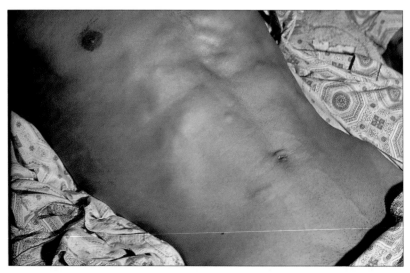

635 Compresión de la cava inferior. Flujo hacia arriba en las venas dilatadas de las regiones abdominal inferior y torácica lateral. Existe un nódulo hepático en el epigastrio que se desplaza con la respiración.

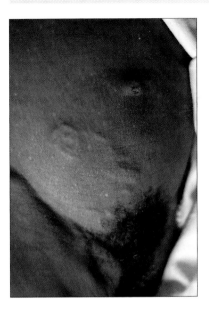

636 Ascitis y *serpiente* bajo la piel.
«¡Una serpiente me muerde en la piel»,
decía este paciente para describir sus
síntomas, sin saber que realmente tenía una,
aunque ya no estaba viva. La ascitis y el
ombligo evertido se deben a enfermedad
tuberculosa, y se ve el contorno de un
gusano de Guinea (*Dracunculus medinensis*)
subcutáneo muerto.

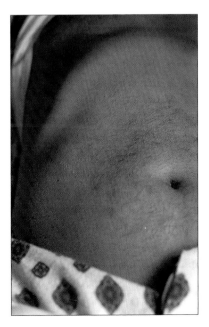

637 Vesícula biliar visible. Se mueve con
la respiración y ocupa una posición lateral.
La selección defectuosa del sitio para una
biopsia hepática podría situarla
peligrosamente cerca. Si existen ictericia
obstructiva y vesícula palpable,
la obstrucción radica en el conducto
colédoco. Un cálculo en el conducto cístico
y otro en el colédoco constituirían una
excepción.

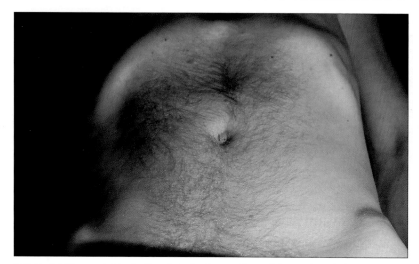

638 Peristaltismo visible: 1. El período de observación no debe ser demasiado corto, para no pasar por alto el peristaltismo visible. Un poco de paciencia se verá recompensada por la observación de la onda que se desplaza a través de la pared abdominal. El colon obstruido sobresale en el hipocondrio derecho.

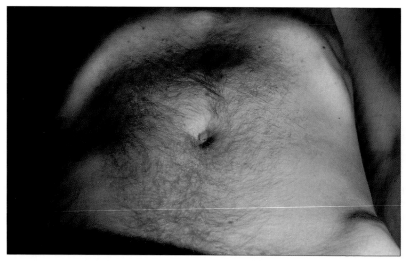

639 Peristaltismo visible: 2. La onda peristáltica se desplaza de derecha a izquierda por el colon transverso y coincide con dolor cólico. Este paciente tenía un carcinoma de colon.

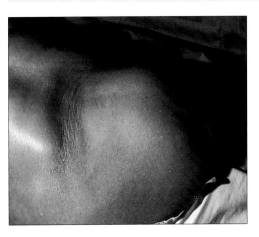

640 Inflamacción procedente de la pelvis. La iluminación oblicua resalta una gran masa pélvica (la vejiga distendida).

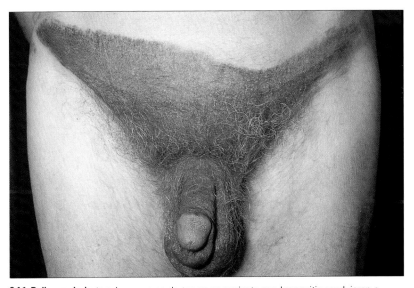

641 Peligros de la tos. Los accesos de tos en un paciente con bronquitis condujeron a dolor abdominal súbito. El desgarro de la arteria epigástrica dentro del recto abdominal produce una masa en el abdomen superior cuando se afecta la epigástrica superior, y en la parte inferior del abdomen si se afecta la epigástrica inferior. El dolor empeora con la contracción de los músculos abdominales, y el «bulto» puede desaparecer si está situado detrás del músculo e imita una masa intraabdominal. La sangre diseca los tejidos y está limitada por la fascia. Las complicaciones de la tos consisten en síncope, fractura costal, hemorragia subconjuntival, cefalea, púrpura, hernia e incontinencia de esfuerzo.

REGIÓN LUMBAR

La región inferior de la espalda se pasa por alto con frecuencia durante la búsqueda de signos físicos.

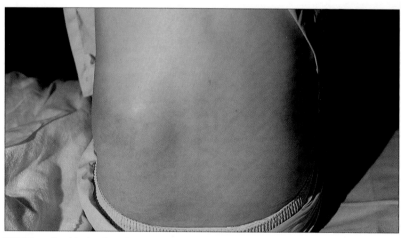

642 Tumefacción lumbar. Este paciente diabético con cetoacidosis muestra una tumefacción que ocupa la fosa lumbar, con eritema sobreyacente. Se debe a un absceso perirrenal aparecido después de un período de malestar general y dolor en la zona.

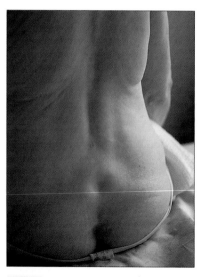

643 Almohadilla sacra. Al examinar la espalda se debe buscar edema con fóvea sobre el sacro: la presión debe ser firme y sostenida. Los pacientes atendidos en consulta suelen estar en postura erecta. Una vez encamados, el edema maleolar quizá desaparezca para reaparecer en la región sacra.

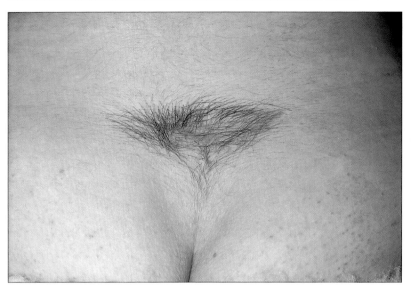

644 Espina bífida oculta. Mechón de pelos y área de piel atrófica sobre el sacro en el ápex del pliegue interglúteo. Las formas menores de disrafismo espinal se pueden asociar con anomalías intraespinales y cambios neurológicos. Cuando existen síntomas quizá se encuentren indicios externos.

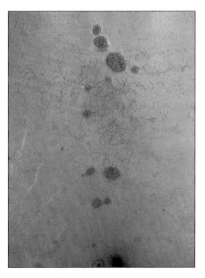

645 Psoriasis sacra. Las lesiones de psoriasis se pueden localizar en la zona sacra, y ésa puede ser la única área con lesiones activas en el momento de la exploración. Otras localizaciones posibles son el pene, el cuero cabelludo, las rodillas y los codos.

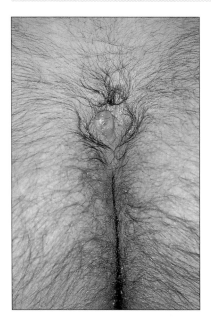

646 Sinus pilonidal. Suele existir tejido de granulación que sobresale en la abertura del seno, situado en la zona pilosa del pliegue interglúteo.

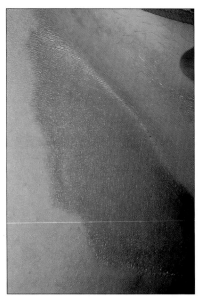

647 Tiña de la ingle. Infección micótica del pliegue cutáneo. La dermis seca es más resistente a la infección, lo que puede explicar la predilección de las tiñas por los pliegues cutáneos y los espacios interdigitales de los pies. El aspecto se debe a una combinación de destrucción de la queratina y respuesta inflamatoria. Algunas especies de hongos muestran predilección por sitios particulares: *Microsporum audouini* por la cabeza y *Trichophyton rubrum* por los pies. Ambos microorganismos pueden causar tiña del cuerpo.

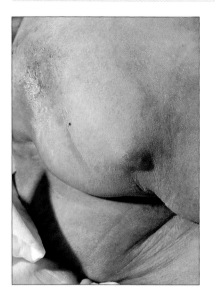

648 Imagen posterior. Los **nódulos reumatoides** se pasan por alto con facilidad en la tuberosidad isquiática. La infección y ulceración del nódulo pueden provocar muchas molestias.

PERINÉ Y ANO: ¡LOS SIGNOS SE PASAN POR ALTO FÁCILMENTE!

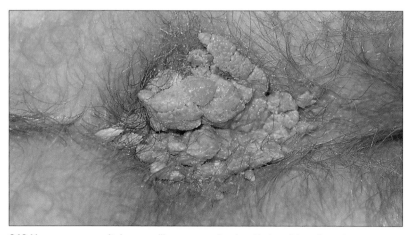

649 Verrugas anogenitales: condilomas acuminados. El virus del papiloma humano estimula la producción de células basales en la dermis. Estas verrugas son comunes en los adultos sexualmente activos y afectan a los genitales y el periné. Pueden ser floridas en el sujeto inmunodeprimido. En el cérvix tienen carácter precanceroso y en los homosexuales se asocian con cáncer anal.

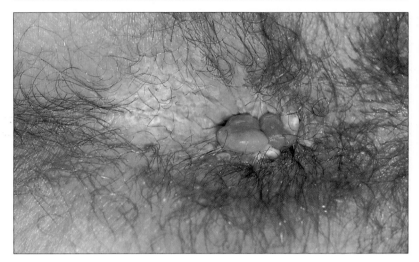

650 Prurito anal. Piel liquenificada de color rosablanquecino, típica del prurito crónico, y apéndices cutáneos, restos de hemorroides externas trombosadas. La causa suele ser muy antigua y después persiste un ciclo de prurito-rascado-prurito.

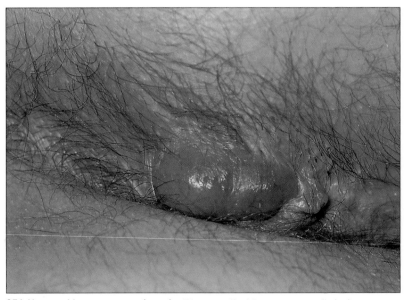

651 Hemorroide externa trombosada. Una anomalía dolorosa, pero autolimitada.

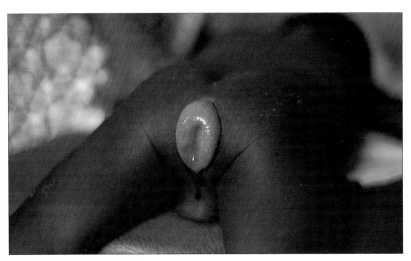

652 Mucosa rectal prolapsada. Un hallazgo común en la diarrea intensa, sobre todo entre los niños. Quizá sólo sea necesaria la reposición manual. En el Reino Unido se puede ver entre los niños de 2 a 3 años sanos.

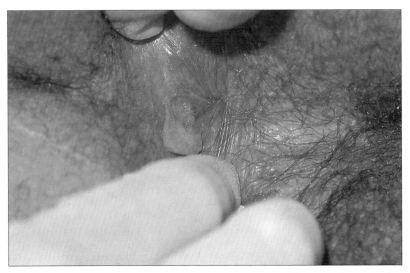

653 Fisura anal. Una lesión dolorosa aguda. La separación de los pliegues cutáneos permite visualizar el ápex, incluso cuando el examen digital es difícil. La hemorroide centinela se observa en el borde externo, y más al fondo se ve la fisura de color escarlata.

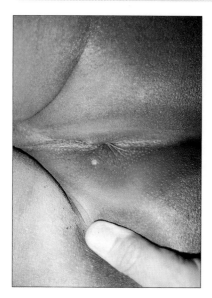

654 Fístula anal. Alrededor del 25% de los pacientes con enfermedad de Crohn intestinal presentan una lesión anal durante el curso del proceso. Puede constituir el dato inicial y preceder a la enfermedad abdominal. La biopsia es importante para descartar tuberculosis.

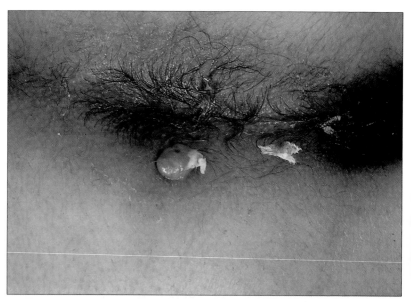

655 Fístula anal en la enfermedad de Crohn. Los apéndices cutáneos tienen un aspecto carnoso y blando, pero su consistencia es firme; resulta característico el tono azul pardusco.

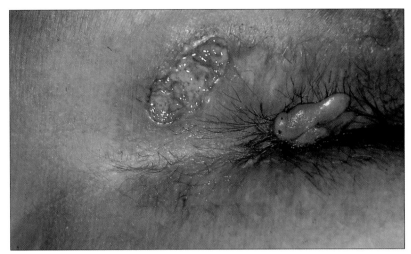

656 Apéndices cutáneos y fístula en la enfermedad de Crohn. Pueden existir muchas fístulas, con frecuencia sorprendentemente indoloras.

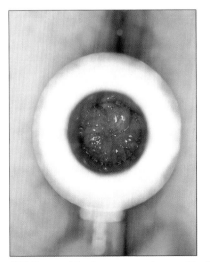
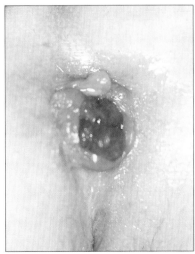

657 Hemorroides internas. Las hemorroides llenan el proctoscopio cuando el paciente hace fuerza. Se prolapsan el retirar el instrumento y son capturadas por el esfínter anal. Constituyen una causa común de hemorragia rectal y anemia insidiosa, pero nunca se debe suponer que representan la causa de hemorragia rectal hasta descartar otros procesos más serios.

HECES

Merece la pena examinar las heces. La descripción verbal del paciente quizá no signifique lo mismo para el médico.

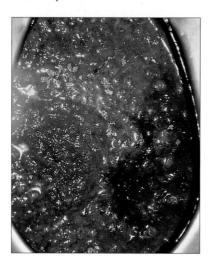

658 Adicto a los laxantes. Diarrea autoinducida. ¡Recuerde que los pacientes no siempre dicen toda la verdad! Esta diarrea autoinducida se descubrió mediante adición de sosa cáustica a las heces, que produjo una coloración rojiza. Se debía a la **ingestión de fenolftaleína**.

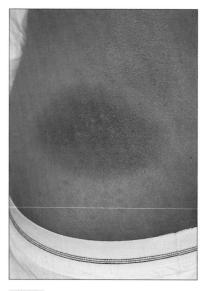

659 Exantema fijo medicamentoso (e ingestión de fenolftaleína). El dato característico de esta erupción es que recidiva en el mismo sitio con cada exposición al fármaco. Puede deberse a muchos medicamentos: tetraciclina, sulfamidas, aspirina, paracetamol, fenolftaleína y benzodiazepinas. El exantema se localiza con frecuencia en los miembros. El paciente presentaba una erupción siempre que tomaba laxantes con fenolftaleína. La pigmentación postinflamatoria puede persistir por tiempo indefinido.

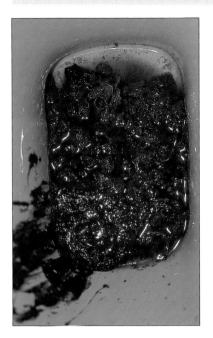

660 ¡Remolachas y pánico![118]. Un cambio de color de las heces produce alarma. Puede imitar a la hemorragia rectal. Una explicación más banal es en la ingestión de ciertos alimentos. El color rojo de las heces y la orina se puede deber a excreción del pigmento de las remolachas (betalaína), una experiencia compartida por el 14% de las personas. Se debe a la absorción colónica del pigmento y es más frecuente en el déficit de hierro no tratado y en la aclorhidria. El pigmento pierde su color por acción no enzimática en el estómago y el colon de la mayoría de los individuos. La capacidad de descolorar el pigmento parece radicar en el colon y se pierde en caso de ileostomía. El color rojo es anulado por el ácido gástrico y las bacterias del colon, pero persiste en presencia del ácido oxálico contenido en alimentos como el ruibarbo y las espinacas.

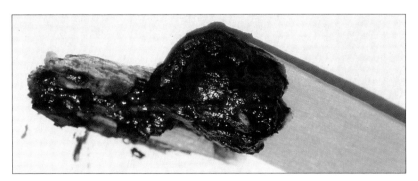

661 Melena. Un diabético no insulinodependiente comenzó a sudar abundantemente y a sentirse mareado. Su hija, que era médico, le midió la glucemia y le administró glucosa oral. La sudoración persistió y apareció hipotensión. El examen rectal descubrió las clásicas melenas de color negro rojizo, debido a la sangre parcialmente digerida de una hemorragia por úlcera péptica. La hemorragia era secundaria a la administración de fármacos antiinflamatorios no esteroideos para una artritis de la rodilla. El hierro oral puede producir color grisáceo de las heces, que quizá se confunda con sangre digerida.

[118] Eastwood M, Nyhlin H. Beeturia and colonic oxalic acid. *Quart. J. Med.*, 1995, **88**, 711-17.

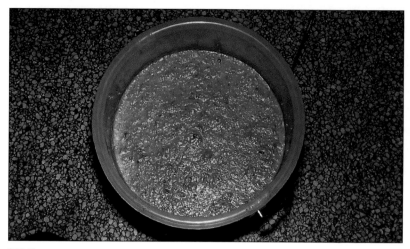

662 Esteatorrea. Las heces formadas no excluyen esteatorrea, pero las deposiciones con grasa abundante suelen ser malolientes, voluminosas, con tendencia a flotar en el agua y difíciles de limpiar. Las heces normales también pueden flotar si su contenido de gases es alto.

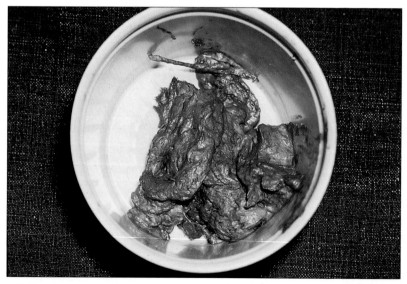

663 Heces plateadas. Este aspecto es producido por esteatorrea y pérdida sanguínea ligera, en este caso debida a un carcinoma de la ampolla duodenal.

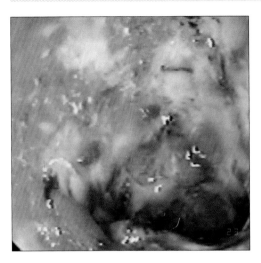

664 Seudomembrana. La colitis relacionada con antibióticos conduce a desprendimiento de la mucosa colónica. Aunque el factor más importante por sí solo es el uso de antibióticos, este trastorno se describió ya en el siglo XIX y puede complicar cualquier enfermedad médica seria. El comienzo puede ser insidioso o castrófico, y es esencial un elevado índice de sospecha. La endoscopia quizá descubra las membranas en la luz del colon.

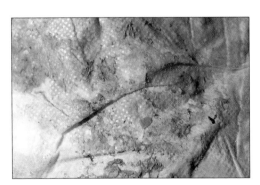

665 Seudomembrana en las heces. La seudomembrana se ve también en la deposición.

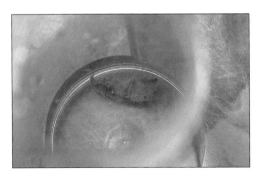

666 Seudomembrana *in situ*. La seudomembrana aparece como una lámina cuando se suspende en solución salina.

CAMBIOS DEL COLOR DE LA ORINA

El color puede ser:
- Claro si el volumen es grande o en presencia de diuresis osmótica.
- Amarillo/naranja si la orina está concentrada.
- Amarillo/naranja si contiene bilis.
- Naranja durante el tratamiento con rifampicina.
- Rojo si existe hemoglobinuria.
- Rojo/rosa en caso de beeturia (eliminación con la orina del pigmento de la remolacha).
- Amarillo que vira a gris con el reposo, en la alcaptonuria.
- Color vino tinto con el reposo en la porfiria.
- Rojo en presencia de fenolftaleína y pH alcalino.
- Negro si existe melanuria.
- Negro si existe metahemoglobinuria.
- Verde/azul si contiene azul de metileno.

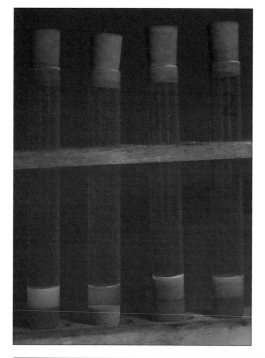

667 Orina en la porfiria. Niña ingresada varias veces durante un período de seis meses por dolor y molestias abdominales en la misma área del norte de Londres. Falleció la víspera de publicarse en el BMJ el artículo de Ida MacAlpine y Richard Hunter sobre la enfermedad de Jorge III[119]. A la mañana siguiente, un miembro del equipo médico leyó el artículo y aspiró orina de la vejiga *postmortem.* ¡El diagnóstico no se había establecido en vida! La orina se oscureció con el reposo (cambió a vino tinto) y mostró fluorescencia con la luz ultravioleta. A la izquierda se muestra un control y la orina de la paciente, y a la derecha una muestra de heces de la paciente y un control.

[119] MacAlpine I, Hunter R. The «insanity» of King George III: a classic Case of Porphyria. *BMJ,* 8 enero, 1966. **5479,** 65-71.

PENE

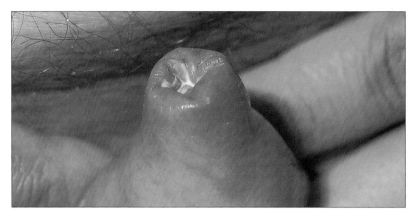

668 Balanitis (candidiasis). La orina con glucosa de un diabético conduce a balanitis e infección por *Candida*, y la inflamación provoca fimosis. El traumatismo, los irritantes químicos y la dermatitis por contacto debida a preservativos pueden presentarse como balanitis.

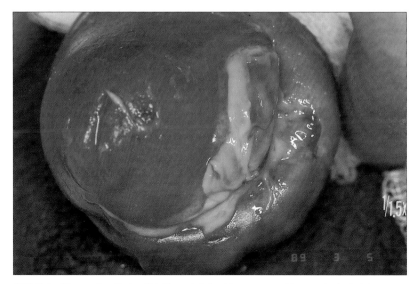

669 Balanitis erosiva. En los diabéticos, la infección por anaerobios puede destruir los tejidos. Se debe excluir el chancro sifilítico primario, pero la balanitis puede ser gonocócica.

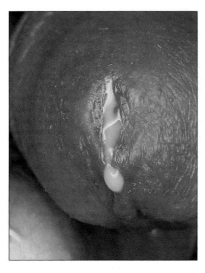

670 Exudado uretral. La uretritis conduce con frecuencia a un exudado purulento cremoso. El aspecto es variable. El exudado claro puede ser normal. Las causas patológicas incluyen gonorrea, clamidias, *Ureaplasma, Trichomonas*, herpes, *Candida* o un cuerpo extraño. El examen microscópico es esencial.

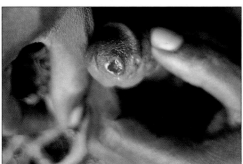

671 Lesión en el glande del pene. Puede ser aguda o de larga evolución. La sífilis primaria conduce a una úlcera indolora con base firme, similar a un pequeño botón, y aumento de tamaño de los ganglios inguinales.

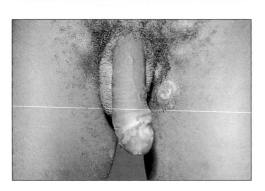

672 Condilomas (sífilis secundaria) en la ingle. Las pápulas más tardías en áreas húmedas pueden aumentar y transformarse en condilomas planos infecciosos.

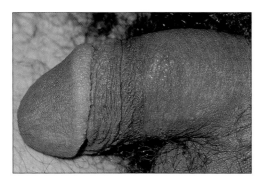

673 Vesículas de herpes genital. Un problema más común es la ulceración genital por infección herpética. Tiene carácter recurrente y suele existir una historia de formación de vesículas.

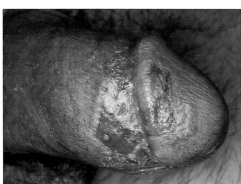

674 Herpes genital: vesículas rotas confluentes. Las vesículas suelen estar rotas cuando el paciente acude al médico, produciendo un área ulcerada confluente de aspecto inespecífico.

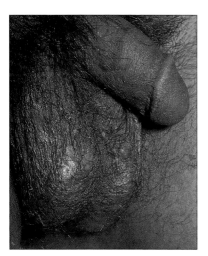

675 Herpes en el escroto. El herpes se puede localizar en cualquier lugar de los genitales.

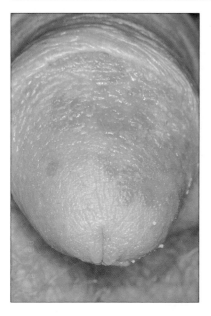

676 Psoriasis del glande. Algunas enfermedades cutáneas crónicas muestran predilección por el glande. La **psoriasis** puede adoptar un aspecto algo distinto (blanco y húmedo) en el glande no circuncisado.

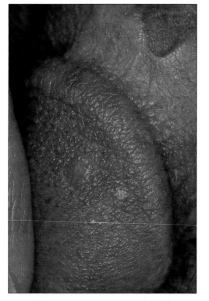

677 Liquen plano del glande. Aunque es más frecuente en las muñecas y los tobillos, el liquen plano puede afectar al glande. Existen una placa típica en el glande y una lesión anular en el cuerpo del pene.

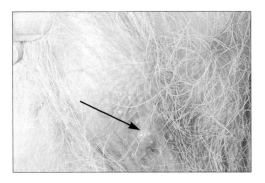

678 ¡Deben palparse los testículos! El examen del recto y los genitales es un área en la que la atención al método clínico puede pagar dividendos. Este paciente vino a Inglaterra para hacerse un «chequeo general». Al final de la exploración abdominal negativa se examinó el escroto y se encontró una tumefacción con una fístula. El paciente admitió que ésa había sido la razón para viajar a Inglaterra. Hasta entonces ningún médico había descubierto la lesión. ¡Un método de control de calidad usado por el paciente!

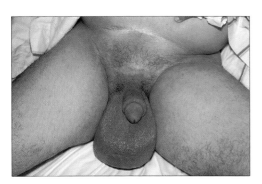

679 Edema escrotal debido a carcinoma del recto. La piel laxa predispone a la acumulación de líquido de edema. Relacionado habitualmente con hipoalbuminemia o insuficiencia cardíaca, el edema se puede deber también a obstrucción linfática regional.

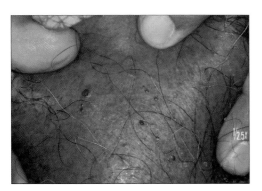

680 Angiomas cereza (sinónimo: manchas de Campbell de Morgan). Son comunes en personas de edad avanzada. Desde el punto de vista histológico se trata de angioqueratomas. Pueden variar de número y en ocasiones desaparecen. Se pueden encontrar manchas similares en el tronco.

MIEMBRO INFERIOR

Los miembros inferiores suelen estar ocultos por las prendas de vestir, las medias y el calzado y deben ser objeto de examen específico.

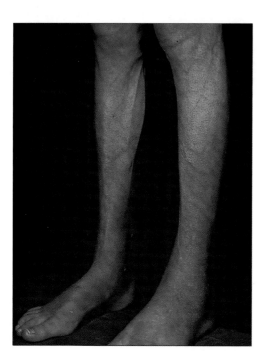

681 Piernas finas en la anorexia nerviosa. Se aprecian consunción y pigmentación parda. La piel es seca y escamosa, con el aspecto de una pintura al óleo antigua, lo que representa un dato de desnutrición. El edema es infrecuente y se debe menos a hipoproteinemia que a un mantenimiento relativo del líquido extracelular en comparación con la pérdida de masa corporal (*v.* **142**).

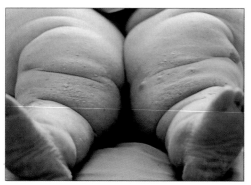

682 Piernas gruesas de la obesidad. Se pueden complicar con edema, una consecuencia de la presión del delantal abdominal y los pliegues grasos de los miembros sobre los canales venosos y linfáticos. Ese peso aumenta todavía más la presión capilar media y facilita el edema, agravado por la disminución de flujo linfático y venoso debida a descenso de la acción de bombeo de los músculos de la pantorrilla por falta de movimiento.

Se debe determinar la causa del edema con fóvea. Si está limitado a un miembro es probable que se deba a obstrucción venosa o linfática.

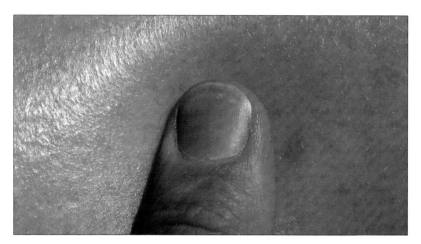

683, 684 Edema con fóvea. Indica aumento de la porción intersticial extravascular del líquido extracelular. Se demuestra mediante presión mantenida durante alrededor de 30 segundos. Al retirar el dedo persiste una depresión, que se rellena poco a poco. El edema por hipoproteinemia suele ser generalizado, tiende a localizarse en los tejidos laxos de la cara y resulta obvio al levantarse por la mañana. Por el contrario, el edema de la insuficiencia cardíaca tiende a acumularse en las piernas al final del día o en el área sacra si el sujeto está encamado.

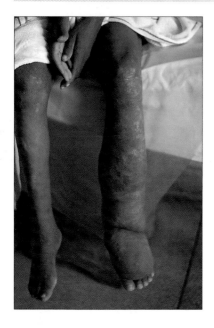

685 Linfedema por filariasis. La filarias adultas bloquean los linfáticos, donde se reproducen sexualmente para originar gran número de microfilarias, y provocan una tumefacción de consistencia firme. La elefantiasis no filariásica —podoconiosis[120]— es una enfermedad de personas que caminan descalzas. Comienza en la adolescencia con un área de eritema y ardor, seguida por hinchazón persistente de la piel y episodios agudos intermitentes de molestias. Se debe a penetración en la dermis de sílice o aluminosilicatos, lo que conduce a obstrucción linfática, y se evita con el uso de calzado.

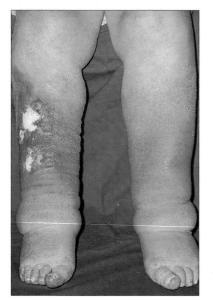

686 Linfedema congénito o de Milroy[121]. La insuficiencia de vasos linfáticos conduce a edema crónico con fibrosis, complicado por celulitis y ulceración. Los tejidos aparecen engrosados y verrucosos.

Cuando el linfedema es bilateral se deben excluir causas cardíacas, hepáticas, renales o nutricionales. La inmovilidad —permanecer sentado toda la noche en una silla— constituye una causa importante. Se debe comprobar siempre la presión venosa y analizar la orina.

---

[120] Price EW. *Podoconiosis—non-filarial Elephantiasis.* Oxford University Press, 1990.
[121] William Forsyth Milroy, 1855-1942. An undescribed variety of hereditary oedema. *N. Y. Med. J.*, 1892, **56**: 505-8.

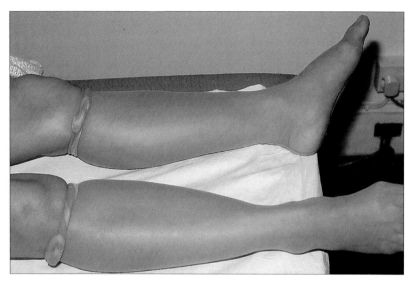

687 Edema y ligas. La queja de edemas puede tener una causa prosaica. La compresión externa de venas y linfáticos conducirá a inflamación.

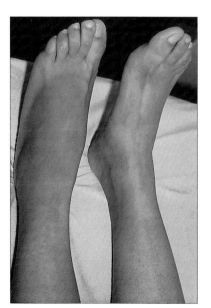

688 Tumores pélvicos y edema. Una costurera chipriota acudió a consulta por inflamación en la pierna izquierda. Utilizaba una máquina de coser con el pie derecho seis días a la semana. No se encontraron signos en las piernas. Un médico inexperto le explicó que la pierna izquierda inactiva no usaba la bomba muscular de la pantorrilla para aumentar el flujo linfático y venoso, y que por tanto se trataba de un ¡edema por sedentarismo unilateral! La radiografía demostró un gran fibroma pélvico calcificado, fácilmente palpable al hacer una exploración completa de la paciente con inclusión de un examen pélvico.

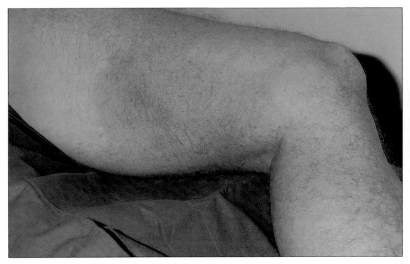

689 Tromboflebitis superficial aguda. Existe una vena dolorosa palpable, con eritema, calor y edema adyacentes. El cuadro cedió de modo gradual a lo largo de siete días.

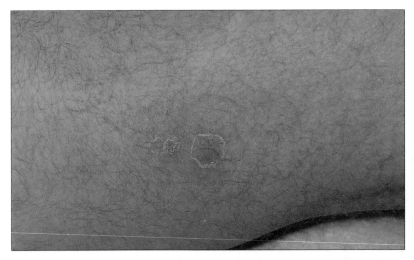

690 Tromboflebitis superficial en fase de resolución. La piel suprayacente a la tromboflebitis superficial aguda mostrada en **689** se descamó tras ceder la inflamación. Esta anomalía no conlleva riesgo de embolismo. La tromboflebitis superficial migratoria puede constituir un marcador de neoplasia maligna subyacente.

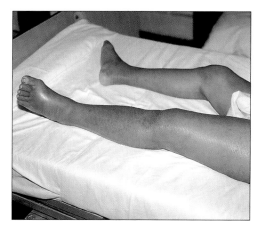

691 Trombosis venosa profunda (TVP). Existe edema extenso en una pierna con trombosis venosa profunda proximal e hipersensibilidad en la pantorrilla y el muslo. La estasis, la lesión vascular y la hipercoagulabilidad son factores comunes en los trastornos que facilitan la trombosis venosa (p. ej., reposo en cama, cirugía, traumatismo, enfermedad maligna y estados trombofílicos hereditarios o inducidos por estrógenos). Quizá no existan signos y la hipersensibilidad, si está presente, puede reflejar la intensidad de la reacción inflamatoria.

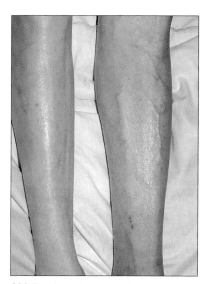

692 Residuos de trombosis venosa profunda (TVP). Después de una TVP se puede producir recanalización, pero la obstrucción residual del sistema venoso profundo puede conducir a venas superficiales prominentes.

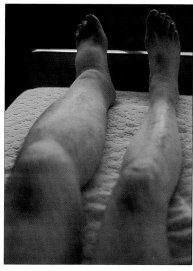

693 Residuos de la trombosis venosa profunda: inflamación crónica de la pierna. Cuando existe bloqueo intenso del sistema venoso, queda una inflamación residual grave debido a que los canales linfáticos no son suficientes. Ello conduce a edema crónico.

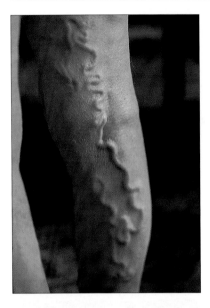

694 Venas varicosas. Vasos superficiales, dilatados y tortuosos. Representan una complicación de la incompetencia valvular. Como resultado, el frente de presión es transmitido hasta las venas y capilares sin soporte.

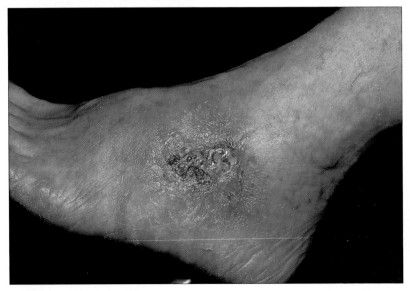

695 Eccema varicoso. Pueden aparecer eccema varicoso irritativo e hiperpigmentación relacionados con fuga y destrucción de hematíes, seguidos por ulceración.

ERISIPELA

La erisipela o «fuego de San Antonio» afecta a la cara o los miembros.

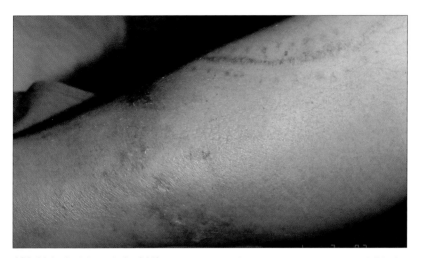

696 Erisipela del muslo (*v.* 249). La infección por *Streptococcus pyogenes* con celulitis de la piel puede comenzar con alteración del estado general seguida de eritema.

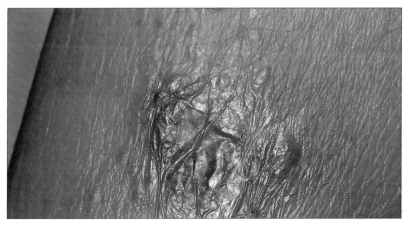

697 Erisipela del muslo (primer plano). Se pueden formar vesículas manifiestas.

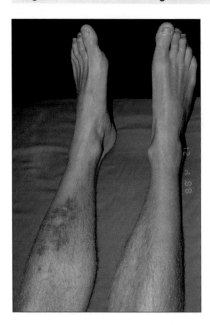

698 Erisipela en la pierna. La mancha rojiza sobre el tercio medio de la tibia fue diagnosticada inicialmente como gripe debido a los escalofríos, después como una hernia inguinal, más adelante como una adenopatía inguinal y por último, cuando apareció el área caliente, roja y dolorosa en la pierna, como eritema nudoso.

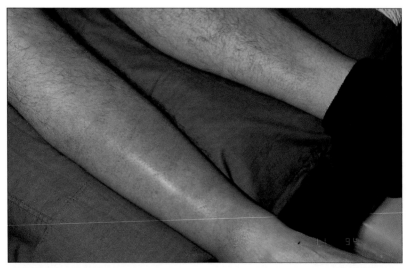

699 Erisipela en la pierna. Los escalofríos súbitos se siguen unas 12 horas más tarde por inflamación, que puede extenderse.

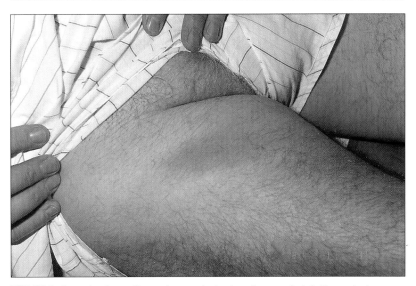

700 Erisipela en la pierna. Se puede extender hacia arriba y producir la línea roja de linfangitis.

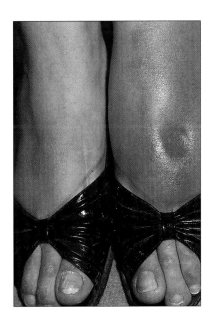

701 Erisipela en el pie. La gerente de una cuadra acudió a consulta con escalofríos seguidos por dolor en la ingle, y sólo más tarde notó enrojecimiento e hipersensibilidad en el pie. El eritema se extendió sobre el dorso del pie y aumentó el dolor en la ingle. Se obtuvo mejoría rápida con penicilina, pero no antes de que un médico intentase el tratamiento con una pomada de corticosteroides al pensar que la causa era una alergia al cuero.

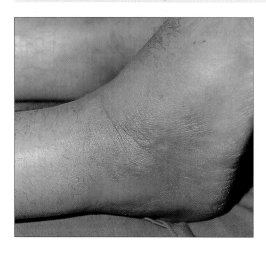

702 Signo de Stemmer: tejido subcutáneo adherido. Los episodios repetidos de erisipela pueden conducir a edema firme con adherencia de la piel, como resultado de la fibrosis crónica provocada por la presencia de proteínas en los tejidos y la disminución del flujo linfático. La piel de los dedos y la parte inferior de la pierna se ha hecho más gruesa y verrucosa, y resulta difícil pellizcarla, datos característicos de un trastorno linfostático[122] tipificado por exceso de proteínas, edema, inflamación crónica y fibrosis.

Las intervenciones de cadera, la inyecciones de adrenalina en la nalga, el traumatismo, la cirugía del colon y las operaciones en el miembro inferior pueden producir las condiciones esenciales de tejido anóxico y contaminación por esporas de *Clostridium perfringens*.

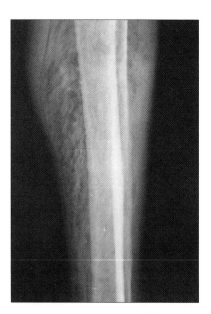

703 Gangrena gaseosa. Este paciente tenía fibrilación auricular y sufrió una embolia. Un herbolario raspó la piel y frotó sobre la zona una mezcla de hierba y excrementos de vaca (*Clostridium perfringens* se encuentra en las heces de personas y animales y prolifera en el tejido anóxico). Al cabo de 36 horas aparecieron dolor intenso y toxicidad. El diagnóstico rápido es esencial para salvar la vida del paciente. En la radiografía, el gas de los tejidos dibuja los tabiques musculares y aparece negro contra el blanco de los tejidos blandos, pero en algunos casos puede no apreciarse. Produce crepitación subcutánea al tacto y toxicidad muy intensa en un paciente alerta.

---

[122] Mortimer P, Regnard C. Lymphostatic disorders. *Br. Med. J.*, 1986, **293**: 347-9.

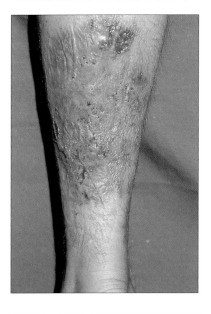

704 Capitán del ejército de tierra griego con úlcera exudativa en la pierna: 1. Este hombre tenía una historia de seis meses de úlcera exudativa en la pierna. Había recibido múltiples ciclos de antibióticos, pero no se identificaron microorganismos específicos. El interrogatorio directo reveló historia de diarrea con sangre 10 años antes. La colonoscopia demostró colitis residual con formación de estenosis. La histología intestinal estableció el diagnóstico de enfermedad de Crohn. Se trata de un caso de **piodermia gangrenosa** que puede complicar la enfermedad intestinal inflamatoria (enfermedad de Crohn y colitis ulcerosa), las enfermedades del colágeno (artritis reumatoide, lupus eritematoso sistémico, granulomatosis de Wegener) y los trastornos reticuloendoteliales (leucemia y mieloma) (*v.* figuras **845-848**).

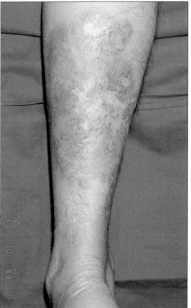

705 Capitán del ejército de tierra griego con úlcera exudativa en la pierna: 2. La piodermia gangrenosa cicatrizó por completo tras seis semanas con prednisolona oral.

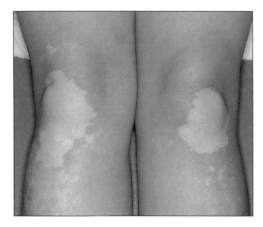

706 Rodillas: vitíligo (v. 25). La destrucción de los melanocitos conduce a despigmentación total de la piel (vitíligo), un marcador de enfermedad autoinmunitaria. Muchas veces tiene carácter simétrico y puede aparecer en pacientes con enfermedad de Addison (insuficiencia corticosuprarrenal), diabetes mellitus, anemia perniciosa y enfermedad tiroidea. Sin embargo, se debe explorar la sensibilidad para descartar lepra y tener en cuenta la posibilidad de pitiriasis.

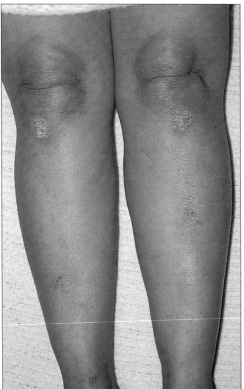

707 Rodillas: mujer rusa muy religiosa. Los callos en las rodillas se pueden deber al traumatismo por arrodillarse, postura en la que el peso del cuerpo es soportado por las espinas de la tibia (eminencias intercondíleas).

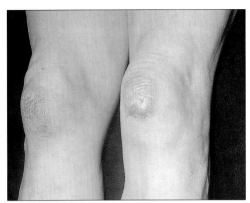

708 Rodillas: asistenta. El estirarse hacia adelante para fregar el suelo o extender las alfombras puede conducir a dolor e hinchazón sobre las rótulas. Eso puede originar bursitis prerrotuliana o infrarrotuliana (v. **709**).

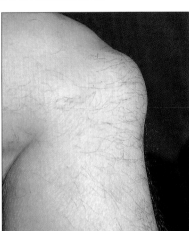

709 Rodilla —bursitis infrarrotuliana— de clérigo. El arrodillarse conduce a bursitis, que puede afectar a los clérigos y a los mineros del carbón.

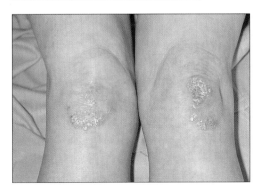

710 Rodillas: psoriasis. La psoriasis de la rodilla representa un diagnóstico diferencial importante de la bursitis infrarrotuliana. Las escamas plateadas sobre base roja imitan el efecto de la fricción (v. **707**) y muestran predilección por esta zona.

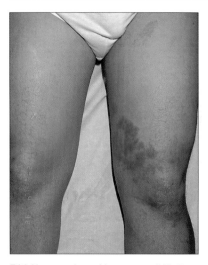

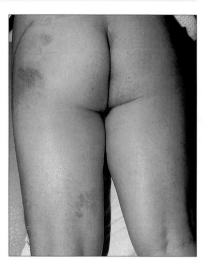

711 Herpes zóster (dermatoma L3). El dolor en la rodilla se puede deber a enfermedad articular local o irradiarse desde la cadera. El dolor del herpes zóster puede añadir confusión si no se aprecia la distribución anatómica del exantema (L3) sobre la parte inferior del muslo y la rodilla.

712 Herpes zóster en el dermatoma L3 con extensión a la nalga (v. 711). Afectación parcial de la región lateral de la nalga (*v. diagrama en Apéndice*).

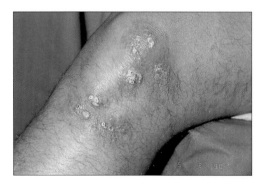

713 Leishmaniasis cutánea en la rodilla. Este residente en Riyadh, Arabia Saudí, pasó un fin de semana en un oasis rural y sufrió picaduras en las rodillas por moscas del género *Phlebotomus*. Tres semanas más tarde apareció un nódulo rojo similar a un forúnculo. La lesión se ulceró y aparecieron nódulos satélites en los linfáticos adyacentes. La infección se debe a los protozoos *Leishmania tropica, aethiopica* y *major* (parásitos del Viejo Mundo) y *L. mexicana* y *brasiliensis* (parásitos del Nuevo Mundo). Son transmitidos por la picadura de moscas *Phlebotomus* y habitan en la zona mediterránea, Arabia y América Central.

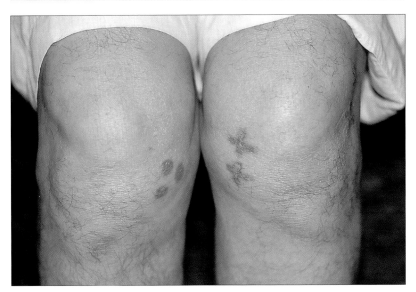

714 Localización del dolor en la artrosis de rodilla. Localización de un dolor de rodillas previo, tratado mediante contrairritación y tatuaje.

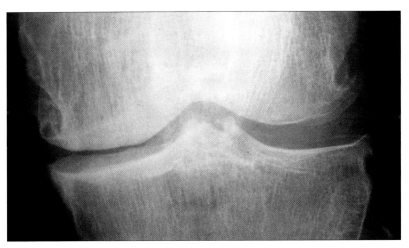

715 Artrosis y condrocalcinosis (radiografía de rodilla). Puesto que el dolor de la rodilla artrósica puede ser intermitente, el tratamiento ineficaz en ocasiones parece dar resultado. La calcificación del cartílago se puede deber a enfermedad articular degenerativa, aunque conviene revisar el diagnóstico diferencial (*v.* **466**).

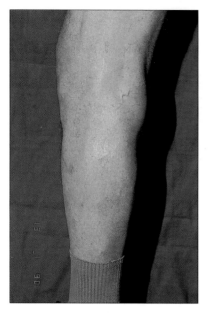

716a Quiste poplíteo. Este hombre se giró bruscamente mientras paseaba, al creer que alguien le había golpeado por detrás. El dolor súbito que sintió en la parte posterior de la rodilla se debía a rotura de un quiste poplíteo o de Baker[123]. El quiste es una extensión de la cavidad articular, y la sinovia puede actuar como una válvula de bola que aumenta la presión del quiste. El movimiento súbito puede aumentar la presión y producir rotura, con dolor e inflamación que se extienden hacia abajo por el dorso de la pierna. Se suele asociar a enfermedad articular reumatoide o degenerativa. El diagnóstico diferencial incluye trombosis de venas profundas (la anticoagulación puede conducir a hemorragia en los tejidos) y rotura del músculo plantar delgado o del fascículo medial del gastrocnemio. En casos con artritis aguda de la rodilla es más probable la rotura.

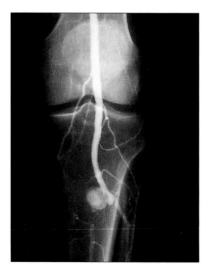

716b Aneurisma micótico. La fuga desde un aneurisma poplíteo puede causar dolor en la fosa poplítea. Este paciente con endocarditis bacteriana se quejó de dolor detrás de la rodilla durante dos semanas, antes de descubrirse el aneurisma.

---

[123] William Morrant Baker, 1839-96. Descrito en 1885.

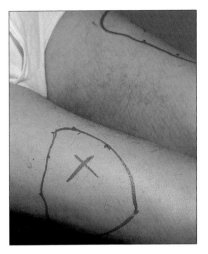

717 Disestesia en los muslos. El dolor por compresión de las raíces L2-4 se puede confundir con neuropatía por atrapamiento del nervio cutáneo femoral lateral (**meralgia parestésica**). El nervio cutáneo femoral lateral nace de las raíces sensitivas L2-3, entra en el miembro inferior bajo el borde lateral del ligamento inguinal, justo medial a la espina ilíaca anterosuperior, e inerva la región anterolateral del muslo. Puede ser comprimido por un cinturón o corsé apretado. La meralgia parestésica es común en la obesidad, el embarazo y después de la cirugía de derivación arterial coronaria. El dolor urente y el área de sensibilidad anormal se pueden dibujar con un instrumento punzante. Este trastorno a menudo es bilateral.

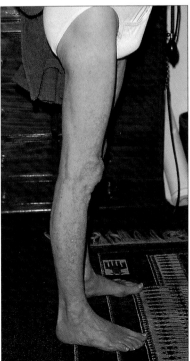

718 Consunción amiotrófica diabética del muslo. Este paciente diabético presenta dolor intenso en las piernas y debilidad muscular reciente, apreciable en particular al subir escaleras. Se observa adelgazamiento de la parte superior del muslo derecho, en contraste con el cuadríceps izquierdo. La amiotrofia diabética es una neuropatía multifocal. Se trata de un síndrome motor asimétrico que afecta a los músculos anteriores del muslo y produce adelgazamiento de comienzo agudo. Muchas veces se asocia a dolor que empeora por la noche. La pérdida sensorial puede ser escasa. Otra neuropatía diabética es la polineuropatía sensorial simétrica, que puede afectar a los nervios craneales motor ocular común (III) respetando la inervación pupilar y facial (VII). Otras neuropatías por atrapamiento también son más comunes en los diabéticos.

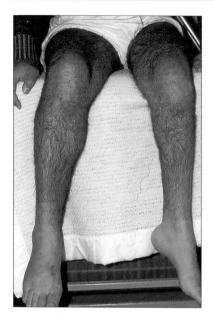

719 Atrofia del cuadríceps. La consunción muscular es un signo común de descenso. Aparece con rapidez durante el reposo en cama, aunque sea de escasa duración, con carácter simétrico, y tras lesiones o desnervación de la motoneurona inferior, como en la **poliomielitis**. En comparación, las lesiones de la motoneurona superior producen poca atrofia. En el paciente de la figura, una lesión de motoneurona inferior durante la infancia condujo a trastorno del crecimiento y disparidad en la longitud de las piernas.

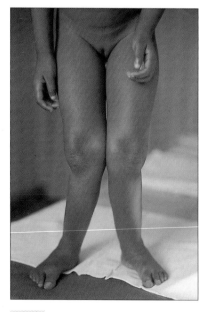

720 Raquitismo. La deformidad en varo y/o valgo se puede deber a sobrecarga mecánica sobre el osteoide blando todavía no mineralizado.

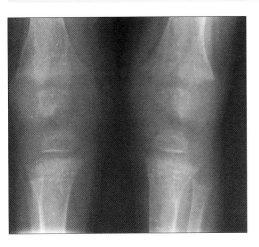

721 Raquitismo florido (radiografía). Expansión de la placa epifisiaria en la deficiencia de vitamina (raquitismo).

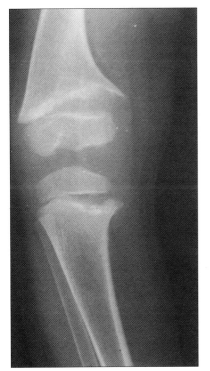

722 Raquitismo cicatrizado (radiografía). Se produce calcificación de la placa epifisiaria, pero el osteoide blando se ha deformado, lo que conduce a forma curva de la pierna.

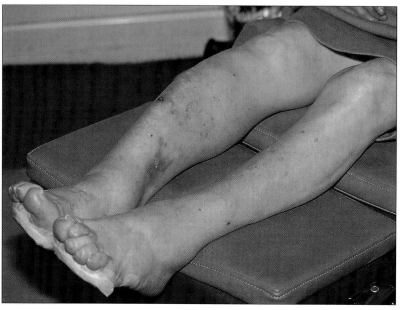

723 Enfermedad de Paget: tibia arqueada. Paciente anciana con sordera progresiva y dolor, deformidad, calor y expansión de la tibia derecha (*v.* **106, 107**).

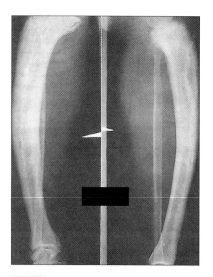

724 Tibia pagética (radiografía). El hueso pagético denso y expandido contrasta en la radiografía con el peroné normal.

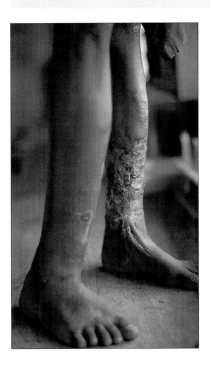

725 Tibia en sable de un paciente con frambesía. En esta enfermedad por espiroquetas, la deformidad en sable es secundaria a una periostitis.

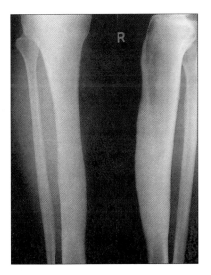

726 Tibia en sable de un paciente con frambesía (radiografía). La periostitis conduce a engrosamiento. La pierna en sí misma permanece recta, puesto que el engrosamiento afecta a la superficie anterior del hueso. Se puede observar un aspecto similar en la periostitis de la sífilis, y esta anomalía no se debe confundir con la deformidad pagética.

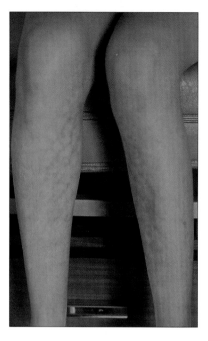

727 Mujer friolera: eritema calórico.
Pigmentación reticular y telangiectasias, de modo habitual en las piernas, por exposición crónica y repetida al calor radiante (infrarrojo). Puede ocurrir con otras fuentes de calor (v. **613**). Antes era frecuente en el Reino Unido, cuando al sentarse frente a una fuente de calor radiante constituía la forma habitual de mantenerse caliente, y se puede ver todavía cuando se utiliza un fuego abierto. Esta persona se sienta frente al fuego, puesto que están afectadas ambas superficies mediales. Muchas veces se puede determinar el lado en el que suele sentarse el individuo por la zona afectada en cada pierna. Se deben excluir hipotiroidismo e hipotermia. El eritema calórico se debe diferenciar de la *livedo reticularis* (v. **728**).

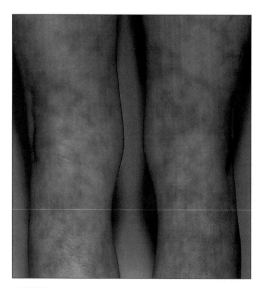

728 *Livedo reticularis.* La afectación es simétrica y sólo existen telangiectasias, sin pigmentación. Dibujo en forma de red y coloración cianótica que aumenta con el frío. Guarda relación con los conos de piel irrigados por arteriolas individuales, y la cianosis aparece en el borde de la base de cada cono. Está causada por anomalías de las arteriolas. La livedo secundaria puede guardar relación con arteritis, por ejemplo con la de la poliarteritis nudosa y la de la crioglobulinemia.

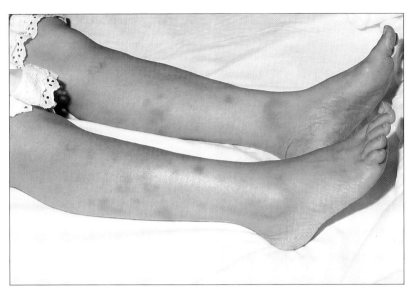

729 Eritema nudoso. Artralgias y exantema doloroso aparecidos durante el curso de una neumonía por micoplasma. La localización frecuente en la parte frontal de la espinilla puede guardar relación con falta de eliminación del antígeno desde esa zona con drenaje linfático lento.

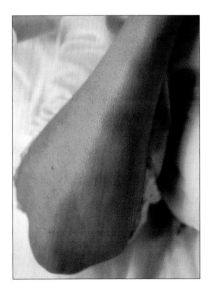

730 Eritema nudoso en la superficie cubital. Estas tumefacciones rojas y dolorosas se suelen ver en las espinillas o los brazos.

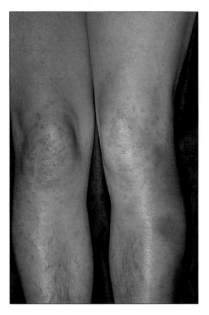

731 Eritema nudoso en las piernas. Los hematomas son un dato característico. Existe lesión de los pequeños vasos sanguíneos de la dermis y el tejido subcutáneo, que conduce a paniculitis vasculítica con hipersensibilidad, eritema y nodularidad. Son posibles las artralgias. El cuadro puede durar 2-10 semanas o más. Representa una forma de reacción a fármacos o infecciones y se puede asociar con faringitis estreptocócica, tuberculosis, sarcoidosis, neoplasias, anticonceptivos orales y embarazo. También se puede encontrar en la enfermedad intestinal inflamatoria crónica, aunque es más frecuente después de infecciones virales. La radiografía de tórax representa un estudio útil.

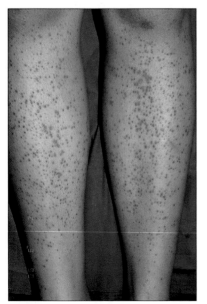

732 Vasculitis cutánea: púrpura de Henoch-Schönlein. En la vasculitis cutánea (una respuesta de los vasos sanguíneos pequeños frente a las agresiones) existe casi siempre púrpura no trombocitopénica, junto con algunas lesiones urticariales y hematoma ligero a medida que se desvanecen las lesiones. Este trastorno muestra predilección por las piernas y la región pretibial, quizá debido a dificultad local para la eliminación de antígenos o complejos (*v.* **383**).

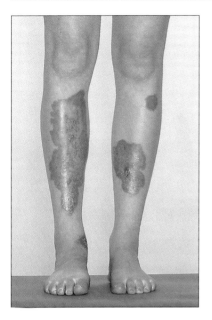

733a Necrobiosis lipoídica. La formación de granulomas histológicos en empalizada conduce a un área de fibrosis crónica, que puede persistir, y necrobiosis lipoídica. Se observa con frecuencia en las piernas y puede aparecer sola o asociada a diabetes mellitus o síndrome de inmunodeficiencia adquirida (SIDA).

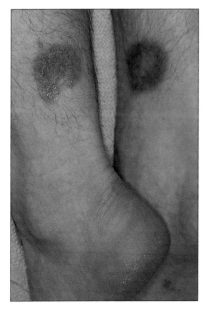

733b Necrobiosis lipoidea (primer plano). Lesión de color rojo dorado, con borde ligeramente elevado y centro atrófico.

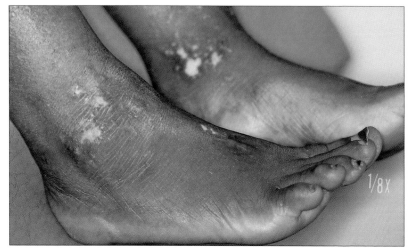

734 Prurito en los tobillos. Exantema irritativo en los tobillos y las muñecas con placas brillantes violáceas de parte superior plana. Ésta es una localización típica del **liquen plano** en los miembros inferiores.

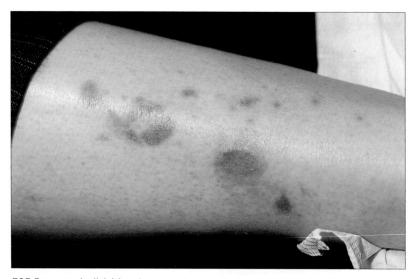

735 Dermopatía diabética. Se caracteriza por máculas pigmentadas banales en las espinillas. El cuadro puede comenzar con pápulas de color rojo mate, vesiculación y descamación, para dejar una cicatriz deprimida.

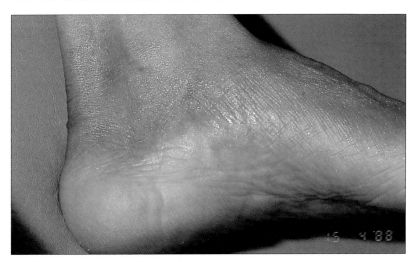

736 Pies sudorosos (hiperhidrosis). Aunque la hiperhidrosis de los pies es frecuente en la juventud, puede reflejar alguna enfermedad. Se puede deber a ejercicio o emoción, clima, fiebre, hipoglucemia, acromegalia o tirotoxicosis.

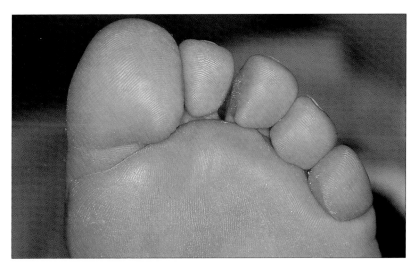

737 Pies sudorosos: exceso de tejidos blandos (acromegalia). Este pie sudoroso está moldeado por el calzado, pero existe también un exceso de tejidos blandos que se extiende en los pliegues interdigitales desde el pulpejo de los dedos y la planta del pie. Los pies pueden aumentar de tamaño en la acromegalia.

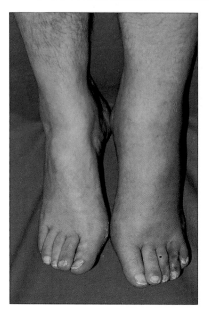

738 Distrofia simpática refleja: algodistrofia. Inflamación, dolor y cambio de color del pie izquierdo desde seis meses antes, sin historia de traumatismo previo. Se puede afectar un miembro superior o inferior y suelen existir antecedentes de traumatismo, hemiparesia, infarto de miocardio o fractura. El dolor, la tumefacción y el cambio cutáneo trófico locales se siguen de desmineralización ósea (v. **739**).

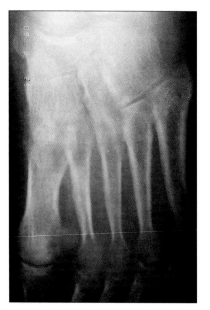

739 Distrofia simpática refleja (radiografía). La radiografía del pie izquierdo (v. **739**) muestra desmineralización que afecta a los huesos de la región distal.

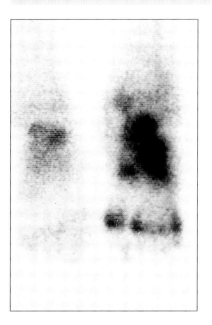

740 Distrofia simpática refleja (gammagrafía ósea). La desmineralización apreciada en la radiografía (*v.* **739**) puede estar precedida por un cambio positivo en la gammagrafía radioisotópica. Se trata en esencia de un trastorno del sistema nervioso autónomo, pero el mecanismo exacto sigue sin esclarecerse.

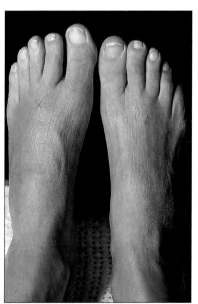

741 Dolor en la región distal del pie. Tras dos semanas de turismo por Europa, este paciente acudió a consulta por dolor en la región distal del pie. La «X» indica el sitio de dolor máximo. La radiografía inicial no mostró nada, pero la placa hecha un mes más tarde confirmó el diagnóstico de **fractura por sobrecarga o de marcha**. Las localizaciones más comunes corresponden a la tibia, la región distal del peroné y los metatarsianos segundo y tercero.

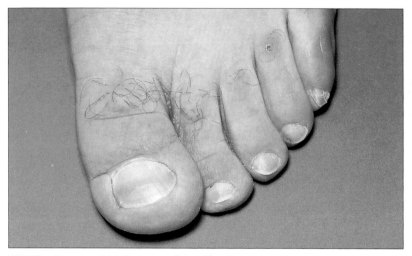

742 Mixedema pretibial durante casi dos décadas. La tirotoxicosis grave con exoftalmos maligno se complicó con engrosamiento cutáneo elevado y de color rosáceo en el dorso del pie y la región pretibial. Aparecieron acropaquías en los dedos de las manos.

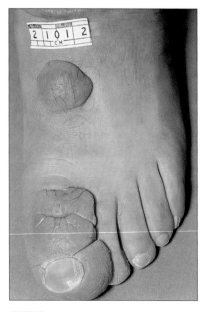

743 Mixedema pretibial en 1972. El engrosamiento progresó hasta producir un aspecto típico.

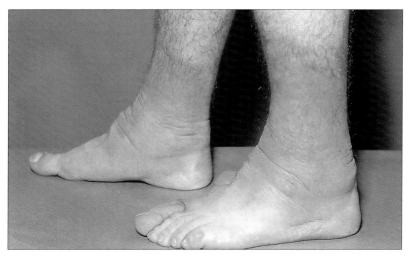

744 Mixedema pretibial en 1974. Se ilustra el aspecto típico en las partes distales de las piernas.

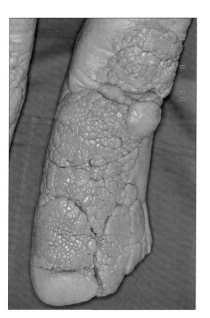

745 Mixedema pretibial en 1988.
Finalmente apareció un estado similar al linfedema. Tanto la oftalmopatía como la dermopatía se caracterizan por acumulación de glucosaminoglucanos en los músculos extraoculares y en la piel de los pacientes afectados. El depósito de glucosaminoglucanos en la piel constituye una respuesta de los fibroblastos locales a un factor estimulador presente en el suero. Esa sustancia puede bloquear los linfáticos y provocar una mayor inflamación[124].

[124] Bull RH, Coburn PR. Pretibial myxoedema: a manifestation of lymphoedema? *Lancet,* 1993, **341** (8842): 403-4.

PIE

CALZADO

El calzado se puede desgastar de modo desigual, reflejando las características de la marcha, o aparecer teñido por orina o sudor. Como alternativa, el calzado puede marcar el pie, conduciendo a moldeado, callosidades o úlceras.

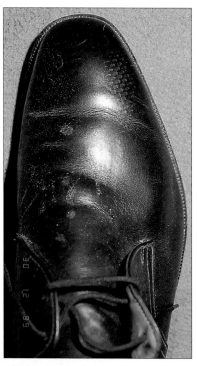

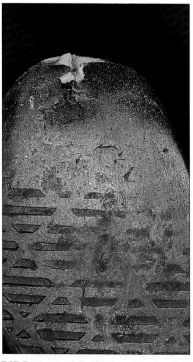

746 Significado de las gotas de orina secas. El calzado puede ser salpicado por la orina. Si ésta contiene azúcar, al secarse dejará una mancha blanca.

747 Desgaste del calzado y marcha. El desgaste asimétrico puede reflejar anomalías de la marcha. El desgaste de la suela en la puntera se puede deber a pie equino, mientras que el desgaste del borde anterolateral quizá refleje circunducción en casos de hemiparesia. ¡Esto permite identificar al propietario!

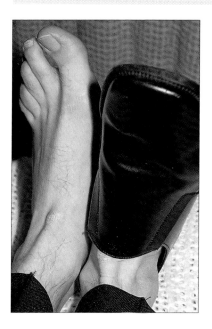

748 Callos laborales: chófer. Este hombre conducía un automóvil con caja de cambio manual. Si el cambio hubiese sido automático, probablemente no se hubiese formado el callo sobre el tendón del tibial anterior izquierdo.

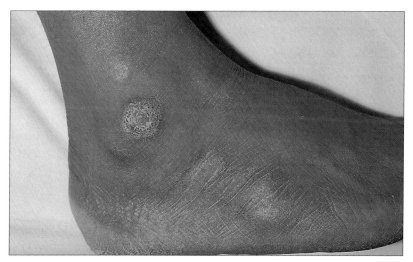

749 Callos laborales: sastre chino. En muchas culturas, las personas se sientan sobre el suelo apoyándose en los pies, lo que forma callos en el maléolo lateral y la parte externa del pie. Este sastre se sentaba para trabajar. Hay callos similares en los que se sientan para rezar.

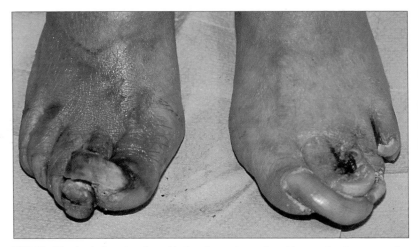

750 Significado de los pies descuidados. Estas uñas no han sido cortadas durante un año o más, y su longitud ha conducido a lesiones. Los pies no se han lavado. La falta de cuidado quizá se deba a edad avanzada, demencia, adicción a drogas, diabetes mellitus, depresión, trastorno mental, ceguera, artritis o hipotiroidismo. Cabe la posibilidad de que no sea responsable ninguna de esas anomalías, pero la razón subyacente se pasará por alto a menos que el médico se pregunte a sí mismo: «¿A qué se debe esta falta de cuidado?»

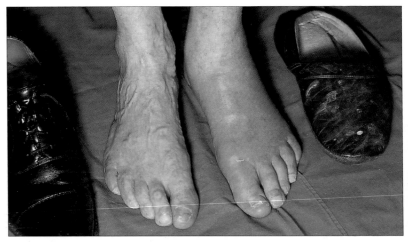

751 Gota aguda: significado de la zapatilla en uno de los pies. Un abogado se despertó por la noche con un dolor insoportable en el pie. Comenzó a usar una zapatilla en el pie hinchado y doloroso, que no cabía en el zapato: una presentación típica de la gota aguda.

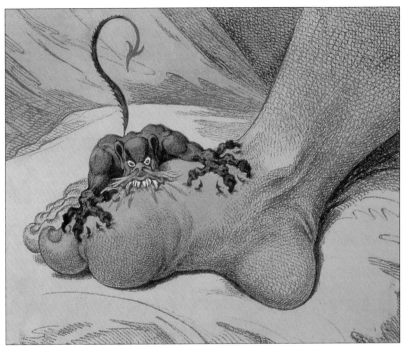

752 Gota aguda: el demonio de la gota. Esta imagen del pie gotoso ilustra gráficamente la sintomatología[125]. (Figura publicada originalmente por Humphreys en 1794.)

---

[125] Imagen clásica de la gota publicada en una caricatura de James Gilray a finales del siglo XVIII y en caricaturas subsiguientes del Punch a finales del siglo XIX y principios del XX. Solían mostrar hombres gruesos y ricos bebiendo vino de Oporto en sus clubes, con un pie vendado sobre el «taburete para gota».

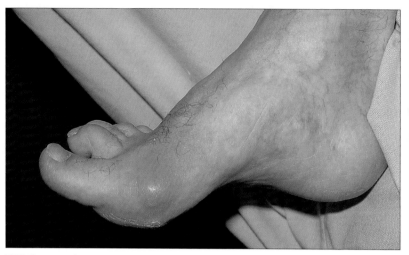

753 Gota aguda. Esta monoartritis aguda el primer día del postoperatorio después de una reparación de hernia fue precipitada por el ayuno.

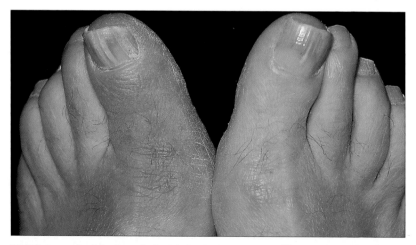

754 Gota aguda del primer dedo del pie. El término podagra[126] alude a un cepo del pie; el cuadro suele comenzar de modo súbito por la noche con dolor intenso en el primer dedo del pie. La hipersensibilidad es tan grande que el paciente no tolera ni siquiera el peso de las sábanas. Las líneas de color amarillo en la uña del primer dedo del pie se deben a infección micótica.

---

[126] Etimología: latín y griego, *pous, podos*, pie; *agra*, cepo.

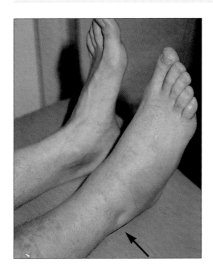

755 Gota mediotarsiana. La gota puede afectar a la región media del tarso y confundir al observador inexperto. Un geólogo norteamericano se despertó con dolor en la mitad del tarso, cuya intensidad le hizo pensar que se había roto un hueso. Acudió a un radiólogo para una radiografía. No se estableció un diagnóstico firme durante tres semanas. La gota mediotarsiana se presenta con dolor súbito acompañado por edema, que puede ser marcado y dejar fóvea a la presión. La sinovitis por cristales (de urato) se puede confundir con la debida a infección.

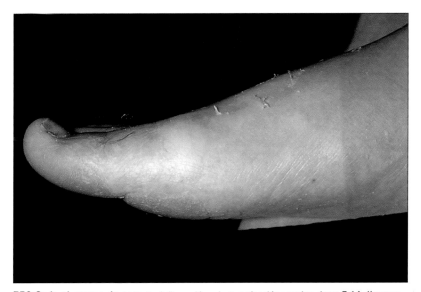

756 Cede el ataque de gota. La inflamación y la tumefacción pueden durar 7-14 días y se siguen de descamación. La inflamación aguda gotosa y la bacteriana pueden conducir ambas a descamación cuando remiten.

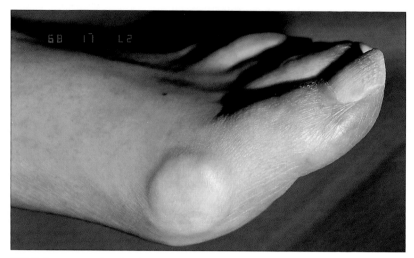

757 Tofo gotoso sobre la primera articulación metatarsofalángica. Depósito de urato en la bolsa de un juanete sobre la primera articulación metatarsofalángica.

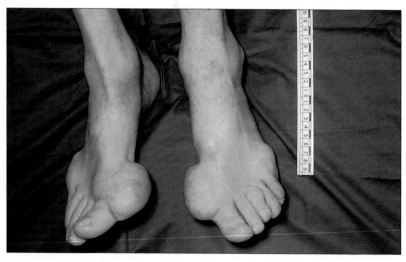

758 Gota tofácea marcada de los pies. Los tofos pueden alcanzar tamaño sorprendente alrededor del primer dedo del pie y confundirse con osteofitos o bolsas. Existe un segundo depósito sobre la quinta articulación metatarsofalángica. También aquí se observa el color típico a través de la piel (*v.* **269**).

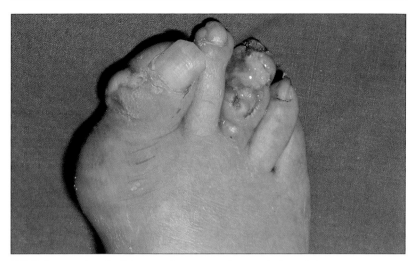

759 Tofos con drenaje. Existe un tofo en la parte lateral del primer dedo y se ve otro con drenaje de urato en el dedo medio. El tratamiento antiinfeccioso se mantuvo durante muchas semanas antes de diagnosticar la gota subyacente.

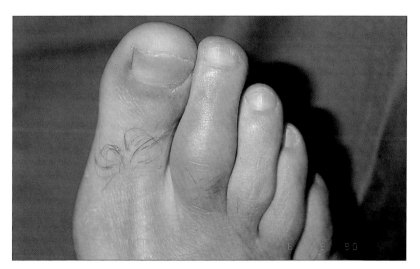

760 Dedo en salchicha. La tenosinovitis por artropatía seronegativa en la **psoriasis** ha producido tumefacción de un dedo del pie (v. **453**).

ARTRITIS REUMATOIDE Y CAMBIOS EN LOS PIES

El pie se afecta en el 80-90% de los pacientes con artritis reumatoide. El dolor en el talón se puede deber a bursitis subcalcánea o del tendón de Aquiles, o reflejar una fractura por sobrecarga del calcáneo. En la parte distal del pie, la afectación de las cabezas de los metatarsianos conduce a deformidad, aunque la tumefacción inicial de las bolsas bajo las áreas que soportan el peso produce la sensación de caminar sobre guijarros.

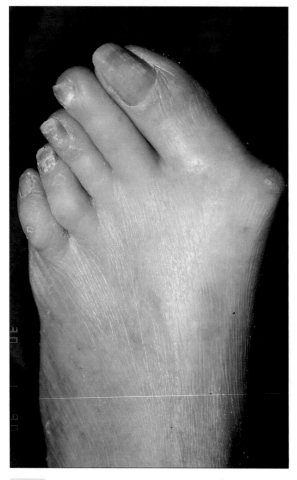

761 Artritis reumatoide y desviación peroneal. Hallux valgus y desviación peroneal de todos los dedos del pie.

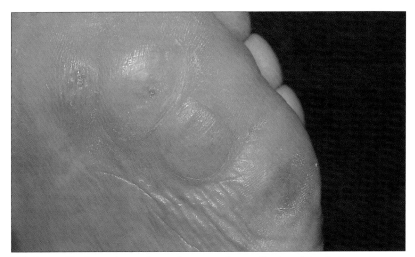

762 Sensación de caminar sobre guijarros por formación de quistes/bolsas sobre las cabezas metatarsianas. Las tumefacciones aisladas sobre las cabezas metatarsianas están producidas por bursitis o formación de quistes, que conducen a la sensación de andar sobre guijarros. La rotura del tejido puede provocar una fístula, y se observa un seno en el ápex de la tumefacción. Es posible la infección secundaria.

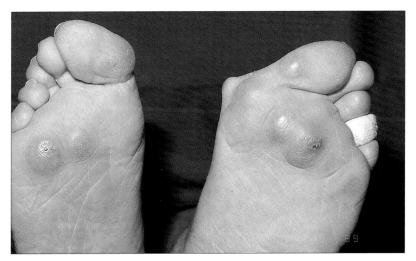

763 Desviación peronea, nódulos y formación de un seno fistuloso. Senos sobre las bolsas relacionadas con las cuartas cabezas metatarsianas en ambos pies. Se observan hallux valgus, subluxación metatarsofalángica y formación de senos.

DIABETES MELLITUS Y CAMBIOS EN LOS PIES

Los cambios originados por la diabetes en los pies se deben a:
- Infección.
- Isquemia.
- Neuropatía (motora, sensorial y autónoma).

Las articulaciones neuropáticas son producto de la pérdida de sensibilidad dolorosa y pueden aparecer en casos de lepra, sífilis terciaria (tabes dorsal) y siringomielia. En la diabetes mellitus existe un factor adicional. La neuropatía y el consiguiente flujo sanguíneo alto por cortocircuito arteriovenoso producen un pie caliente y osteoporótico, con huesos débiles que se pueden colapsar en situaciones de sobrecarga menor, como un tropezón en el bordillo de la acera. El episodio inflamatorio agudo resultante puede conducir a una desorganización articular rápida y generación de una articulación neuropática.

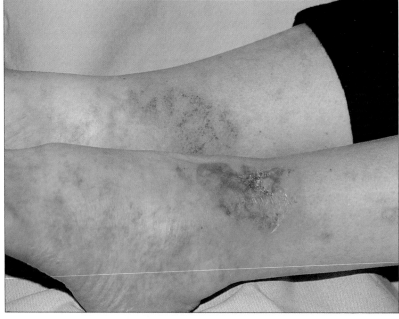

764 Problemas de neuropatía y cotilleo. Las quemaduras indoloras tras cotillear con las piernas junto al tubo de escape de un automóvil reflejan la neuropatía sensorial.

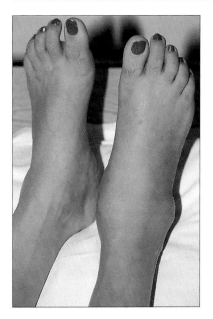

765 Tobillo neuropático en la diabetes.
Las alteraciones inducidas por la neuropatía
autónoma (venas llenas y pie caliente por
cortocircuito vascular y aumento del flujo
sanguíneo) constituyen la base para el
desarrollo del tobillo neuropático en esta
paciente diabética con hemiplejía izquierda.
Se produjo neuropatía de la articulación
subastragalina derecha del miembro no
afectado tras un resbalón poco importante
en la acera. Ello condujo a fractura
trabecular osteoporótica que inició el ciclo
de desorganización articular ilustrado aquí y
en **766**.

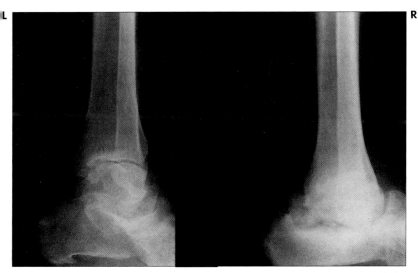

766 Tobillo neuropático en la diabetes (radiografía de la paciente mostrada en 765).
Se muestra la desorganización articular.

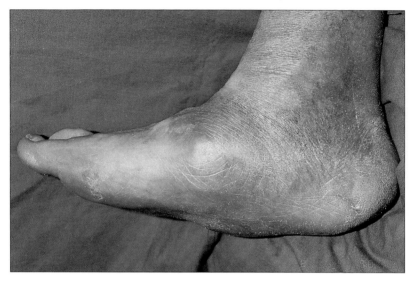

767 Pie neuropático con deformidad en mecedora. Rigidez y deformidad en mecedora de la región media del tarso.

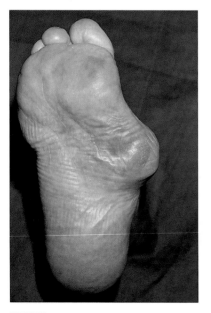

768 Articulaciones mediotarsianas neuropáticas. Periódicamente se produce ulceración sobre las prominencias óseas.

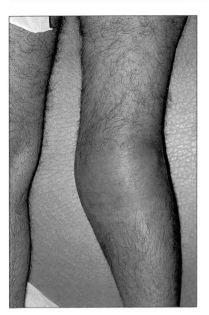

769 Rodilla neuropática. En contraste con la diabetes mellitus, la rodilla es la articulación que se afecta con más frecuencia en la tabes dorsal. Existe atrofia secundaria del cuadríceps. Aunque indolora, la articulación tiene una amplitud de movimiento anormal, lo que conduce a nuevas lesiones.

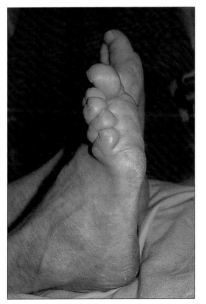

770 Retracción de los dedos del pie. Refleja la tensión de la fascia plantar y la debilidad de los músculos intrínsecos, lo que conduce a dedos en garra. Esta anomalía puede verse en asociación con pie cavo.

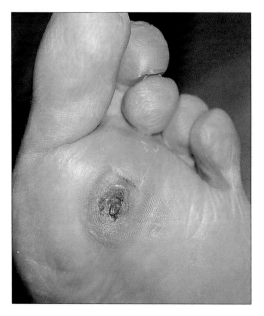

771 Úlcera perforante precoz del pie en la diabetes mellitus. Mujer de 38 años con carga de peso alta sobre la cabeza del segundo metatarsiano y hemorragia en el callo. El desbridamiento mostró una úlcera perforante que se abría camino hasta el espacio interdigital.

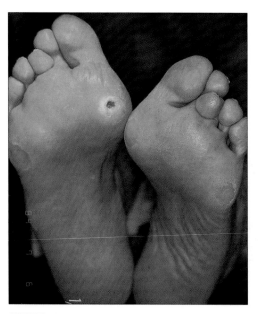

772 Úlcera perforante más avanzada en la diabetes mellitus. El pie diabético con arco alto y fascia plantar tensa muestra una úlcera neuropática de localización común sobre la cabeza del primer metatarsiano. Se ha eliminado el callo sobre la cabeza del quinto metatarsiano, otra localización con frecuencia de riesgo.

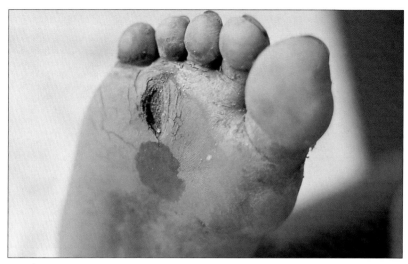

773 Úlcera perforante del pie en la lepra. En la lepra se observan úlceras tróficas relacionadas con la pérdida sensorial, pero ésta asienta sobre la cabeza del tercer metatarsiano, no existe retracción de los dedos y el pie muestra callosidades abundantes por el hábito de caminar descalzo.

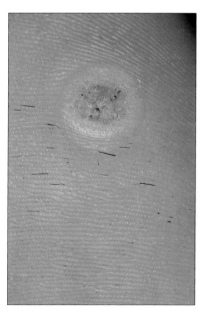

774 Verruga plantar. Los virus del papiloma humano 1 y 2 son la causa más frecuente. Esta verruga tiene una superficie queratósica rugosa, rodeada por un collar liso de queratina engrosada. Las crestas epidérmicas no se continúan sobre la superficie de la verruga. El tejido proliferante es empujado contra el tejido subcutáneo, lo que causa dolor. Las áreas puntiformes negras son capilares trombosados en las papilas dérmicas.

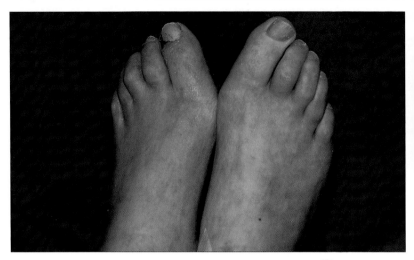

775 Insuficiencia vascular intensa en las piernas: signo de Buerger[127]: 1. La prueba de Buerger demuestra una insuficiencia vascular intensa. El pie se vuelve pálido al elevarlo por encima del nivel del corazón.

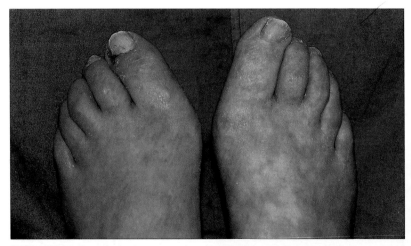

776 Insuficiencia vascular intensa en las piernas: signo de Buerger: 2. El pie se vuelve moteado al bajarlo por debajo del nivel del corazón. Existe un área isquémica en la base del primer dedo.

---

[127] Leo Buerger, médico norteamericano, 1879-1943.

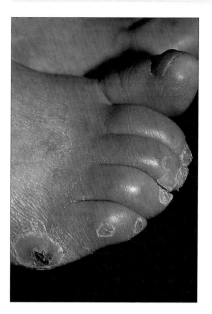

777 Ulceración: localizaciones de riesgo.
El pie está lívido, con piel brillante, uñas
distróficas y sin vello. Existe una úlcera
perforante en el borde lateral. Las tres
localizaciones de máximo riesgo
corresponden a las caras lateral y plantar del
pie (cabeza del quinto metatarsiano y área
bajo la primera, *v.* **772**) y alrededor de borde
del talón.

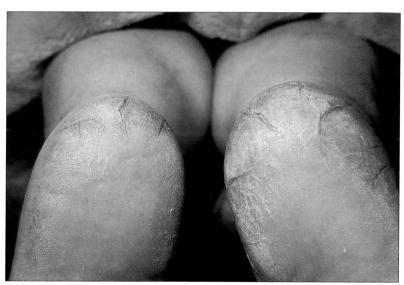

778 Ulceración: localizaciones de riesgo (2). La callosidad fisurada en el borde del
talón está predispuesta a la ulceración.

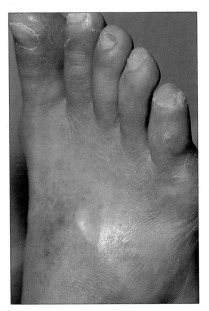

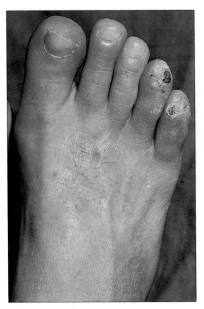

779 Cambios del pie diabético isquémico: 1. Al principio aparece brillante y modetado.

780 Cambios del pie diabético isquémico: 2. A continuación se desarrollan lesiones isquémicas en el lecho ungueal.

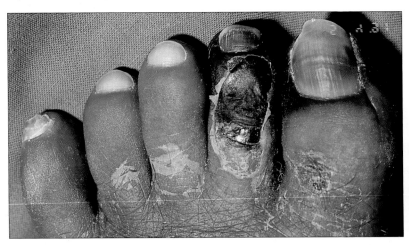

781 Cambios del pie diabético isquémico: 3. Las lesiones isquémicas dan paso a la gangrena, con una línea de demarcación.

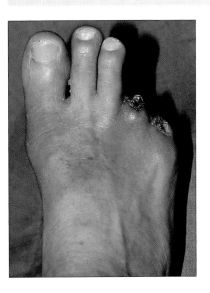

782 Cambios del pie diabético isquémico: 4. Se puede producir amputación espontánea a lo largo de la línea de demarcación, como ha sucedido en el pie de las figuras **779** y **780**.

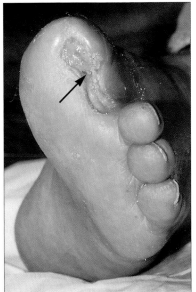

783 Cambios del pie diabético isquémico: 5. Es curable. Véase el vaso calcificado, rígido y abierto (flecha).

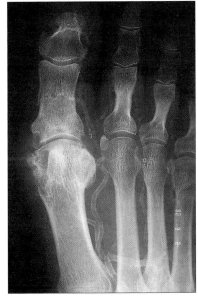

784 Radiografía precoz de la región distal del pie ilustrado en 783. Se aprecia calcificación en tubería de las arterias.

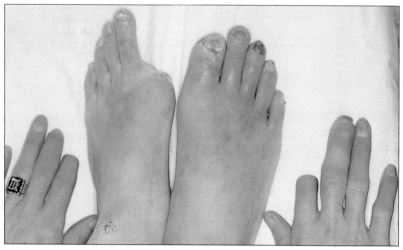

785 Tromboangeítis obliterante: enfermedad de Buerger[128]. Joven chino con enfermedad vascular periférica de los miembros tanto superiores como inferiores. Los episodios de tromboflebitis pueden recidivar. La relación con el tabaco forma parte del síndrome. Este paciente siguió fumando y sujetaba el cigarrillo entre las falanges proximales, ya que había perdido las distales.

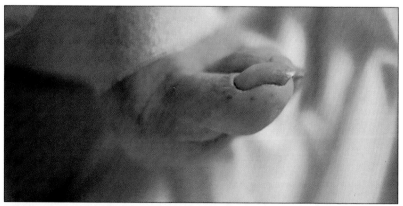

786 Embolias en la piel de los dedos del pie. Las embolias de este tamaño son indistinguibles de la púrpura. En este caso de endocarditis bacteriana se debe sospechar un aneurisma proximal (v. **716b**).

---

[128] Buerger L. Thromboangiitis obliterans; a study of the vascular lesions leading to presenile spontaneous gangrene. *Am. J. Med.,* 1908, **136**: 567-80.

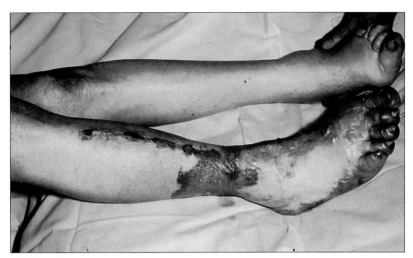

787 Embolismo arterial agudo. Existe un émbolo en la arteria poplítea. La pierna aparece al principio pálida, dolorosa, parestésica, paralizada y sin pulso, y después fría. El color pasa de blanco a pardo azulado al cabo de 4-5 horas, y finalmente se aprecia, como en este caso, un moteado azul/negro fijo. La isquemia es ya irreversible. La causa puede ser trombótica, embólica o relacionada con ciertas enfermedades, como la diabetes o los trastornos del tejido conjuntivo.

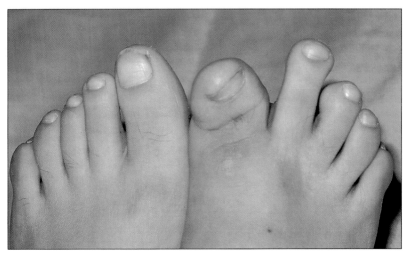

788 Dedo corto. Proporciona un indicio de **drepanocitosis**. Después de la crisis inicial con infarto óseo, que suele ocurrir en la infancia, la falange puede acortarse.

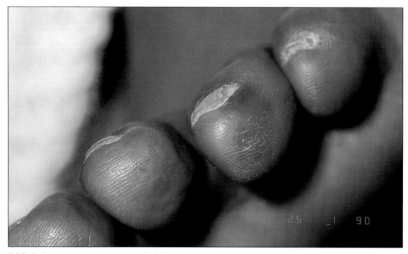

789 Sabañones (eritema pernio). Turista procedente del Golfo Pérsico que llegó a Londres el mes de enero durante unas vacaciones universitarias. Tras ir de compras en sandalias por Bond Street, presentó dolor y prurito en las puntas de los dedos de los pies, por lo que se compró unas botas forradas de piel. Los sabañones son una forma de isquemia inducida por el frío, secundaria a una combinación de prendas ajustadas que dificultan la circulación y aislamiento pobre. Se produce vasculitis cutánea con liberación de histamina, inflamación e isquemia. Los vaqueros o los pantalones de montar ajustados y el aislamiento por exceso de grasa pueden conducir a sabañones en los muslos.

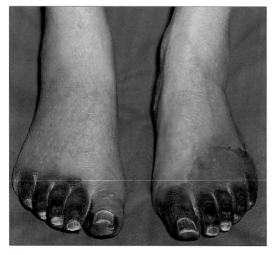

790 Congelación. La lesión por frío más grave representa un riesgo para cualquier examinador polar si no cuenta con protección adecuada. La figura ilustra un caso de gangrena de todos los dedos de los pies por frío en un varón alcohólico que pasó la noche en un banco del puerto de Londres durante el mes de noviembre, tapado sólo con periódicos. Su congelación se vio agravada por una circulación arterial deteriorada. Se observa una línea de demarcación con eritema.

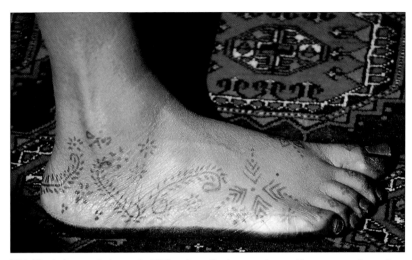

791 Pie de henna. La henna (*v.* **364**) se ha utilizado como decoración y como endurecedor cutáneo. Se aprecian patrones de gran complejidad.

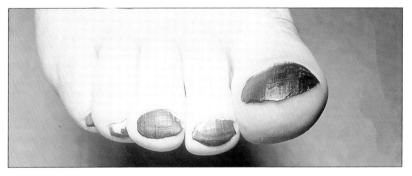

792 «Nigraniquia». ¡Gánese la confianza del paciente y él le proporcionará respuestas! El color negro de las uñas es resultado de sumergir los pies en una solución con permanganato potásico. Este hombre (un tabernero que bebía en exceso) notó sensación de ardor en los pies. Su médico le envió a una consulta de hepatología, pero mientras tanto las molestias se hicieron insoportables. El paciente se sentó a beber por la tarde con los pies sumergidos en la solución, y el permanganato potásico reaccionó con la queratina, proporcionando a la piel un color pardo oscuro. Antes de acudir a la consulta, el paciente se limpió la piel, pero no pudo eliminar el permanganato potásico de las uñas, de aquí el término «nigraniquia». Una historia tonta, pero el paciente fue presentado en el examen para MRCP (*Member of the Royal College of Physicians*), y aunque el abdomen mostraba hepatoesplenomegalia y una punción de biopsia hepática, las uñas dieron muchos quebraderos de cabeza a los candidatos.

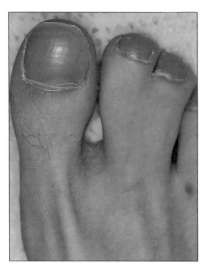

793 Uñas de los pies con cianosis y acropaquias. Los cambios pueden ser menos marcados en los dedos de los pies que en los de las manos, quizá debido al efecto de moldeado por los zapatos (v. página 238 para un comentario completo). Los dedos segundo y tercero están unidos.

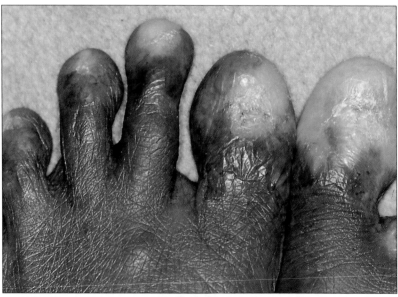

794 Destrucción del lecho ungueal: liquen plano. La destrucción de las uñas se puede deber a caminar descalzo o a enfermedad intrínseca. Las consecuencias del liquen plano oscilan desde formación de crestas longitudinales hasta pérdida de la uña. La cutícula ha crecido sobre la uña, conduciendo a *pterigium unguis* y pérdida irreversible de las uñas.

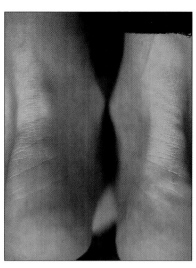

795a Xantomas tendinosos. Un odontólogo se quejó de dolor en el tendón de Aquiles. Las tumefacciones fusiformes son xantomas tendinosos, infiltrados locales de histiocios espumosos ricos en lípidos. Constituyen un marcador de hipercolesterolemia familiar.

795b Xantomas eruptivos. Los xantomas eruptivos de la piel se pueden observar en la hipercolesterolemia familiar. En las mujeres con hipercolesterolemia secundaria tiene importancia particular excluir el hipotiroidismo.

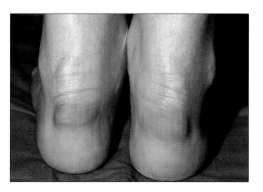

796 Xantomas en los talones. Las tumefacciones duras en los talones podrían confundirse con tofos o nódulos reumáticos. Pueden experimentar inflamación e imitar una tenosinovitis aquílea, sobre todo en los atletas.

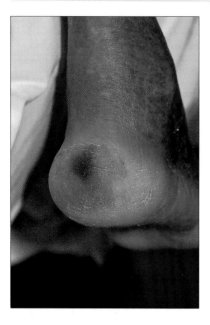

797 El talón como un punto de presión. Esta lesión por presión en la tuberosidad del calcáneo, producida mientras el paciente permanecía inmóvil tendido en una camilla, acabará por ulcerarse.

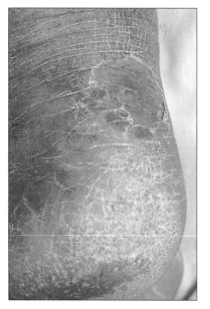

798 Roce del calzado en el talón. La lesión por presión mostrada en **797** está en una zona distinta al roce producido por el borde del zapato, que puede precipitar la ulceración en el paciente diabético.

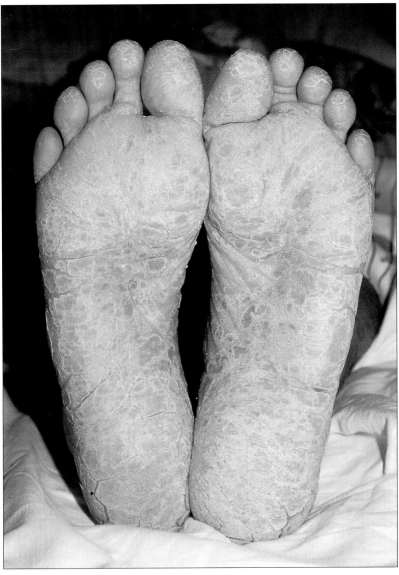

799 Hiperqueratosis plantar por practolol (*v.* **387**). La hiperqueratosis de las plantas de los pies se puede deber a fricción, caminar descalzo, tilosis, defecto congénito, reacción a fármacos o psoriasis.

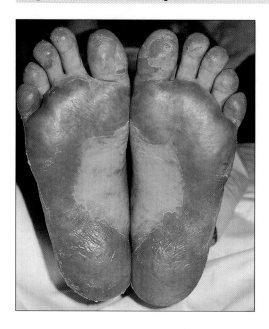

800 Síndrome de Stevens-Johnson en las plantas de los pies. En el síndrome de Stevens-Johnson se observa exfoliación de las plantas de los pies. La hipersensibilidad asociada puede impedir la marcha (*v.* **297**).

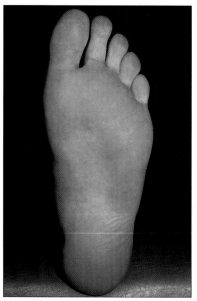

801 Eritema plantar. Puede coexistir con eritema palmar y tiene las mismas causas (*v.* **388**). No se debe confundir con la eritromelalgia, que se caracteriza por dolor, enrojecimiento y calor de las extremidades, se asocia con trombocitemia y mejora con aspirina. La eritromelalgia primaria comienza en la infancia, tiene carácter bilateral y simétrico, y empeora con el ejercicio y el calor. La eritromelalgia secundaria se encuentra en la gota y las enfermedades del colágeno (lupus eritematoso sistémico y poliarteritis nudosa) y no guarda relación con ninguna disfunción plaquetaria.

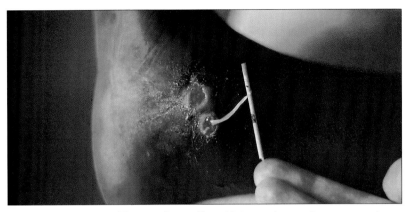

802 Gusano de Guinea (*Dracunculus medinensis*). La «serpiente ardiente» emerge. La infección se contagia a través del agua contaminada por crustáceos diminutos que contienen larvas de tercera fase. Las larvas liberadas en el estómago maduran, emigran y copulan. La hembra grávida emerge después, habitualmente en una extremidad, segregando una sustancia por la vulva que induce la formación de una vesícula en la que están contenidos los huevos; este acontecimiento suele tener lugar durante la estación de las lluvias. Los gusanos mueren y se calcifican; es posible palparlos bajo la piel y verlos en las radiografías. La complicación principal es la sepsis.

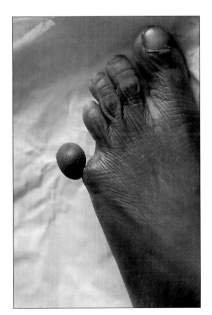

803 Ainhum (dactilólisis espontánea). Este campesino nigeriano sólo se queja de dolor en el pie al golpeárselo. La banda constrictiva alrededor de la base del quinto dedo puede profundizar y provocar autoamputación. Este trastorno es frecuente en África y el diagnóstico diferencial incluye lepra y otras neuropatías, esclerodermia y la rara queratodermia palmoplantar. El seudoainhum puede ser secundario a otras enfermedades.

RESPUESTA PLANTAR EN EXTENSIÓN (SIGNO DE BABINSKI[129])

La respuesta plantar en extensión constituye el signo clásico de la lesión de motoneurona superior. Se debe sospechar su existencia si el paciente tropieza al caminar sobre una alfombra y presenta un aumento del tono al rotar la pierna (rotación externa/interna de la cadera). La respuesta se explora con un objeto de punta roma, como una llave, rozando con firmeza el borde lateral del pie. Se debe explicar al paciente lo que se está haciendo y observarle con atención. En caso de lesión precoz, la elevación del dedo puede aparecer sólo una o dos veces, y después se pasa al área dudosa de «respuesta plantar equívoca», una situación común en la práctica clínica. Es algo similar a las frases «se palpa el bazo, se ausculta un soplo, etc.», que muchas veces quieren decir «no estoy seguro de si se palpa el bazo, se ausculta un soplo, etc.».

A continuación, se debe intentar establecer el nivel. Recuérdese que la lesión puede radicar en cualquier lugar desde la corteza motora hasta las células del asta anterior. Se deben buscar cambios en los reflejos. Si los reflejos tendinosos de la pierna están abolidos, la lesión medular tiene que combinarse con una neuropatía.

La abolición de los reflejos aquíleos con respuesta plantar en extensión se encuentra en casos de:

- Taboparesia.
- Ataxia de Friedreich.
- Degeneración medular combinada subaguda.
- Lesión del cono o de la región inferior de la médula.

A la inversa, la ausencia de reflejos aquíleos con respuesta plantar en flexión se encuentra en casos de:

- Neuropatía.
- Lesión de las raíces L5-S1.

---

[129] Joseph Francois Felix Babinski, neurólogo francés, 1857-1932.

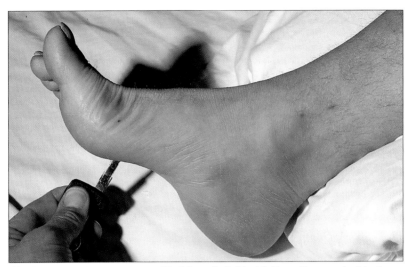

804 Respuesta plantar en extensión (signo de Babinski). Extensión marcada del primer dedo por la articulación metacarpofalángica, mientras que los otros dedos pueden separarse en abanico.

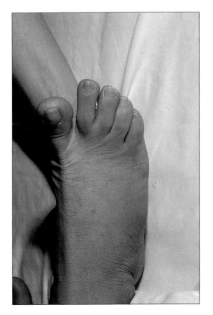

805 Respuesta plantar en extensión (vista dorsal). Los otros dedos se pueden separar en abanico o experimentar flexión plantar. Esta respuesta se puede provocar también mediante presión firme sobre la espinilla y con el roce hacia abajo en el pie. Indica un trastorno de la función (pero no necesariamente de la estructura) de los tractos piramidales, y se observa en la mayor parte de los pacientes comatosos.

SARCOMA DE KAPOSI

Se observa en las siguientes circunstancias:

- En varones ancianos, como una anomalía esporádica no relacionada con el virus de la inmunodeficiencia humana (VIH).
- En el África subsahariana, como una enfermedad endémica antes de la introducción del VIH.
- En asociación con el VIH y el síndrome de inmunodeficiencia adquirida (SIDA), como un trastorno epidémico, sobre todo en varones homosexuales (*v.* **328**).
- Como una anomalía yatrogénica asociada con la inmunosupresión empleada para el trasplante de órganos.

Todos los tipos de sarcoma de Kaposi tienen en común la presencia de fragmentos de ADN similares a virus del herpes en el tejido anormal[130].

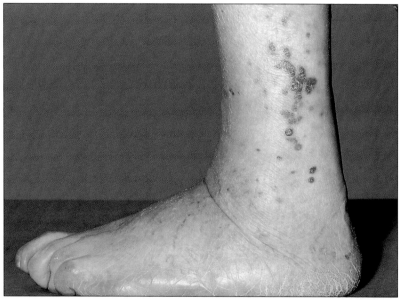

806 Varón anciano de origen mediterráneo. Un problema incidental descubierto durante un ingreso por bronconeumonía. Las placas púrpura de las piernas tienen carácter indolente. Existe poco edema. Éste es un caso de sarcoma de Kaposi esporádico.

---

[130] Moore PS, Chang Y. Detection of herpesvirus–like DNA sequences in Kaposi's sarcoma in patients with and without HIV infection. *New England Journal of Medicine,* 1995, **332**(18): 1181-5.

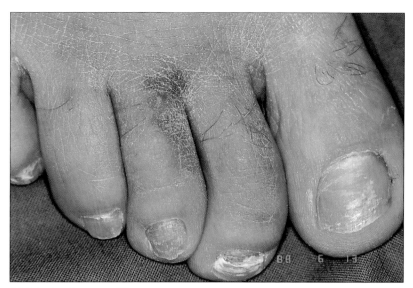

807 Varón VIH-positivo[131]. Este hombre es un atleta profesional. Sus pies son jóvenes, pero aparecen secos, con una pústula en un folículo de los dedos tercero y cuarto. También presenta onicólisis y una placa púrpura entre los dedos segundo y tercero, debida a sarcoma de Kaposi epidémico.

[131] Este paciente es bailarín de ballet. Los pies jóvenes deben ser húmedos. Si son secos existe una neuropatía subyacente o una recidiva del eccema, como sucede con frecuencia en el síndrome de inmunodeficiencia adquirida (SIDA). La presencia de una pústula es infrecuente en los pies jóvenes sanos y constituye un signo de inmunosupresión, diabetes mellitus o SIDA, como resultado de la depresión de la función de los neutrófilos con un defecto de la opsonización. La onicólisis se debe al traumatismo de la danza o a infección micótica, que puede tener su origen en una pérdida de inmunidad mediada por las células T, con aumento consiguiente de la susceptibilidad a la infección dermatofítica. ¡*Las infecciones oportunistas atacan en grupo!*

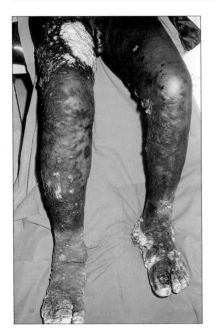

808 Africano VIH-negativo. Placas generalizadas con parte superior plana, que confluyen en algunas zonas y están desfiguradas por loción de calamina. Sarcoma de Kaposi endémico.

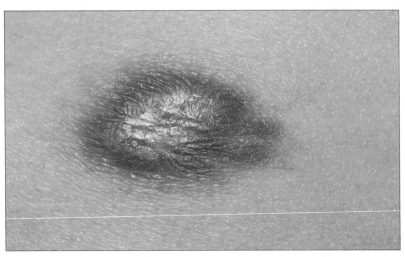

809 Clásica placa de sarcoma de Kaposi en la piel blanca. La placa roja oscura es todavía más oscura en la piel negra, al igual que sucede con muchos exantemas rojos.

PIEL

PRURITO

El prurito provoca rascado, que deja marcas en la piel accesible. Los exantemas cutáneos pueden ser pruriginosos. El prurito sin lesiones cutáneas se puede deber a causas locales o generales, muchas de ellas metabólicas.

- Entre las enfermedades cutáneas generalizadas causantes de prurito se incluyen infestación parasitaria, eccema, procesos diversos como liquen plano, urticaria, dermatitis y dermatitis herpetiforme y eccema senil.
- Entre las enfermedades internas causantes de prurito generalizado se incluyen colestasis, diabetes mellitus, enfermedad tiroidea, insuficiencia renal, enfermedad sanguínea, carcinoma bronquial y linfoma.
- El prurito local se encuentra en casos de diabetes mellitus (alrededor de la vulva), hipersensibilidad por contacto y prurito anal.

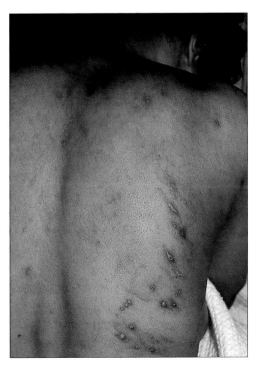

810 Marcas en la espalda, sólo en las zonas accesibles. Todas las escoriaciones están en zonas accesibles; se pueden ver en casos de colestasis (incluso antes de aparecer la ictericia), insuficiencia renal y diabetes mellitus. Las uñas pulimentadas proporcionan un indicio (*v.* **472**). El prurito puede estar causado por reacción a fármacos y es una característica de la adicción a la cocaína.

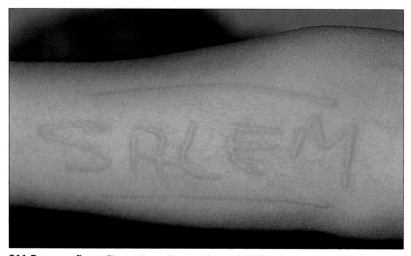

811 Dermografismo. El rascado produce en algunos individuos habones excesivos por liberación de histamina y puede formar parte de una urticaria crónica. Este muchacho experimenta episodios de tumefacción facial recurrente. El blanqueamiento inicial y el habón subsiguiente reflejan el aspecto dermográfico de esta triple respuesta espectacular.

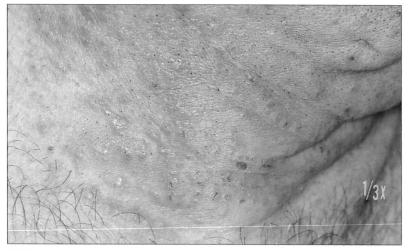

812 Prurito en la leucemia. El prurito se puede deber a discrasias hematológicas como leucemia, policitemia rubra vera y anemia ferropénica. El traumatismo mecánico conduce a engrosamiento de la piel.

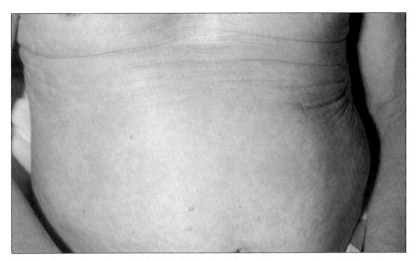

813 Prurito en la enfermedad de Hodgkin. La piel «pruriginosa» puede estar infiltrada en realidad por depósitos de linfoma.

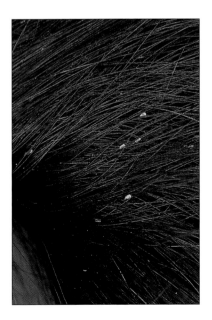

814 Cáscaras de huevos en el pelo. La piel «pruriginosa» puede contener parásitos. La sarna puede ser difícil de confirmar en los estadios precoces si no se ven surcos (v. **385**). Las liendres del cuero cabelludo se ven con menos facilidad que las cáscaras de huevos adheridas al pelo al nivel de la piel y que después se separan de ella al crecer el pelo.

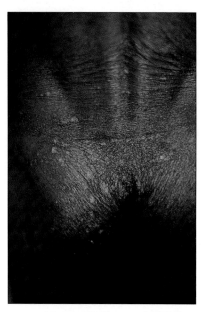

815 Nodularidad en la oncocerciasis.
Los parásitos de la oncocerciasis provocan prurito intenso. La sangre roja reciente en la parte izquierda del sacro indica el sitio de una biopsia cutánea diagnóstica.

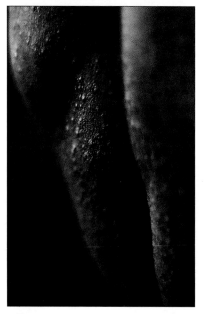

816 Liquenificación en la oncocerciasis.
El prurito intenso conduce a liquenificación y aspecto de cuero de la piel, que cuelga en pliegues.

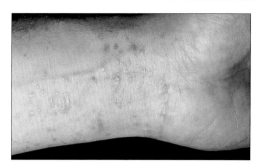

817 Prurito en la muñeca debido a liquen plano. El liquen plano puede producir prurito en las muñecas y los tobillos, y su presencia sugiere la necesidad de explorar otras áreas (v. **315, 677, 743**).

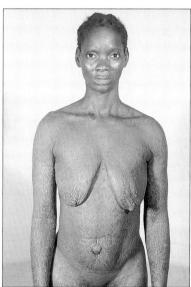

818 Liquen plano en el tronco. La liquenificación puede ser extensa.

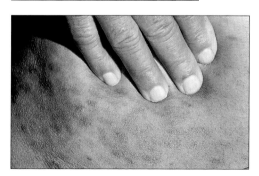

819 Liquen plano y uñas pulimentadas. El liquen plano conduce también a liquenificación de las pápulas malvas brillantes con parte superior plana.

ANÁLISIS DE LOS EXANTEMAS

Escuche y observe. A continuación pregúntese a sí mismo: «¿Por qué tiene este aspecto?» ¿Refleja su distribución el estilo de vida, la luz o el contacto con el medio ambiente? Recuerde que las enfermedades cutáneas, aunque muy numerosas, suelen pertenecer a una de estas categorías: acné; infecciones bacterianas, virales y micóticas; tumores; dermatitis; psoriasis; úlceras de las piernas y verrugas.

La edad y la raza aumentan la probabilidad de ciertos procesos. La distribución puede ser variable:

- Manos y pies en la dermatitis de contacto.
- Caras y pliegues en la atopia.
- Cara, tórax e ingles en la dermatitis seborreica.
- Regiones pendientes de las piernas en los trastornos relacionados con depósito de inmunocomplejos.
- Periferia en el eritema multiforme.
- Áreas expuestas en la hipersensibilidad a la luz ultravioleta.
- Muñecas, pliegues interdigitales y alrededor de los pezones en la sarna.
- Áreas de presión —rodillas, codos, sacro— en la psoriasis.

La simetría es habitual en las enfermedades endógenas, mientras que las picaduras de insectos se distribuyen al azar. Si el exantema es de distribución incongruente, vuelva a considerar el diagnóstico. Busque lesiones típicas en todo el cuerpo, ya que gran parte del exantema puede haber sido modificado por el rascado o la infección secundaria. La forma puede ser útil: las lesiones anulares sugieren liquen plano o micosis, las formas lineales en el territorio de un dermatoma indican herpes zóster o hemangiomas faciales y la distribución no dermatómica se encuentra en el traumatismo isomórfico (fenómeno de Koebner con exantema lineal en lugares de traumatismo previo). Los ejemplos de estas dos páginas muestran cómo el análisis puede conducir al diagnóstico.

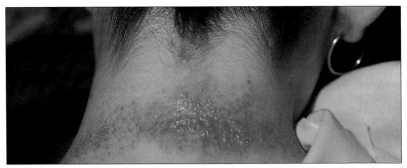

820 Adolescente y cuello irritado. El níquel en un sensibilizador muy común y se suele encontrar en las piezas de bisutería y las hebillas de la ropa. Está ampliamente distribuido —existen pequeñas cantidades incluso en los detergentes—. Puesto que la dermatitis por contacto puede imitar a la mayoría de las erupciones, el diagnóstico requiere un elevado índice de sospecha y una historia cuidadosa. La distribución tiene valor. Este exantema eccematoso afecta al área del collar, los lóbulos auriculares y las muñecas (v. **386**).

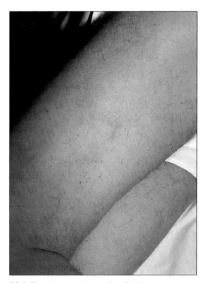

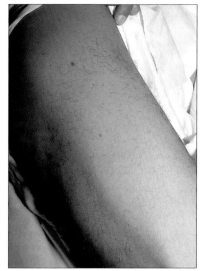

821 Prurito en el muslo: 1. El sensibilizador es menos claro en ocasiones, pero el análisis conduce al diagnóstico. Mancha de eccema pruriginoso en el muslo izquierdo. Si se tratase de un eccema simple sería bilateral y simétrico, mientras que en este caso no existe afectación del muslo derecho (v. **822**).

822 Prurito en el muslo: 2. El exantema mostrado en la figura **821** no es bilateral, ya que no afecta al muslo derecho. Por tanto, cabe pensar en sensibilidad por contacto y el área de la lesión está situada bajo el bolsillo del pantalón.

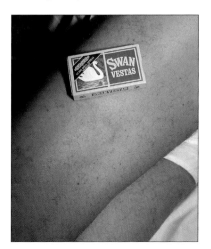

823 Prurito en el muslo: 3. Este fumador diestro guarda las cerillas de punta roja en el bolsillo izquierdo del pantalón. El **sesquisulfuro de fósforo** de las cerillas ha impregnado la tela y el fósforo ha sensibilizado la piel.

ARTEFACTOS DEL SIGLO XVIII Y MEDICINA MODERNA

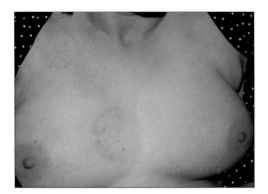

824 Dolor torácico: diagnóstico diferencial. Reacción al adhesivo de los electrodos electrocardiográficos. Indica monitorización cardíaca en una unidad de cuidados intensivos. Cabe suponer el uso reciente de la monitorización cardíaca, pero un aspecto similar se puede deber a tratamientos ambulatorios (v. **825**).

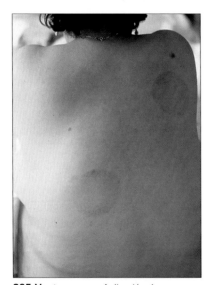

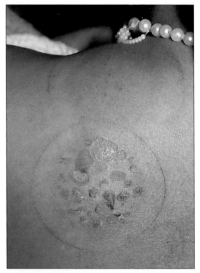

825 Ventosa seca. Aplicación de una copa de cristal a la piel, que se flamea brevemente para obtener un efecto de succión. Se usa como terapia para la fiebre y a veces se combina con escarificación previa de la piel para succionar la sangre venosa oscura (v. **826**).

826 Ventosa húmeda. Método similar al ilustrado en **825**, con escarificación previa de la piel para succionar la sangre venosa oscura y eliminar así las «toxinas nocivas», un tratamiento tradicional potente.

EXANTEMAS INFANTILES

Los exantemas infantiles pueden aparecer en el adulto. Su aspecto es imitado por los exantemas debidos a fármacos y se emplea como un término descriptivo (p. ej., morbiliforme o «similar al sarampión»).

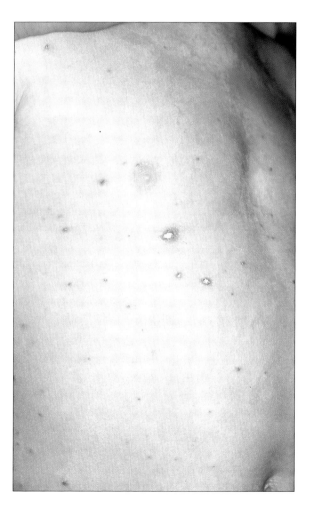

827 Varicela en la infancia. El exantema se concentra en el tronco. Comprende máculas, pápulas y vesículas, y todas esas lesiones se observan al mismo tiempo. La loción de calamina causa las marcas blancas.

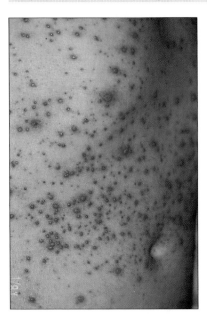

828 Varicela en el adulto inmunosuprimido. La varicela puede ser más grave durante la vida adulta que en la infancia, con alteración importante del estado general.

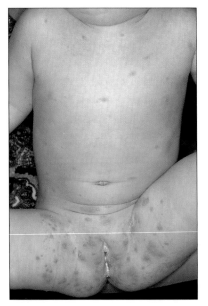

829 Varicela y su distribución. La distribución de la varicela es centrípeta, en contraste con la de la viruela y el eritema multiforme. Las lesiones son más numerosas en las áreas cubiertas del cuerpo que en las expuestas, más frías, y en este caso se concentran en la zona del pañal, mientras que son más escasas en el abdomen y el tronco, que han estado descubiertos. Coexisten lesiones en todas sus fases.

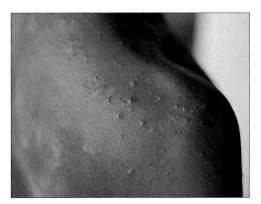

830 Varicela en la piel negra. El exantema puede pasar desapercibido en la piel pigmentada, y las vesículas aparecen como unas pocas gotas de agua sobre la superficie.

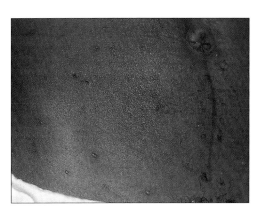

831 Varicela en la piel oscura. El exantema puede ser escaso en los adultos, pero sigue siendo polimórfico y con distribución centrípeta.

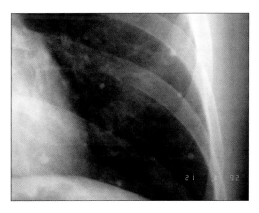

832 Residuos de la varicela en la radiografía de tórax. La varicela puede afectar al pulmón y facilitar la infección secundaria con bronconeumonía grave. Otras manifestaciones pueden ser hepatitis, encefalitis y púrpura fulminante. Esta radiografía muestra calcificaciones nodulares residuales benignas.

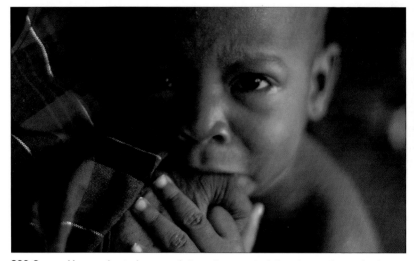

833 Sarampión y mal estado general. Este niño pequeño infectado por el paramixovirus (una sola cadena de ácido ribonucleico) tras un período de incubación de 10 días presenta mal estado general y busca consuelo. Existen conjuntivitis ligera y un exantema maculopapular precoz en la frente.

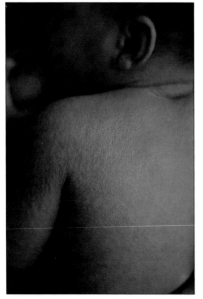

834 Exantema sarampionoso en la piel negra. El exantema, debido a una respuesta mediada por células, se generaliza, con afectación predominante de la espalda. Las pápulas confluyen para producir un aspecto engrosado de la piel, de color rojo oscuro. En la parte inferior se observan zonas de piel normal entre el exantema. El exantema es rojo en la piel blanca y tiene un tinte mucho más oscuro en la negra.

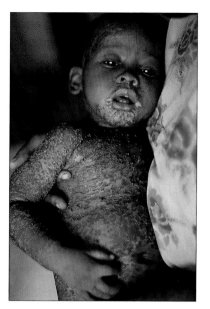

835 Exantema sarampionoso con descamación. Después de otros 10 días se produce descamación de tono pardusco. En los casos graves se desprenden grandes placas de piel. Al llegar a esta fase, la enfermedad ha producido inmunosupresión marcada y puede conducir a diarrea, neumonía y kwashiorkor. Este niño presenta estomatitis angular. El riesgo de muerte aumenta diez veces durante el año siguiente al sarampión.

836 Rubéola. Los exantemas producidos por muchas infecciones virales tienen un aspecto similar. Es fácil confundir la rubéola —debida a un virus ARN con cubierta— con otras infecciones virales como la mononucleosis infecciosa. Cuando cursa con artritis se puede confundir con parotiditis o hepatitis viral. El exantema es maculopapular, con manchas escasas de 1-4 mm.

837 Rubéola. El exantema comienza en las mejillas, se extiende por el tronco y los miembros y se hace confluente. El aumento de tamaño de los ganglios linfáticos, sobre todo de los suboccipitales y cervicales, es un hallazgo constante, pero la mucosa oral aparece limpia en comparación con el eritema y las manchas de Koplik del sarampión. Pueden verse algunas hebras de exudado en las amígdalas. Las conjuntivas quizá aparezcan con tono rosa débil. Es esencial investigar los posibles casos de enfermedad al principio del embarazo.

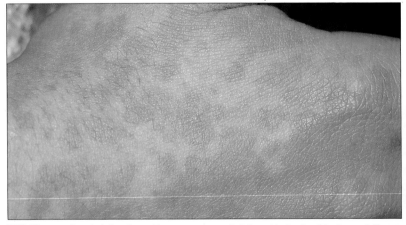

838 Mononucleosis infecciosa. El exantema por administración inadvertida de ampicilina en la mononucleosis infecciosa es similar al de la rubéola pero más florido (v. **334**).

ERITEMA MULTIFORME Y LESIONES ANULARES

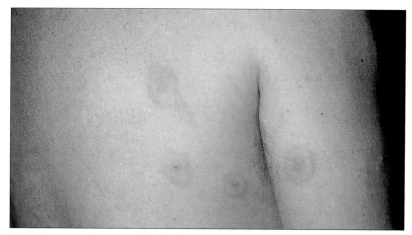

839 Eritema multiforme (*v.* 297, 381). Suele comenzar como una placa roja. Muestra predilección por la periferia y se debe a reacción frente a una variedad de estímulos. En este varón, el herpes genital se siguió una semana más tarde por aparición de placas rojas de hasta 1 cm de diámetro.

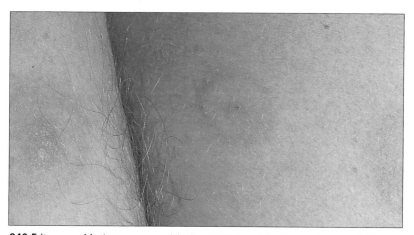

840 Eritema en iris. Los exantemas del eritema multiforme reciben nombres descriptivos. Esta lesión se llama eritema en iris o en diana, y presenta una vesícula central, una zona clara y un anillo eritematoso. Las lesiones son vesículas, ampollas, máculas o pápulas.

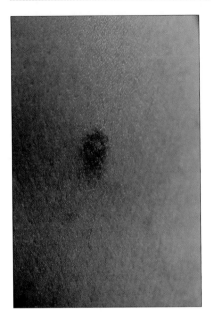

841 Eritema en iris. Lesión antigua, con algo de hemorragia en la vesícula y color más oscuro.

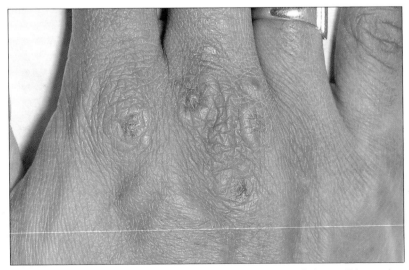

842 Eritema en iris. Las lesiones suelen aparecer en los miembros, de forma clásica en el dorso de las manos.

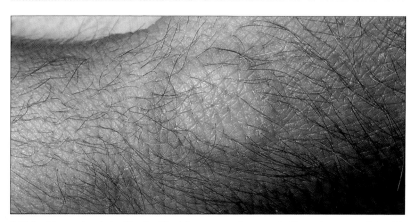

843 Lesión anular de la tiña. La tiña del cuerpo produce una lesión anular característica. El borde escamoso activo contrasta con la zona central inactiva y puede reflejar cambios inmunológicos, conforme los antígenos difundidos desde las hifas del estrato córneo son presentados al sistema inmunitario por las células de Langerhans epidérmicas. La inmunidad celular tiene importancia fundamental para la defensa contra los dermatófitos, lo que explica la alta incidencia de estas infecciones en el síndrome de inmunodeficiencia adquirida (SIDA).

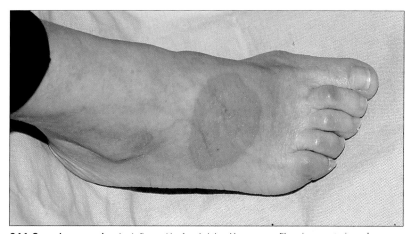

844 Granuloma anular. La inflamación focal del colágeno con fibrosis caracteriza a los trastornos necrobióticos, entre los que se incluyen la necrobiosis lipoidea y el granuloma anular. Ambos pueden asociarse con la diabetes mellitus. El granuloma anular afecta a los adultos jóvenes y se manifiesta por un anillo de pápulas íntimamente agrupadas, con frecuencia en el dorso de los pies o de las manos.

PIEL E INTESTINO

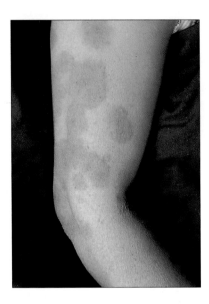

845 Piodermia gangrenosa: espectro de lesiones 1 (v. 704). Se caracteriza por ulceración cutánea necrotizante, destructiva y no infecciosa. Puede comenzar por un área eritematosa con alguna nodularidad, como en esta mujer con colitis ulcerosa.

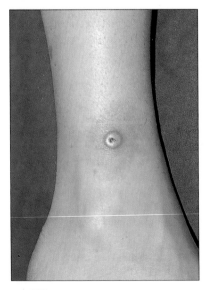

846 Piodermia gangrenosa: espectro de lesiones 2. El área eritematosa puede desarrollar una pústula estéril.

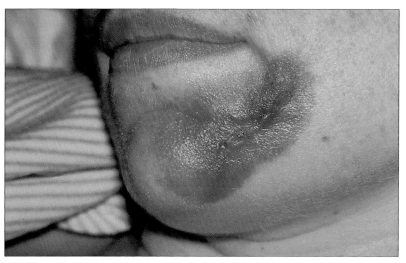

847 Piodermia gangrenosa: espectro de lesiones 3. La lesión se convierte después en roja o violeta.

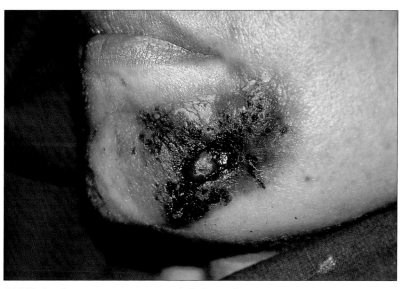

848 Piodermia gangrenosa: espectro de lesiones 4. Por último, la lesión se hace necrótica. La cara y las piernas constituyen localizaciones comunes (*v.* **704**). La curación deja una cicatriz papirácea (*v.* **705**).

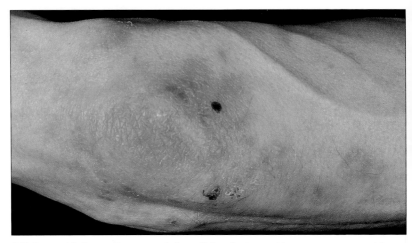

849 Dermatitis herpetiforme en el dorso del codo. Dermatitis recurrente muy pruriginosa que se puede concentrar en lugares típicos: superficies de extensión de rodillas y codos, dorso del hombro y cintura pélvica. El cuero cabelludo y las manos pueden mostrar algunas lesiones.

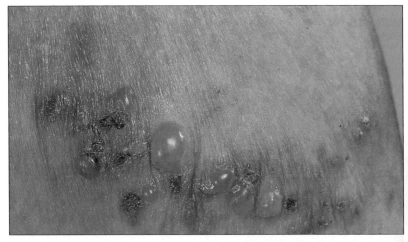

850 Dermatitis herpetiforme en el dorso del codo (primer plano). El cuadro comienza como pápulas y habones rojos, seguidos por grupos de ampollas pequeñas con forma y tamaño variables y distribución simétrica. La histología revela eosinófilos y depósitos granulares de IgA y C3 en las papilas dérmicas. Asociada con enteropatía por gluten, responde al tratamiento con diaminodifenil sulfona (dapsona), sulfapiridina y dieta sin gluten. Muchos pacientes son diagnosticados inicialmente de sarna.

PSORIASIS

La psoriasis es una enfermedad cutánea común, determinada genéticamente y caracterizada por placas rojas bien demarcadas, que tienden a localizarse en rodillas, codos, cuero cabelludo, sacro y pene. Existe una gran variación morfológica. Son posibles las alteraciones ungueales y el cuadro puede complicarse con enfermedad articular.

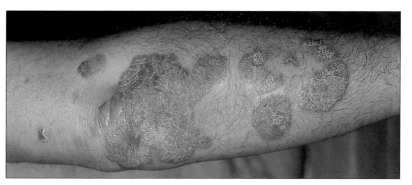

851 Psoriasis: discoide o numular. Las placas rojas tienen escamas plateadas y aparecen con frecuencia en lugares de traumatismo o en cicatrices. La respuesta isomórfica se conoce también como fenómeno de Koebner[132]: lesiones cutáneas en sitios de traumatismo, como sucede en ciertos casos de liquen plano, eccema activo y molusco contagioso.

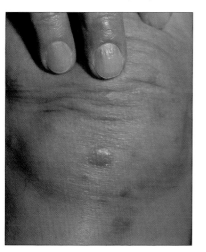

852 Psoriasis en gotas. Lesiones pequeñas, de 0,5-1,0 cm, en forma de manchas rojas, ligeramente escamosas, similares a gotas sobre la piel, mientras que las uñas presentan picaduras. Esta forma puede seguir a una faringitis estreptocócica.

[132] Heinrich Koebner, dermatólogo alemán, 1838-1904.

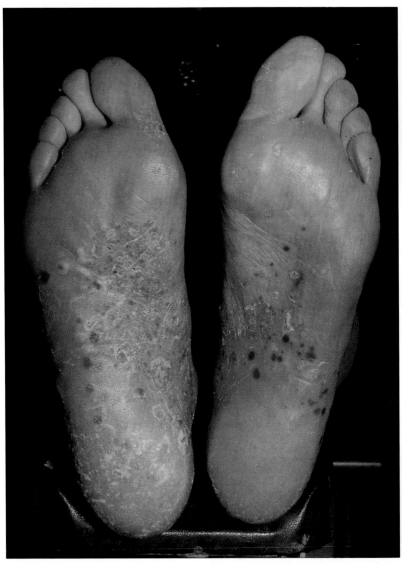

853 Psoriasis pustulosa. Esta denominación se aplica cuando existen pústulas. Aparecen placas rojas y escamosas, frecuentemente simétricas, en las palmas de las manos y las plantas de los pies, junto con lesiones rupiodes o similares a lapas. Muchas veces se limita a las manos, las eminencias tenar e hipotenar y ambos bordes (**854**) de los pies.

LEPRA

La lepra, una enfermedad infecciosa crónica causada por *Mycobacterium leprae*, afecta a los nervios periféricos y la piel. Es una gran imitadora cuya gama de presentaciones refleja los dos extremos de la reacción del huésped, desde una falta de resistencia casi completa hasta una inmunidad eficaz. Puede imitar, por ejemplo:

- El vitíligo.
- Las infecciones micóticas.
- La tuberculosis cutánea.
- El lupus eritematoso sistémico.
- La leishmaniasis.
- El sarcoma de Kaposi.
- Las marcas de nacimiento.
- Ciertas enfermedades cutáneas como la oncocerciasis.

Aunque rara en Europa, es común a nivel mundial y requiere una alto índice de sospecha para no pasarla por alto.

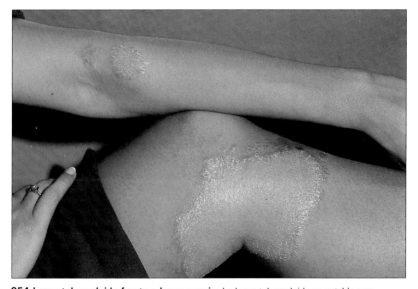

854 Lepra tuberculoide frente a lupus pernio. La lepra tuberculoide es estable y se manifiesta por una lesión cutánea relacionada con afectación neural, muchas veces con engrosamiento de nervios cutáneos innominados. Esta paciente fue enviada originalmente a una clínica de sarcoidosis por la histología de granulomatosis crónica. Sin embargo, las placas hipopigmentadas con borde rojo elevado eran insensibles al pinchazo y existía engrosamiento de algunos nervios periféricos. Contrástese con la figura **855**.

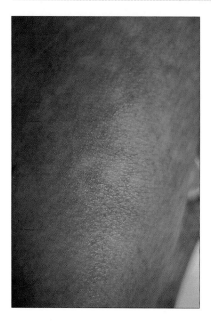

855 Lepra lepromatosa. Se caracteriza por lesiones cutáneas eritematosas con formación de máculas, junto con áreas focales elevadas de despigmentación.

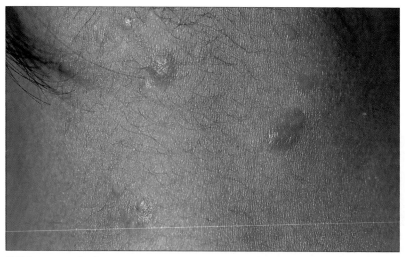

856 Lupus pernio. Estas placas elevadas de color púrpura en el dorso del cuello proporcionan una pista sobre la naturaleza de la enfermedad pulmonar crónica, que fue tratada durante nueve meses como tuberculosis. La biopsia demostró granulomas sarcoideos.

HEMORRAGIA EN LA PIEL

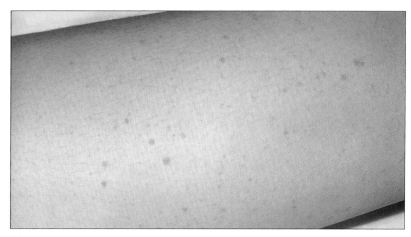

857 Púrpura. La hemorragia en la piel conduce a manchas púrpuras, que no se blanquean con la presión y de tamaño variable entre cabezas de alfiler, como en este caso, hasta áreas más grandes (*v.* **858**).

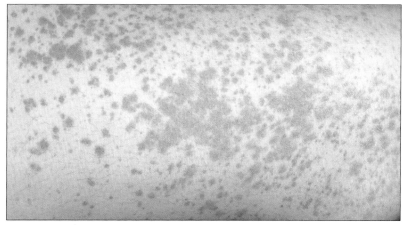

858 Púrpura. Áreas de púrpura más grandes, en contraste con las mostradas en **857**. La púrpura se puede deber a deficiencia de plaquetas (púrpura trombocitopénica), defecto vascular, vasculitis o trastornos de la coagulación. Recuérdese el escorbuto con fragilidad capilar y la púrpura senil. La púrpura es más común en los pies, debido al aumento relativo de la presión hidrostática.

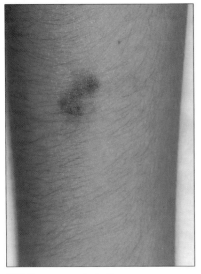

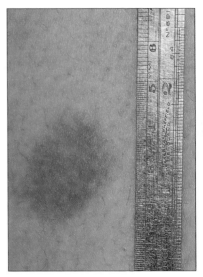

859 Hematoma. La lesión pasa por un ciclo de color característico a medida que se descompone la sangre.

860 Hematoma en fase de desvanecimiento. El color cambia de rojo a púrpura, amarillento y pardo, y finalmente desaparece.

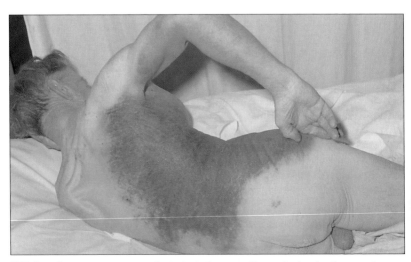

861 Gran hematoma en un paciente tratado con anticoagulantes. Las hemorragias pequeñas o petequias pueden confluir para formar equimosis.

IMAGEN FINAL

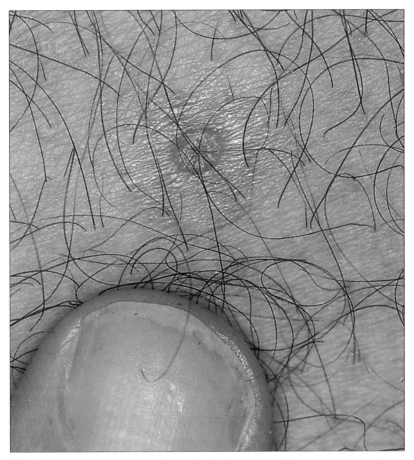

862 Cicatriz de la escara en la enfermedad de Tsutsugamushi. Este paciente pasó un fin de semana en una pequeña isla desierta de las Indias Orientales Holandesas. Sufrió varias picaduras de insectos. A la vuelta presentó fiebre alta, cefalea, postración e insuficiencia renal. A pesar de mencionar la mancha negra en el muslo, nadie le prestó atención. Recibió grandes dosis de antibióticos ototóxicos y desarrolló síntomas vestibulares intensos. Muchos casos de **tifus de los matorrales** quedan sin diagnóstico si se pasa por alto la escara, y el tratamiento administrado puede ser peor que la enfermedad. *Rickettsia tsutsugamushi* infecta larvas de ácaros que obtienen su alimento de roedores, y las personas se contagian al ser picadas por los ácaros.

Movimiento	Músculo	Paresia en lesión de NMS	Raíz	Cambio de reflejos en lesión de NMS	Nervio
Abducción del hombro	Deltoides	++	C5		Axilar
Flexión del codo	Bíceps		C5/6	Bíceps	Musculocutáneo
	Supinador largo		C6	Supinador	Radial
Extensión del codo	Tríceps	+	C7	Tríceps	Radial
Ext. radial muñeca	Radiales externos	+	C6		Radial
Extensión de los dedos	Extensores de los dedos	+	C7	(+)	Interóseo posterior
Flexión de los dedos	Flex. largo prop. pulgar y flex. com. prof. dedos índice, anular y meñique		C8	+	Interóseo anterior
					Cubital
Abducción de los dedos	Primer interóseo dorsal	++	D1		Cubital
	Abductor corto pulgar		D1		Mediano
Flexión de la cadera	Psoas ilíaco	++	L1/2	+	Femoral
Aducción de la cadera	Aductores		L2/3		Obturador
Extensión de la cadera	Glúteo mayor		L5/S1		Ciático
Flexión de la rodilla	Músc. región post. muslo		S1	++	Ciático
Extensión de la rodilla	Cuadríceps		L3/4		Femoral
Dorsiflexión del tobillo	Tibial anterior	++	L4		Peroneo profundo
Eversión del tobillo	Peroneos		L5/S1	++	Peroneo superficial
Flexión plantar del tobillo	Gastrocnemio/sóleo		S1/S2		Tibial
Ext. 1.er dedo gordo	Ext. propio 1.er dedo		L5		Peroneo profundo

Los colores reflejan segmentos medulares comunes.

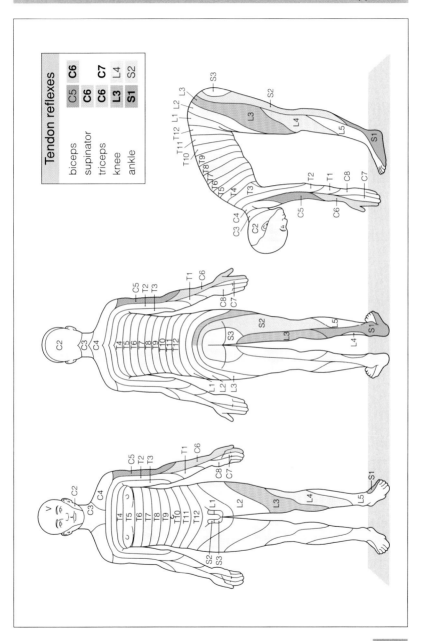

Tendon reflexes

biceps	C5	C6
supinator	C6	
triceps	C6	C7
knee	L3	L4
ankle	S1	S2

Índice

Las referencias impresas en redonda son números de página (p. ej., 123); las impresas en negrita son números de figuras y de texto de los pies de las figuras (p. ej., **123**), y las impresas en cursiva, sólo texto de los pies (p. ej., *123*).

Aprenda a interpretar los signos físicos, cuestione sus hallazgos iniciales y perfeccione sus capacidades diagnósticas con la segunda edición del *Atlas en color de signos físicos en medicina general*, el récord de ventas del Dr. Zatouroff.

La segunda edición de este *Atlas* presenta una soberbia colección de signos físicos comunes. Los signos están ordenados de acuerdo con los principios de la exploración: anatómicamente, de la cabeza a los pies. Cada imagen se acompaña de un pie que presenta el cuadro y describe el aspecto físico, el diagnóstico y la historia clínica. Se explican con detalle todos los signos y las manifestaciones relacionadas, y se indica su significado. En cada subsección del cuerpo se presenta el aspecto sano normal, para describir a continuación sus anomalías y variantes patológicas, por ejemplo cambios del color y el tono, inflamación, fragilidad, sequedad y deformidad.

- **Organización anatómica, de la cabeza a los pies.**
- **Más de 850 fotografías clínicas, 400 de ellas nuevas en esta edición.**
- **Cubre todos los signos físicos comunes e incluye el aspecto normal sano.**